U0351534

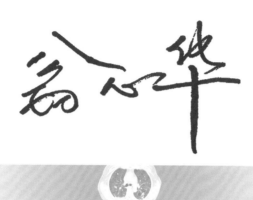

疑难感染病和发热病例

精选与临床思维

2019

主审

翁心华

主编

张文宏　张继明

上海科学技术出版社

图书在版编目（CIP）数据

翁心华疑难感染病和发热病例精选与临床思维. 2019/
张文宏，张继明主编. — 上海：上海科学技术出版社，
2020.1

ISBN 978-7-5478-4534-9

Ⅰ.①翁… Ⅱ.①张… ②张… Ⅲ.①感染－疑难病
－病案－汇编②发热－疑难病－病案－汇编③感染－疑难
病－诊疗④ 发热－疑难病－诊疗 Ⅳ.①R4

中国版本图书馆CIP数据核字（2019）第164539号

翁心华疑难感染病和发热病例精选与临床思维（2019）

主审 翁心华 主编 张文宏 张继明

上海世纪出版（集团）有限公司
上海 科 学 技 术 出 版 社 出版、发行
（上海钦州南路71号 邮政编码200235 www.SSTP.cn）
上海中华商务联合印刷有限公司印刷
开本 787×1092 1/16 印张 15.75
字数 300千字
2020年1月第1版 2020年1月第1次印刷
ISBN 978-7-5478-4534-9／R·1891
定价：148.00元

内容提要

2013年复旦大学附属华山医院终身教授翁心华获得中国医生白求恩奖章，表彰他作为一名临床医生在感染病领域与内科学领域做出的贡献。翁心华教授是全国德高望重的感染病学家、内科学家，是至今仍活跃在临床一线的临床名医。翁心华教授带领的华山医院感染科，是我国最早的国家级重点学科之一，又是我国最重要的感染病预防、诊断、治疗为一体的临床医疗中心之一，也是国家首批博士点、首批国家重点学科、国家教育部211重点一期和二期建设学科，是我国最重要的感染病预防、诊断、治疗为一体的临床医疗中心之一。

数十年来，复旦大学附属华山医院感染科在诊治经典传染病及感染病方面确立了学科特色和优势，收治了大量疑难和发热待查病例，其中不少病例为经典和疑难病例。"翁心华疑难感染病和发热病例精选与临床思维"系列图书始于2012年，此后每年1册，每册精选近一两年较为精彩的确诊案例30例左右，对它们的诊治过程加以描述，附上医师经验体会和诊疗思路，配以翁心华教授等具有丰富临床经验医师的实践心得，并结合国内外参考文献对病例点评，相信对临床有浓厚兴趣的医生可以从这些最后揭开谜底获得确诊的疑难杂症分析过程中获得独特享受，在愉悦的医学思维流中获得疑难感染病诊治水平的提高。

编者名单

主　审

翁心华

主　编

张文宏　张继明

副主编

邵凌云　陈　澍

秘　书

胡越凯　阮巧玲　张冰琰

编　者

陈　晨	陈明泉	程　琦	陈沛冬	范清琪	高　岩
黄玉仙	胡越凯	蒋卫民	金嘉琳	李　宁	李　谦
卢　清	刘袁媛	毛日成	秦艳丽	阮巧玲	邵凌云
施光峰	王新宇	杨飞飞	郑建铭	朱浩翔	汪　婷
王　璇	王睿莹	贾　雯	徐　斌	于　洁	朱利平
张　舒					

前　言

转眼间以我名字冠名的"疑难感染病和发热病例精选与临床思维"系列图书已出版第8本了，今年本书又收录了超过30例的疑难感染和发热病例。在当初决定出版系列图书的时候，曾担心每年出版一本是否会有足够的病例入选，但今年报选病例的时候特别踊跃，有将近50例的病例可供筛选，最后经过慎重的选择，确定了这次入选的病例。

感染病与其他内科疾病不同之处是病原体致病，人类的迁徙、宿主的免疫状态以及新的检测技术的发展，使人们对感染病的疾病谱及病原的认识不断更新，比如，随着我科旅行医学亚专科的建立，一些罕见的粗球孢子菌病、非洲锥虫病、盘尾丝虫病等得到了及时的诊断和治疗；另外，随着新型病原体鉴定技术的开展，我们找到了罕见的或表型检查未查到的感染真凶，可以有针对性地进行治疗，改善预后。

现代医学非常依赖实验室或辅助检查，在我查房的时候，很多病例的检查结果纷繁复杂，甚至有相互矛盾的地方，使得临床医生深陷其中，难以决断。我认为这需要临床医生有综合分析判断能力，要抓住主线，去除干扰因素，不能根据某个单一检查结果确定或排除疾病的诊断。我一直强调患者的病史采集和体格检查的重要性并不过分，在感染病里，流行病学史有时会给我们提供重要线索，比如说患者的生活或工作的地区及环境、患者的旅游史、患者的免疫状态以及患者的生活习惯等，均不能忽略。

本书选择的病例均是最终明确诊断的，其实在实际临床工作中有很多患者初次住院时的诊断只是临床诊断，这就要求对患者进行长期随访，通过最终的结局来判断临床诊断的正确性。因此，建议临床医生对自己收治或会诊的患者进行追踪随访，了解其最终转归，这对提高临床水平是非常有帮助的。曾有读者向我反映在初次阅读本书的病例时，很多地方疑惑不解，后来到我科进修实践过一段时间后再读有关章节，有切身体会了。我们会在后续病例编写时注意思维转换的衔接，同时也热烈欢迎各位来我科参观交流！

随着本系列图书的不断出版，很多年轻医生成长起来了，越来越多的医生加入编写队伍，撰写病例也是很好的学习过程。由于时间原因，部分病例资料有所欠缺，文字的疏漏错误之处在所难免，衷心希望广大读者批评指正。

2019 年 8 月

目　录

1　下肢髓内钉植入后肿胀伴发热,诊断为路邓葡萄球菌感染　　　　　　1

2　播散性中间链球菌感染　　　　　　8

3　成功治愈的中枢神经系统多重耐药鲍曼不动杆菌感染　　　　　　17

4　两例免疫功能受损患者继发中枢神经系统李斯特菌感染　　　　　　25

5　脓毒症合并成人呼吸窘迫综合征　　　　　　32

6　结肠癌肝转移术后反复发热,经二代测序证实的艰难梭菌肝脓肿　　　　　　42

7　利用多年前手术标本诊断的产吲哚金黄杆菌肝脓肿　　　　　　49

8　无发热表现多发的巨大肝脓肿　　　　　　54

9　Bentall术后9年的结核性人工瓣膜心内膜炎　　　　　　62

10　肝移植后细小病毒B19感染　　　　　　69

11　长期应用激素的成人Still病患者的耶氏肺孢子菌肺炎　　　　　　76

12　原发于中枢神经系统的白念珠菌脑膜炎　　　　　　85

13　上海遇上洛杉矶——陪产奶爸粗球孢子菌脑膜炎　　　　　　91

14　蚕食扁桃体的马尔尼菲篮状菌病　　　　　　99

15　特发性免疫缺陷合并马尔尼菲篮状菌、伯克霍尔德菌及军团菌感染　　　　　　108

16　播散性组织胞浆菌病诱发的噬血细胞性淋巴组织细胞增生症　　　　　　121

17　接受免疫抑制治疗患者合并皮肤隐球菌及嗜血分枝杆菌感染　　　　　　134

18　非洲归来出现臀部包块——一例输入性盘尾丝虫病　　　　　　142

19　误诊为热射病、横纹肌溶解的皮肌炎　　　　　　147

20　以粒细胞缺乏为主要临床表现的干燥综合征　　　　　　159

21 误诊为结核感染的POEMS综合征 166

22 以不明原因发热为首发症状的抗肾小球基底膜肾炎 180

23 以全身水肿伴发热为主要表现的TAFRO综合征 185

24 以发热、肺部游走样病灶为主要表现，误诊为肺部感染的隐源性机化性肺炎 192

25 以低热、腹痛为主要表现，疑似结核的恶性腹膜间皮瘤 199

26 以反复胸痛、发热为表现，疑似肺栓塞的肺动脉肉瘤 206

27 肝移植后出现多浆膜腔积液——一例他克莫司所致肝小静脉闭塞症 212

28 抗结核药导致肝衰竭及肝移植后抗结核药的应用 218

29 一个罕见基因位点突变所致的两次早发型妊娠期肝内胆汁淤积症 227

30 青少年失代偿性肝硬化，经基因检测证实为进行性家族性肝内胆汁淤积症3型 236

1

下肢髓内钉植入后肿胀伴发热，诊断为路邓葡萄球菌感染

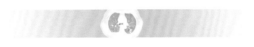

患者为40岁男性，来门诊就诊时，右下肢严重肿胀，皮温升高，膝关节不能屈曲，无法行走，精神萎靡，是什么导致患者下肢如此肿胀呢？追问病史，患者近期无外伤及下肢皮肤破损史，20余年前曾骨折，髓内钉固定后未取出，CT提示骨髓炎，故首先考虑植入物感染，什么样的病原微生物可以在植入物20年后出现感染加重扩散呢？这值得我们进一步探索。

病史摘要

入院病史

发现有大腿中部包块5年，右下肢肿胀疼痛伴发热20天。

现病史

患者5年前无意中扪及右大腿外侧皮下肿块，鸡蛋大小，质韧，边缘不清，活动度可，无红肿、疼痛，肢体活动正常，一直未予以重视。2018年3月15日患者突感右大腿膝盖以上肿胀，之前的皮下肿块处最明显，疼痛较轻微，可抬腿走路，活动不受限，皮肤无发红，自觉皮温正常，当时患者无畏寒、发热，无咳嗽、咳痰，无腹痛、腹泻。2018年3月16日患者于上海市嘉定区某医院行彩超检查：右大腿外侧见无回声区，大小约157 mm×44 mm，内透声欠佳，血常规：白细胞$13.3×10^9$/L，中性粒细胞77.6%，红细胞$4.58×10^{12}$/L，血小板$403×10^9$/L；门诊予口服红霉素、止痛片治疗（具体方案不详），同时患者自行于私人诊所静滴头孢呋辛治疗1周后，患者下肢肿胀逐渐加重，伴红肿痛，抬腿疼痛难忍，无法行走。

2018年3月21日就诊于上海市某人民医院，行右股骨正侧位及右膝关节正侧位平片示：右股骨骨折术后，股骨头密度不均匀，股骨大粗隆旁斑片状致密影，考虑骨髓炎，与既往骨折手术有关，建议手术医院就诊。3月22日就诊静安区某医院骨科，考虑与其置入钢钉有关，给

予止痛药静滴处理（具体不清），当天患者出现畏寒，右大腿疼痛加剧，自测体温升高，但不超过38℃，遂于3月23日静安区某医院骨科拟"右股骨骨髓炎"收住院，给予头孢呋辛抗感染治疗1天（具体量不详），患者右大腿肿胀蔓延至膝盖以下，约3～4天蔓延至大脚趾，每天均出现发热，有时伴有寒战，体温38.2～38.3℃，药物及物理降温，体温均未正常，遂加用哌拉西林/他唑巴坦4.5 g ivgtt q8h，患者自觉脚面肿胀稍减轻。

3月29日患者于我科门诊就诊，考虑阳性球菌感染不排除，建议予万古霉素治疗，遂3月30日停哌拉西林/舒巴坦，换万古霉素1.0 g ivgtt q12h，患者自觉肿胀改善，皮肤仍有发红，皮温仍较高，体温高峰升高至39.5℃，伴有畏寒、寒战。4月4日为求进一步诊治，收住我科。

追问病史，患者为餐饮服务人员，每日工作需在早上2～3点开始，晚上10～12点入睡，休息时间3～4 h/d，大小便无明显异常。

既往史

1993年12月曾因"右股骨骨折"行手术治疗，钢板植入至今未取出，追问患者病史患者植入钢钉后1年复诊，骨折部位未愈，未拔出钢钉，后患者行动自如，生活未受影响就未再至医院复诊。否认其他外伤史。有高血压病史10年，血压最高达170/110 mmHg，平日服用氨氯地平5 mg qd降压，血压控制良好。

入院查体

体温38.2℃，心率90次/分，呼吸16次/分，血压123/86 mmHg，身高175 cm。神志清楚，发育正常，对答切题，轮椅推入病房，皮肤巩膜无黄染。双肺呼吸音清晰。心率90次/分，律齐；腹平坦，腹壁软，全腹无压痛，无肌紧张及反跳痛，肝脾肋下未触及，肝肾脏无叩击痛，左侧下肢无水肿，右侧下肢肿胀明显，右侧大腿中段外侧，及右侧小腿皮温升高，皮肤张力高，伴活动受限，右足肿胀明显。

实验室检查、影像学检查、病理及病原学检查

• 2018年3月26日血常规　白细胞23.59×10⁹/L，中性粒细胞90.1%，血红蛋白123 g/L，血小板370×10⁹/L；C反应蛋白414 mg/L，血沉121 mm/h。

• 2018年3月27日血常规　白细胞23.99×10⁹/L，中性粒细胞91.2%，血红蛋白119 g/L，血小板373×10⁹/L。

• 2018年3月29日血常规　白细胞17.27×10⁹/L，中性粒细胞84.6%，血红蛋白119 g/L，血小板468×10⁹/L；C反应蛋白448 mg/L。

• 2018年4月1日血常规　白细胞14.0×10⁹/L，中性粒细胞85.2%，血红蛋白111 g/L，血小板437×10⁹/L；C反应蛋白70 mg/L。

• 2018年3月16日　彩超检查：右大腿外侧见无回声区，大小约157 mm×44 mm，内透声欠佳。

• 2018年3月21日　右股骨正侧位及右膝关节正侧位平片示：右股骨骨折术后，股骨头密度不均匀，股骨大粗隆旁斑片状致密影，考虑骨髓炎。

• 2018年4月3日　超声：右大腿股骨中段骨质破坏，右股骨周围巨大囊性包块，建议进一步检查。

临床关键问题及处理

• 关键问题1　感染病原菌确认是治疗的关键

患者目前右下肢感染、骨髓炎诊断明确，明确病原菌对感染的治疗起着关键作用，若病原菌不能明确，患者感染控制不佳，则患者面临截肢可能，造成终身残疾。因此，患者4月3日入院后积极完善相关检查，给予美罗培南联合万古霉素抗感染治疗，B超提示右大腿、小腿囊性占位，伴感染可能。4月4日B超引导行右侧大腿穿刺置管引流，引流出黄色脓液，送脓液需氧+厌氧+真菌培养和二代测序。鉴于病灶部位的脓液充分引流对控制患者感染也至关重要，因此，4月5日再次行右小腿穿刺置管引流，引流液为血性脓液，无明显异味。基于患者外院就诊使用万古霉素后下肢肿胀较前有所缓解，故在病原菌未明确前继续予万古霉素抗感染治疗，并且联

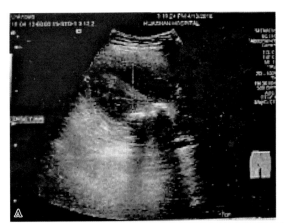
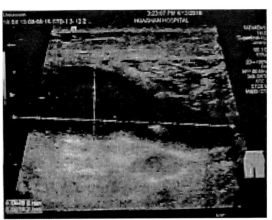

超声描述：右大腿股骨周围可见大片低弱回声区，液平最厚处约57 mm，小腿内侧自上而下可见液平最厚16 mm，最宽处50 mm低弱回声。

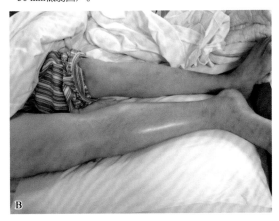
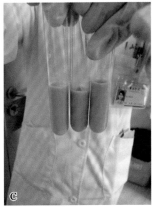
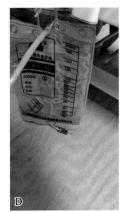

图1-1　A.患者右下肢B超；B.患者入院时右下肢肿胀明显，无法屈膝及行走；C.患者右下肢抽取的脓液；
D.引流袋中的脓液，至患者手术取出髓内钉前，总计引流脓液4 304 ml

合美罗培南加强抗感染治疗（图1-1）。4月7日患者的脓液二代测序报告为检出：路邓葡萄球菌。万古霉素治疗路邓葡萄球菌有效，故暂未调整抗生素继续抗感染治疗。

4月11日细菌室电话告知培养瓶见菌落生长，菌落生长与常见金黄色葡萄球菌等阳性球菌比较生长缓慢，且菌落形态略不同，我们根据二代测序结果（图1-2），考虑为路邓葡萄球菌。4月13日脓液培养药敏结果路邓葡萄球菌，对庆大霉素、苯唑西林、红霉素、克林霉素、复方磺胺甲噁唑、左氧氟沙星均敏感。根据药敏结果，我们调整抗菌药方案为青霉素钠640万U ivgtt q8h联合阿米卡星0.6 g ivgtt qd。截至4月23日右大腿总引流量2 548 ml，右小腿1 756 ml，总引流量为4 304 ml。3天后患者下肢肿胀、疼痛明显缓解，可屈膝活动（图1-3），体温控制在正常范围，血常规白细胞恢复至正常范围，血沉、C反应蛋白等相关炎症指标恢复正常或接近正常（表1-1）。拔除引流管，为患者取出髓内钉创造了良好的手术条件。

样本类型：	穿刺液	送检医师：	
采样日期：	2018-4-4	临床诊断：	

一、检测结果：

1.检出病原体列表：

类型	病原体	检出序列数
G+	路邓葡萄球菌	419

图1-2 患者脓液二代测序报告

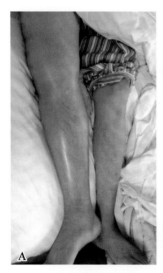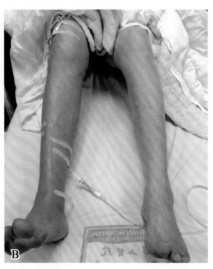

图1-3 A.患者入院时右下肢红肿情况；B.抗感染治疗及脓液引流后右下肢红肿明显缓解

- 关键问题2 髓内钉取出是清除病原菌，治愈患者的关键

患者右下肢髓内钉的取出是清除病原菌的关键。由于患者髓内钉植入20余年，大部分医院的骨科已经无相应的器械取出该型号的髓内钉，故患者体温控制平稳后，请上海市某医院骨科会诊，会诊建议择期取出髓内钉。4月25日患者出院转至上海市某医院骨科住院，抗感染方案不变。2018年4月26日取出髓内钉，并于股骨缺损部位予抗菌骨髓泥填塞固定治疗（图1-4）。

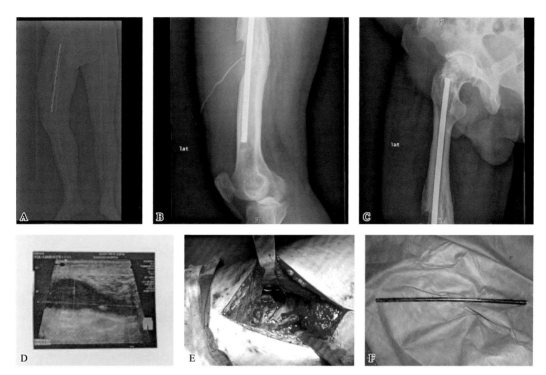

图1-4 患者下肢平片正侧位平片(A～C)、B超(D)、术中所见病灶部位及取出的髓内钉(E、F)

患者术后平稳后,返我院继续抗感染治疗,总疗程3个月后停药,患者出院时独立行走,行动自如。半年后随访右下肢手术后情况,伤口愈合好,无感染复发。

患者治疗过程中实验室检查结果见表1-1。

表1-1 患者治疗过程中实验室检查结果

日 期	白细胞 (×10⁹/L)	中性粒细胞 (%)	血沉(mm/h)	C反应蛋白 (mg/L)	降钙素原 (ng/ml)	铁蛋白 (ng/ml)
3月16日	13.3	77.6	/	/	/	/
3月26日	23.59	90.1	121	414	/	/
4月1日	14	85.2	90	70	/	/
4月3日	17.88	85.2	51	> 200	0.18	1 052
4月17日	8.09	69.7	48	14.5	0.07	776.3
4月24日	7.72	63.3	47	22.2	/	734.5

背景知识介绍

路邓(登)葡萄球菌(*S. lugdunensis*)是葡萄球菌属中凝固酶阴性葡萄球菌成员,凝固酶阴性葡萄球菌作为人体皮肤表面正常寄居菌群之一，被认为是无侵袭性低毒力的条件致病菌。路邓葡萄球菌是1988年法国的Lyon通过DNA分析分化后首次描述。路邓葡萄球菌的菌落通常为溶血性、黏性的、黄色或棕褐色的，48小时培养后直径约2～4 mm，具特有的干草样气味。常被作为污染菌，因此实验室一般只将其鉴定到凝固酶呈阴性葡萄球菌水平，而不再做进一步鉴定。药敏实验与黄色葡萄球菌相似，对多黏菌素B、萘啶酸、氨曲南天然耐药。

路邓葡萄球菌与多种感染密切相关，包括脓肿、心内膜炎、腹膜炎、中枢神经系统感染、骨髓炎、关节炎、腹膜炎、眼内炎、尿路感染等。路邓葡萄球菌主要定植于腹股沟区域，因此主要引起皮肤软组织感染。可引起医疗操作相关性感染，最常见的是感染性心内膜炎，人工换瓣膜术后和起搏器相关的感染；骨关节感染中也有相关报道。法国学者对医院4年培养到的凝固酶阴性葡萄球菌进行分类，其中1.8%为路邓葡萄球菌168例感染患者中67例（39.9%）来源于骨和关节感染，其中64.1%感染来源于假体或植入物。

路邓葡萄球菌较其他凝固酶阴性葡萄球菌更有侵袭性，易导致局部感染；治疗疗程目前无足够的数据，文献报道抗感染总疗程6周至3个月不等，主要根据感染部位、侵袭范围、治疗疗效等综合判断。热病治疗方案首选：苯唑西林/萘夫西林或青霉素G，75%对青霉素敏感；次选：注射用一代头菌素或万古霉素或替考拉宁；疗程：长骨内固定未提及疗程，脊柱内固定3个月。我们根据患者病情，给予患者3个月疗程。

点评

路邓葡萄球菌属于凝固酶阴性葡萄球菌，但是与大多数凝固酶阴性葡萄球菌不同，有比较独特的特点：相对高的侵袭性和较低的耐药性。因此，在培养到路邓葡萄球菌时，要仔细辨别，避免误认为是污染菌以致轻易忽略。路邓葡萄球菌主要定植于腹股沟区域，因此主要引起皮肤软组织感染。本病例为骨科手术后，由于骨折逾期未愈，患者未按医嘱将髓内钉按期取出，在手术后多年（本病例长达20年）引发植入物感染，殊为罕见。本病例治疗成功的经验在于及时的局部引流和病原体的确认。局部脓液引流减轻了局部组织压力，降低了病原菌的负荷，有利于感染的控制，病原学证据的完善既明确了诊断，也为后续抗菌药物降阶梯治疗提供了依据。和其他葡萄球菌不同，路邓葡萄球菌对大多数抗菌药物（特别是青霉素类）是敏感的，在抗菌药物降级后治疗效果依然很好。本病例的发病及诊治过程都很典型，可以帮助大家加深对路邓葡萄球菌感染的认识。

（高　岩　金嘉琳　张文宏）

参 · 考 · 文 · 献

[1] Klotchko A, Wallace MR, Licitra C, et al. Staphylococcus lugdunensis: An emerging pathogen [J]. Southern medical journal, 2011, 104(7): 509−514.

[2] Babu E, Oropello J. Staphylococcus lugdunensis: the coagulase-negative staphylococcus you don't want to ignore [J]. Expert Rev Anti Infect Ther, 2011, 9(10), 901−907.

[3] Douiri N, Hansmann Y, Lefebvre N, et al. Staphylococcus lugdunensis: A virulent pathogen causing bone and joint infections [J]. Clinical Microbiology and Infection, 2016, 22(8): 747−748.

[4] 周庭银,章强强,临床微生物学诊断与图解 [M].4版.上海：上海科学技术出版社,2017.

2

播散性中间链球菌感染

题记

  这是一例比较典型的疑难危重感染病例,患者起病急,病情进展迅速,入院之初对感染的病原体判断非常困难,用以往比较多见的播散性结核、侵袭综合征或金黄色葡萄球菌感染都不能解释整个病情,因此无法选择非常精准的抗感染药物。综合考虑,给病人制订了倾向于抗结核的治疗方案,同时这个方案中包含具有抗革兰阳性球菌的药物,希望能覆盖到其他病原体。根据患者的治疗反应,这个方案起到了作用,控制住了病情的发展。但病原学未明,疗程难定。通过更加精准的抗菌治疗,收到了非常好的治疗效果。

病史摘要

入院病史

患者,男性,41岁,猪肉运输司机,江苏省如皋市人,2018年7月20日收入我科。

主诉

发热伴意识障碍、肢体无力1周余。

现病史

2018年7月12日晨家人发现患者倒地,当时呼之能应,精神萎靡,但四肢瘫软无力,胡言乱语,大小便失禁。至江苏省当地人民医院就诊,体温39.2℃,伴颈强直,脑膜刺激征阳性,肺部可闻及少许啰音。胸部CT(图2-1)示"右下肺见类圆形团块状稍高密度影,其内见气体影,右肺上叶近空洞样稍高密度影,周围见胸膜牵拉,胸膜不规则增厚。头颅CT示:脑内多发斑点状、小片状模糊密度影"。腹部CT(图2-2)示:肝脏、脾脏数枚小低密度影,肛周、脾周少许包裹性积液;左肾上极占位。给予布洛芬口服退热,但患者出现神志模糊,对答不切题,伴有可疑的癫痫发作,请神经内科会诊后考虑结核不能排除,遂转至南

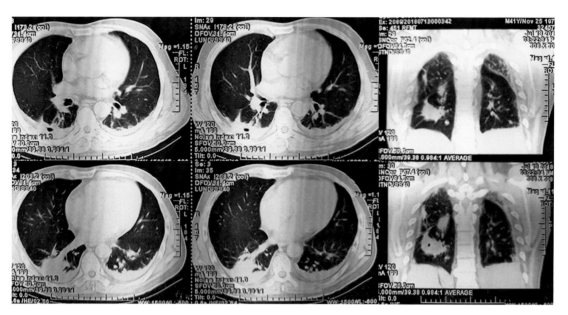

图2-1　2018年7月13日肺CT平扫：右下肺见类圆形团块状稍高密度影，其内见气体影，右肺上叶近空洞样稍高密度影，周围见胸膜牵拉，胸膜不规则增厚

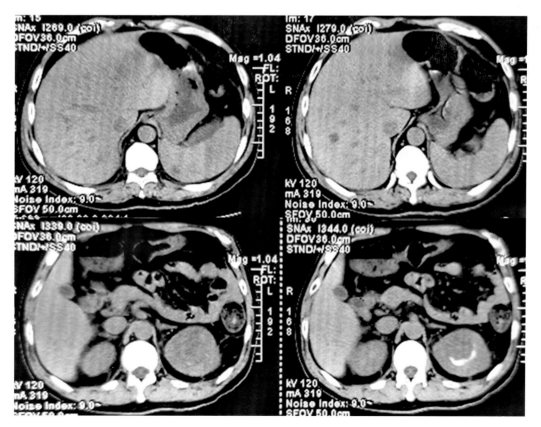

图2-2　2018年7月13日腹部CT平扫：肝脏、脾脏数枚小低密度影，肛周、脾周少许包裹性积液；左肾上极占位

通市某医院呼吸科就诊。追问病史，患者起病前两周曾有上呼吸道感染病史，表现为少许咳嗽咳痰。

江苏省当地人民医院7月13日行腰穿检查，脑脊液葡萄糖1.33 mmol/L（↓），蛋白质2 644.5 mg/L（↑），脑脊液有核细胞数150×10⁶/L（↑），多核细胞25%。头颅增强MRI（图2-3）示"脑实质内、右侧侧脑室后角内多发异常信号影，考虑感染性病变可能"。入院后予甘露醇、甘油果糖脱水，呋塞米、螺内酯利尿，哌拉西林/他唑巴坦、万古霉素、美罗培南抗感染，地塞米松（共5 mg）抗炎等治疗后，患者症状仍逐渐加重，仍有高热，四肢不自主颤动，进食后有呛咳，大小便失禁，意识障碍进一步加深，呈昏迷状态，双下肢肌力肌张力明显减退，于7月14日出院至我院急诊留观。

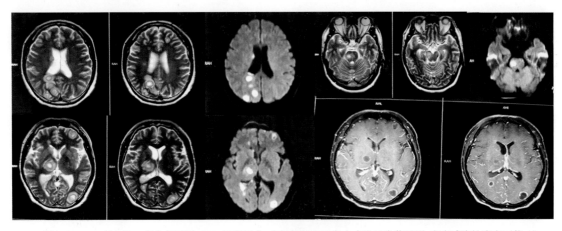

图2-3　2018年7月13日头颅增强MRI：脑实质内、右侧侧脑室后角内多发异常信号影，考虑感染性病变可能

我院急诊经相关检查后考虑"中枢神经系统感染，结核性脑膜脑炎可能大"，于7月14日晚开始予以诊断性抗结核并覆盖革兰阳性球菌（异烟肼0.6 g ivgtt qd，利福平0.45 g ivgtt qd，利奈唑胺0.6 g ivgtt q12h）治疗，保肝（还原型谷胱甘肽2.4 g ivgtt qd）、20%甘露醇250 ml ivgtt q8h脱水降颅压及补充白蛋白等对症处理，患者症状稍有改善，体温降至37.5℃，生命体征尚平稳，神志间断转清。7月20日为进一步诊治收住病房。

既往史

既往有糖尿病史半年，未予正规监测及治疗。有精神分裂症病史21年，长期服用氯氮平控制，症状可改善，现氯氮平早150 mg，晚300 mg口服，可帮助家人开车运送货物。无活禽、鸟类及猫狗接触史。有饮酒史10余年，平均250 g/d，常饮白酒，未戒酒，有酒精依赖性。

入院查体

神志欠清，意识障碍，GCS评分7分，发育正常，营养中等，无法对答，查体不合作。全身皮肤黏膜未见异常，全身浅表淋巴结无肿大。未见皮疹及皮下出血点。头颅无畸形，睑结膜未见瘀点，巩膜无黄染。双侧瞳孔等大等圆，对光反射迟钝，眼球右侧凝视，口唇无发绀。颈强直，颈静脉无怒张，气管居中，甲状腺无肿大。胸廓对称无畸形，双肺呼吸音粗糙，右下肺呼吸音稍低,未闻及明显干、湿性啰音。心律齐。腹平坦,腹壁软,全腹无压痛,无肌紧张及反跳痛,肝脾肋下未触及,肝肾无叩击痛。双上肢肌力肌张力检查不配合,双侧下肢肌张力减退,肌力约1级。双侧巴氏征(+)。

实验室及辅助检查

• 血常规:白细胞12.61×10⁹/L(↑),中性粒细胞82.1%(↑),血红蛋白132 g/L,血小板480×10⁹/L(↑)。

• 血沉40 mm/h(↑)。

• 降钙素原0.14 ng/ml(↑)。

• C反应蛋白36.8 mg/L(↑)。

• 铁蛋白1 394 ng/ml(↑)。

• EBV-DNA 5.25×10³ copies/ml。

• G试验(1,3-β-D葡聚糖)79.44 pg/ml(↑),血隐球菌荚膜抗原乳胶凝集试验阴性。

• 血T-SPOT.TB阴性:抗原A(ESAT-6)孔0,抗原B(CFP-10)孔0,阴性对照孔0,阳性对照孔正常。

• 血培养阴性。

• 自身抗体、抗可溶性抗原抗体、抗中性粒细胞胞浆抗体均为阴性。

• 血、尿免疫固定电泳阴性。

• 肿瘤标志物:CA125 58.51 U/ml(↑),余正常。

• 心超:静息状态下经胸超声心动图未见明显异常,左心收缩功能正常,左心舒张功能正常。

入院后诊疗经过

患者入院后7月23日行胸腰椎增强MRI(图2-4)见:TH11-L1水平脊髓肿胀,呈斑片状长T2信号,增强呈长环状强化。考虑"TH11-L1水平髓内占位,考虑脓肿可能,肿瘤不除外"。后行腰椎穿刺检查,压力330 mmH₂O,脑脊液白细胞188×10⁶/L(↑),多核细胞34%,单核细胞66%,脑脊液糖2.4 mmol/L(↓),同步血糖6.8 mmol/L,脑脊液蛋白质3 515 mg/L(↑),脑脊液氯111 mmol/L(↓)(表2-1)。脑脊液隐球菌荚膜多糖抗原乳胶凝集试验阴性,脑脊液细菌和真菌培养均阴性。7月29日脑脊液二代测序回报(图2-5)测得中间链球菌,序列数114。

该患者以发热伴意识障碍起病,外周血白细胞及中性粒细胞比例明显升高,进一步检查发现颅内多发占位,DWI呈明显高信号,周围见水肿信号,增强后病灶呈环形强化;胸腰髓占位,增强病灶亦呈环形强化;肺内病灶伴空洞形成,肝脾也发现多枚低密度影,并发现左肾占位。腰穿查脑脊液中白细胞及蛋白质升高、糖降低,故首先考虑播散性感染可能大,转移性肿瘤待排。由于患者入院时症状及体温均有所好转,故继续坚持诊断性抗结核治疗,方案为:异烟肼0.6 g ivgtt qd,利福平0.45 g ivgtt qd,乙胺丁醇0.75 g po qd,阿米卡星0.6 g ivgtt qd,利奈唑胺0.6 g ivgtt q12h。

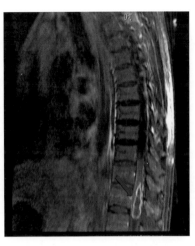

感染病原高通量基因检测单

姓　名：		病区-床位：	
住　院　号：		送检科室：	
样本类型：	脑脊液	送检医师：	
采样日期：	2018-07-24	报告时间：	2018-07-29

一、检测结果：

1.检出病原体列表：

类型	病原体	检出序列数	相对丰度
G+	中间链球菌	114	26.53%

2.疑似背景微生物/污染或定植微生物列表：

类型	病原体	检出序列数	相对丰度
-	-	-	-

二、检测结论：

标本中检测出中间链球菌，不排除飞沫污染可能，请密切结合临床。

图2-4　2018年7月23日胸腰椎增强MRI　　　图2-5　2018年7月29日脑脊液二代测序

临床关键问题及处理

• 关键问题1　患者收住入院时已诊断性抗结核治疗6天，神志有间断转清醒，体温高峰也明显下降，是否坚持抗结核治疗，脑脊液二代测序测得的中间链球菌是否有意义

　　患者中年男性，以发热伴意识障碍起病，进一步检查发现颅内多发占位、胸腰髓占位、肺内病灶伴空洞形成，肝脾也发现多枚低密度影，并发现左肾占位。腰穿查脑脊液白细胞及蛋白质升高、糖降低，故首先考虑播散性感染可能大，转移性肿瘤待排。由于患者入院时症状及体温均有所好转，故继续坚持诊断性抗结核治疗。但反复追问病史，患者无既往结核病史或结核病患者密切接触史，而且查T-SPOT.*TB*阴性，脑脊液的二代测序亦没有测得分枝杆菌序列，故我们始终对结核的诊断存疑，仍在积极寻找更精确的诊断。同时，由于中间链球菌广泛存在于口腔黏膜中，故第一次脑脊液二代测序结果并没有引起足够的重视，考虑污染不除外。

　　7月30日患者行上腹部增强CT（图2-6），发现肝脾的低密度影已几近消失不见，但回报

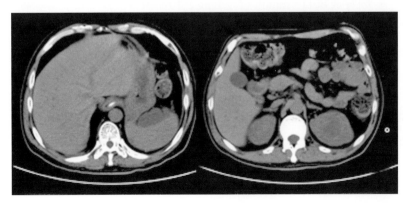

图2-6　2018年7月30日上腹部增强CT

左肾占位性病变,考虑肿瘤可能。7月30日复查血T-SPOT.*TB*仍为阴性。入院治疗两周后8月3日复查腰穿,压力220 mmH$_2$O,脑脊液白细胞344×10^6/L(↑),多核细胞32%,单核细胞68%,脑脊液糖2 mmol/L(↓),同步血糖5.8 mmol/L,脑脊液蛋白质4 543 mg/L(↑),脑脊液氯106 mmol/L(↓)(表2-1)。脑脊液隐球菌荚膜抗原乳胶凝集试验及培养仍为阴性。此次脑脊液白细胞及蛋白质较前进一步升高,糖进一步下降。虽然此时患者体温已降至正常,但8月7日复查头颅增强MRI(图2-7)见颅内多发异常环形强化灶,部分病灶较前似有所增大,肺部CT平扫却见肺部病灶较前明显吸收减少。同时8月7日第二次脑脊液二代测序回报再次测得中间链球菌,序列数106。

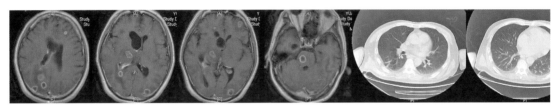

图2-7　2018年8月7日头颅增强MRI及肺部CT平扫

表2-1　脑脊液随访表及治疗经过

日期	脑 脊 液 检 查							同步血糖（mmol/L）
	压力（mmH$_2$O）	白细胞（×10^6/L）	糖（mmol/L）	蛋白质（mg/L）	氯化物（mmol/L）	涂片/培养	二代测序	
2018-07-26	330	188	2.4	3 515	111	阴性	中间链球菌	6.8
2018-08-03	220	344	2	4 543	106	阴性	中间链球菌	5.8
2018-08-10	300	126	1.9	4 848	114	阴性	中间链球菌	5.84
2018-08-17	230	59	2.1	1 742	117	阴性	/	6
2018-09-30	140	15	2.3	1 265		阴性	/	9

• 关键问题2　为何患者肺及肝、脾的病灶在好转,颅内病灶及脑脊液却无好转,部分颅内病灶甚至继续增大

经过两周的诊断性抗结核治疗,该患者体温已降至正常,神志略有恢复,呼之可睁眼,无法对答,双侧下肢肌力及肌张力无恢复。肺及肝、脾的病灶明显吸收,颅内占位及脑脊液却没有同步好转。两次血T-SPOT.*TB*均为阴性,同时两次脑脊液二代测序均测得中间链球菌的序

列。根据目前利奈唑胺对革兰阳性球菌的药物敏感性监测结果，中间链球菌对利奈唑胺是敏感的。结核的诊断仍无任何依据，而播散性中间链球菌感染，既可造成患者多部位感染，又解释了使用含有利奈唑胺的治疗方案后病情的部分好转。

因此，我们于8月9日停用利福平、异烟肼、乙胺丁醇及阿米卡星，改为利奈唑胺0.6 g ivgtt q12h联合青霉素640万 U ivgtt q8h抗链球菌治疗。8月10日再次行腰穿，结果较前相似，同时脑脊液第三次送二代测序仍测得中间链球菌，序列数147。更改抗感染方案一周后，8月17日复查腰穿，压力230 mmH$_2$O，脑脊液白细胞59×10^6/L（↑），多核细胞3.4%，单核细胞96.6%，脑脊液糖2.1 mmol/L（↓），同步血糖6 mmol/L，脑脊液蛋白质1 742 mg/L（↑），脑脊液氯117 mmol/L（↓）（表2-1），脑脊液较前明显好转。同时患者症状有明显好转，可简单应答，间断伴有躁动，双下肢肌力逐渐恢复至3级。

8月22日复查头颅及胸腰椎增强MRI示病灶均较前明显好转（图2-8）。患者已能对答切题及按照指令动作，GCS评分15分，拔除胃管后可自行进食。8月23日，调整方案为头孢曲松2 g ivgtt q12h联合青霉素640万 U ivgtt q8h继续抗链球菌治疗。9月30日复查腰穿，脑脊液较前进一步好转（表2-1）。10月9日复查头颅、胸腰椎增强MRI及肺CT，病灶均进一步缩小（图2-9）。

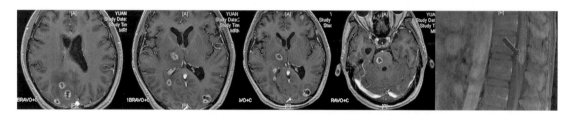

图2-8　2018年8月22日头颅及胸腰椎增强MRI

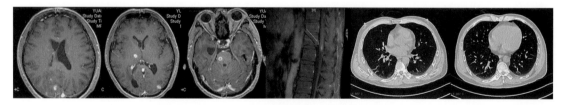

图2-9　2018年10月9日头颅、胸腰椎增强MRI、肺平扫CT

• 关键问题3　患者颅内、腰椎、肺、肝、脾多发脓肿考虑中间链球菌感染导致，肾脏占位是否亦考虑中间链球菌感染

在住院期间，患者7月30日上腹部增强CT曾发现左肾占位性病变，考虑肿瘤可能，待病情较为稳定后，8月27日行肾脏增强CT（图2-10）示左肾上极占位，考虑透明细胞癌可能。请泌尿外科会诊，考虑患者目前手术风险较大，家属也暂拒绝手术，故进一步随访中。因此综合分析该患者的病情，考虑是肾脏肿瘤基础上发生的播散性中间链球菌感染。

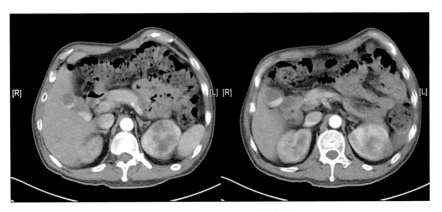

图2-10　2018年8月27日肾脏增强CT

背景知识介绍

中间链球菌（*Streptococcus intermedius*）和星座链球菌（*S. constellatus*）、咽峡炎链球菌（*S. anginosus*）共同组成了咽峡炎链球菌群（*Streptococcus anginosus* group, SAG），曾经也被称为米勒链球菌群（*Streptococcus milleri* group），在口腔黏膜、泌尿生殖、消化道等多处都有定植，可引起肝脏、脾脏、颅脑等化脓性炎症，也可导致咽喉炎、牙龈炎及感染性心内膜炎等侵袭性感染。中间链球菌可表达表面蛋白-抗原Ⅰ/Ⅱ，有报道称该表面蛋白可与人体组织中的纤连蛋白和层粘连蛋白结合，诱导单核细胞释放IL-8，促进中性粒细胞的驱化和激活，进而引起促炎性细胞因子的聚集，导致组织损伤和脓肿形成。中间链球菌表面的多糖荚膜则可阻碍吞噬。此外，该链球菌群分泌的一系列水解酶，如透明质酸酶、脱氧核糖核酸酶可加速组织液化形成脓液。其中透明质酸酶还参与生物膜形成，帮助菌体逃避宿主攻击和抗生素的作用。

在邻近部位细菌入侵导致的脑脓肿病例中，链球菌是最常见的病原体之一。关于中间链球菌导致脑脓肿的报道最早可追溯至1975年。AlMasalma等学者2009年的研究利用培养及16S rDNA测序的方法鉴定了20位脑脓肿患者的病原体，其中5位患者（25%）的脓肿样本中均检测到了中间链球菌。另一篇纳入了49例脑脓肿患者的回顾性研究也发现，咽峡炎链球菌群是最常见的病原体。中间链球菌导致的脑脓肿可表现为独立的或者多发的病灶，缺乏特异的临床表现，尽管培养是确诊的金标准，但由于经验性抗感染药物的使用及颅内病灶取样的风险较高等原因，中间链球菌的培养阳性率并不高，16S rDNA测序以及新的测序技术等分子生物学方法则极大地提高了诊断的阳性率，为临床用药提供了强有力的依据。培养阴性而病原体测序阳性的病例报道及回顾性研究并不少见。

中间链球菌致脑脓肿的危险因素包括黏膜感染（牙周炎、鼻窦炎、中耳乳突炎）、肺部感染、酗酒、糖尿病及某些先天性心脏病等。也有研究显示，肿瘤、肝硬化、激素及免疫抑制剂的使用等免疫功能低下疾病是中间链球菌感染播散的危险因素。本例患者在意识障碍之前也有上呼吸道感染的病史，且病初的检查提示有肺部炎症病灶伴有空洞形成，推测肺部中间链球菌的感染可能是播散的源头，而住院期间进一步查出患者左肾占位，透明细胞癌可能，也解释了在该患者身上感染会广泛播散的原因。

中间链球菌对 β-内酰胺类抗生素普遍较为敏感，可选择青霉素、头孢菌素、碳青霉烯类药物。另有研究或病例报道表明，万古霉素、替考拉宁、利福平、利奈唑胺等对中间链球菌脑脓肿也有较好的疗效。对于病原已经明确的中间链球菌导致的脑脓肿，推荐首选青霉素 G 或者第三代头孢菌素治疗。

中间链球菌引起脑脓肿的病例报道并不少见，但由于病原学检测的局限性，以往中间链球菌脑脓肿，特别是像这例播散性中间链球菌感染的病例还是非常少见的。这个患者入院后多次腰穿送脑脊液培养，包括脑脊液打入血培养瓶的方法，均未获得阳性结果。二代测序再次显示了优越性，我们最初对第一次脑脊液二代测序的阳性结果持怀疑态度，但 3 次脑脊液二代测序均检测到中间链球菌，使我们不得不引起重视。根据这个结果调整治疗方案后，患者病情迅速缓解，也印证了二代测序结果的正确性。出乎意料的是，患者的多个病灶最终是二元论解释，即肾脏占位是肿瘤，在此基础上发生了累及脑、肺、肝、脾的播散性中间链球菌感染。

（王　璇　艾静文　邵凌云　张文宏）

参·考·文·献

[1] Mishra AK, Fournier PE. The role of Streptococcus intermedius in brain abscess [J]. Eur J Clin Microbiol Infect Dis, 2013, 32 (4): 477–483.

[2] Brouwer MC, Tunkel AR, McKhann GM 2nd, et al. Brain abscess [J]. N Engl J Med, 2014, 371 (5): 447–456.

[3] Al Masalma M, Armougom F, Scheld WM, et al. The expansion of the microbiologicalspectrum of brain abscesses with use of multiple 16S ribosomal DNA sequencing [J]. Clin Infect Dis, 2009, 48 (9): 1169–1178.

[4] Carpenter J, Stapleton S, Holliman R.Retrospective analysis of 49 cases of brain abscess and review of the literature [J]. Eur J Clin Microbiol Infect Dis, 2007, 26 (1): 1–11.

[5] Petti CA, Simmon KE, Bender J, et al. Culture-negative intracerebral abscesses in children and adolescents from Streptococcus anginosus group infection: a case series [J]. Clin Infect Dis, 2008, 46 (10): 1578–1580.

[6] Saito N, Hida A, Koide Y, et al. Culture-negative brain abscess with Streptococcus intermedius infection with diagnosis established by direct nucleotide sequence analysis of the 16s ribosomal RNA gene [J]. Intern Med, 2012, 51 (2): 211–216.

[7] Tracy M, Wanahita A, Shuhatovich Y, et al. Antibiotic susceptibilities of genetically characterized Streptococcus milleri group strains [J]. Antimicrob Agents Chemother, 2001, 45 (5): 1511–1514.

[8] Khatib R, Ramanathan J, Baran J Jr. Streptococcus intermedius: a cause of lobar pneumonia with meningitis and brain abscesses [J]. Clin Infect Dis, 2000, 30 (2): 396–397.

3

成功治愈的中枢神经系统多重
耐药鲍曼不动杆菌感染

题记

  多重耐药菌感染的治疗越来越成为临床上的难点和热点,而中枢神经系统的多重耐药菌感染使得治疗更是难上加难。本例患者在脑出血术后不幸感染了多重耐药鲍曼不动杆菌,脑脊液培养多次阳性,根据指南和共识的推荐,选择了静脉加鞘内/脑室内注射多黏菌素B的方法,后续根据联合药敏试验结果,成功地实现了降阶梯治疗,使得该患者最终得到了成功救治。

病史摘要

入院病史

患者男性,21岁,安徽省肥东县人,大学四年级学生,2018年9月28日收住我科。

主诉

自发性脑出血术后20天,发热1周。

现病史

  患者2018年9月8日16时看书时突发左上肢发抖,随后出现头晕伴左侧肢体麻木无力、意识不清,送至学校附近医院行头颅CT示:右侧颞顶脑内血肿,出血量30 ml。期间患者浅昏迷,伴抽搐一次,无大小便失禁。当时查体:双侧瞳孔等大等圆,对光反应迟钝,左侧肢体偏瘫,双侧巴氏征阴性。头颅CTA提示:颅内未见明显动脉瘤及动静脉畸形。外院急诊行"右侧颞顶脑内出血清除术+去骨瓣减压术",术后入ICU后有持续低热38.2℃,术后1周(9月15日)腰穿提示中枢神经系统感染,予以腰大池持续引流,并予美罗培南+万古霉素抗感染治疗,体温逐渐降至正常,精神状态好转。但随后腰大池引流穿刺点见脑脊液漏,加强换药后无改善,考虑存在逆行感染的可能,予以拔除腰大池引流管。

  患者9月21日体温上升至39℃,9月22日血常规示:白细胞29.1×10^9/L(↑),当日复查腰

- 17 -

穿，脑脊液：有核细胞1 254×10⁶/L（↑），多核细胞83%（↑），葡萄糖0.6 mmol/L（↓），氯107.9 mmol/L（↓），蛋白质3 000 mg/L（↑）。患者持续高热39～40℃，意识欠清，遂于9月24日转至安徽某医院，9月25日复查腰穿，脑脊液：有核细胞36 373×10⁶/L（↑），多核细胞93%（↑），葡萄糖＜1.1 mmol/L（↓），氯110.7 mmol/L（↓），蛋白质＞3 000 mg/L（↑），并送脑脊液培养，9月28日回报多重耐药鲍曼不动杆菌（图3-1）。由于患者病情进一步加重，于9月28日为进一步诊治自急诊收治我科住院。

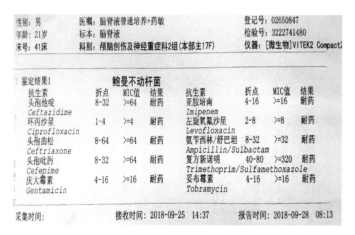

图3-1　外院脑脊液培养结果

既往史、个人史及家族史

患者祖母有高血压病，因脑出血去世，父母及姐姐健康。有利福平过敏史。

入院查体

体温38.8℃，心率76次/分，呼吸16次/分，血压126/88 mmHg。嗜睡，右侧顶枕部见"U"形手术瘢痕，骨窗压力不高。双瞳等大，直径3 mm，对光反射灵敏，颈部稍抵抗。心肺听诊无明显异常，腹软，无压痛、反跳痛。左侧上下肢体偏瘫，肌力Ⅰ级，肌张力不高，右侧肌力及肌张力正常。双侧病理征阴性。

实验室及辅助检查

患者入院后9月28日查血常规：白细胞18.91×10⁹/L（↑），中性粒细胞91.7%（↑），血红蛋白117 g/L（↓），血小板435×10⁹/L（↑）。降钙素原0.43 ng/ml（↑），C反应蛋白80.3 mg/L（↑），铁蛋白743.8 ng/ml（↑）。肝肾功能：谷丙转氨酶129 U/L（↑），谷草转氨酶47 U/L（↑），总胆红素11.7 μmol/L，肌酐39 μmol/L。血T-SPOT.*TB*阴性：抗原A（ESAT-6）孔0，抗原B（CFP-10）孔0，阴性对照孔0，阳性对照孔正常。血隐球菌荚膜抗原乳胶凝集试验阴性，血培养阴性。

9月28日行腰大池引流，引流欠通畅，可抽出带有絮状物的脑脊液，查脑脊液：白细胞200～240/HP，多核细胞92%，蛋白质11 606 mg/L（↑），葡萄糖＜1.1 mmol/L（↓）（同步血糖8 mmol/L），氯97 mmol/L（↓）。脑脊液培养回报：多重耐药鲍曼不动杆菌（阿米卡星、庆大霉素、哌拉西林、头孢他啶、头孢吡肟、环丙沙星、复方磺胺甲噁唑、头孢哌酮/舒巴坦、哌拉西林/

他唑巴坦、亚胺培南、美罗培南均耐药,替加环素及多黏菌素药敏未做)。

入院后诊疗经过

患者9月28日入院后根据药敏结果,静脉给予多黏菌素B 75 mg q12h+头孢哌酮/舒巴坦 3 g q8h+氨苄西林/舒巴坦3 g q6h抗感染,每日舒巴坦用量为7 g。同时请神外科会诊,行腰大池引流,通过腰大池引流管予以多黏菌素B 5 mg qd鞘内注射,患者体温逐渐降至正常,脑脊液培养转为阴性。但意识状态无明显改善,腰穿及腰大池引流脑脊液非常黏稠,腰大池引流欠通畅,无法确保鞘内注射的药物抵达脑室内,与神经外科及家属充分沟通后,于10月3日全麻下行Ommaya置入脑室外引流术,分别自腰大池引流鞘内注射和Ommaya脑室外引流脑室内注射多黏菌素B 2.5 mg qd。10月6日患者神志开始明显好转,可简单对答。

10月8日头颅增强MRI扫描(图3-2)示:颅内术后改变,左侧额叶及右侧额顶叶及右侧基底节区多发异常信号灶伴强化,双侧大脑半球软脑膜及脑室系统室管膜强化,结合病史符合中枢神经系统改变。10月9日胸腰椎增强MRI示:软脊膜异常强化,结合病史考虑感染。10月10日腰骶椎增强MRI示:椎管软脊膜异常强化,结合病史考虑感染。遂于10月9日拔除腰大池引流管,保留脑室外引流,改为多黏菌素B 2～5 mg qod脑室内注射。期间10月12日出现发热,Ommaya脑室外引流液变为淡黄色微浑,10月15日复查Ommaya及腰穿脑脊液细胞数及蛋白质较前有上升,脑脊液糖下降(表3-1),考虑可能合并有革兰阳性球菌感染可能,予加用利奈唑胺(10月15日至11月3日,共使用19日)后体温下降,维持正常。多黏菌素B脑室内注射维持至10月19日,鞘内/脑室内使用多黏菌素B共21天。静脉多黏菌素B联合舒巴坦制剂维持至10月26日,静脉使用多黏菌素B共28天(具体治疗经过详见图3-3)。患者神志

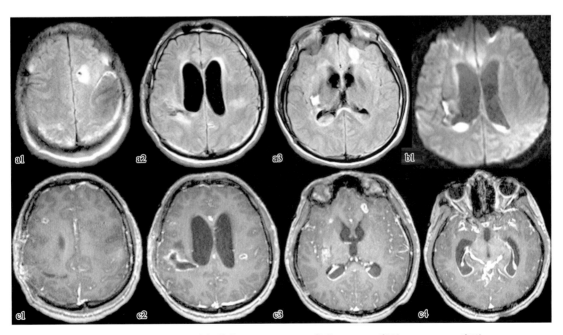

图3-2 2018年10月8日头颅增强MRI。a1-a3:T2序列,b1:DWI序列,c1-c4:T1+C序列

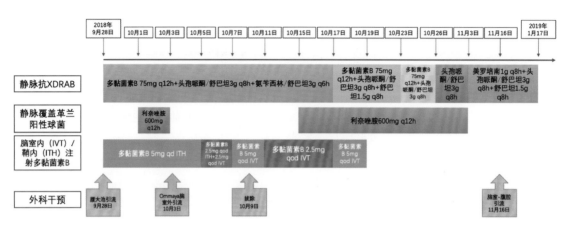

图3-3　治疗经过示意图

逐步好转至清醒，对答切题，10月19日及10月25日两次复查Ommaya中的脑脊液常规生化均基本正常（表3-1）。但10月23日Ommaya外引流针头意外脱落后患者神志由清醒转为嗜睡，恢复脑室外引流后转清醒。

表3-1　脑脊液观察

日期	来源	外观	白细胞（×10⁶/L）	多核细胞（%）	蛋白质（mg/L）	氯化物（mmol/L）	糖（mmol/L）	同步血糖（mmol/L）
9月22日	腰穿	/	1 254	83%	3 000	107.9	0.6	
9月25日	腰穿	黄色浑浊	36 373	93%	> 3 000	110.7	< 1.1	
9月27日	腰穿	黄色浑浊						
9月28日	腰大池引流	淡黄浑浊	200～240/HP	92%	11 606	97	< 1.1	8
9月29日	腰穿	/	/		> 15 000	97	< 1.1	
10月1日	腰穿	黄色微浑	3 204	89%	8 252	94	1.8	5
10月3日	Ommaya	无色澄清	43	88%	771	99	1.7	
10月8日	Ommaya	无色澄清	2	/	529	101	2.7	
10月15日	Ommaya	淡黄微浑	5	/	1 310	96	2.1	6
10月15日	腰穿	微黄浑浊	870	95%	12 205	87	3.9	6
10月19日	Ommaya	无色澄清	12	/	441	104	2.97	
10月25日	Ommaya	无色澄清	20	/	545	102	2.89	
10月29日	Ommaya	无色澄清	37	32%	1 092	104	3.7	6.6
11月4日	Ommaya	无色澄清	0	/	449	108	2.8	
11月6日	Ommaya	无色澄清	9	/	576	109	3	
11月13日	Ommaya	无色澄清	4	/	350	109	2.9	

临床关键问题及处理

• 关键问题　至2018年10月26日,患者已予多黏菌素B治疗3周,Ommaya脑室外引流中的脑脊液常规生化恢复正常,培养多次转阴,持续脑室外引流已3周余,后续如何处理

患者停用多黏菌素B后继续予头孢哌酮/舒巴坦3 g q8h ivgtt抗感染,体温正常,神志清,但10月29日复查Ommaya中的脑脊液,细胞数及蛋白质再次升高。于是我们对患者入院初9月28日脑脊液培养所得的鲍曼不动杆菌菌株进行了联合药敏试验,结果提示(图3-4):该株泛耐药鲍曼不动杆菌对替加环素和多黏菌素B是敏感的,头孢哌酮/舒巴坦与亚胺培南或美罗培南有协同作用,使用时舒巴坦需要加大剂量。这不仅弥补了入院时该菌株未行替加环素及多黏菌素药敏的遗憾(当时尚未开展),也为我们提供了另一个可行的抗感染治疗方案。

因此,从11月3日起,更改方案为美罗培南1 g q8h联合大剂量舒巴坦(头孢哌酮/舒巴坦3 g q8h +舒巴坦1.5 g q8h)静脉抗感染,每日舒巴坦用量为7.5 g。此后复查Ommaya中的脑脊液恢复至正常,培养均为阴性,每日脑室外引流量维持于100 ml左右。11月12日曾试图行腰穿检查,无脑脊液流出,考虑椎管内存在粘连。11月14日行头颅CT见脑积水明显,请神经外科会诊后建议行脑室-腹腔分流。11月16日行脑室-腹腔分流术,手术顺利,术后继续以上抗感染治疗方案至2019年1月17日,疗程共计16周。2019年1月22日复查头颅增强MRI示(图3-5):颅内术后改变,软脑膜及室管膜强化,与前相比室管膜强化明显好转。

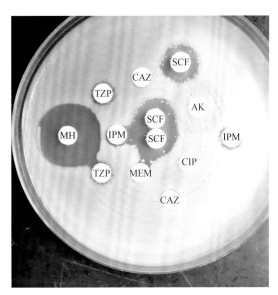

图3-4　脑脊液培养鲍曼不动杆菌联合药敏试验。SCF:头孢哌酮/舒巴坦;AK:阿米卡星;IPM:亚胺培南;CIP:环丙沙星;CAZ:头孢他啶;MEM:美罗培南;TZP:哌拉西林/他唑巴坦;MH:米诺环素

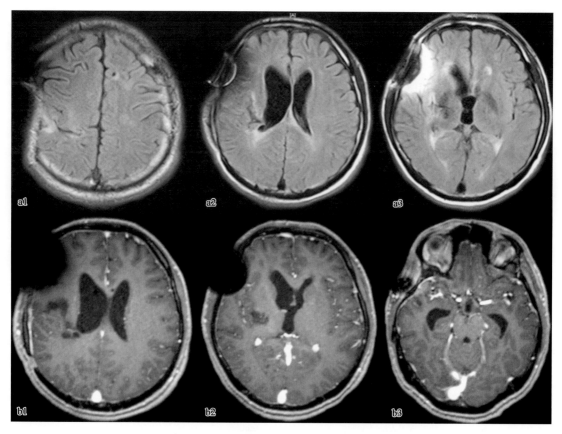

图3-5　2019年1月22日头颅增强。MRI.a1-a3：T2序列，b1-b3：T1+C序列

背景知识介绍

多重耐药菌（multidrug-resistant organism, MDRO）通常指对敏感的、常用的3类或者3类以上的抗菌药物同时呈现耐药的细菌，而多重耐药的鲍曼不动杆菌（MDRAB）是指对下列5类抗菌药物中至少3类耐药，包括抗假单胞菌头孢菌素、抗假单胞菌碳青霉烯类抗生素、含有β内酰胺酶抑制剂的复合制剂（包括哌拉西林/他唑巴坦、头孢哌酮/舒巴坦、氨苄西林/舒巴坦）、喹诺酮类和氨基糖苷类抗生素。泛耐药鲍曼不动杆菌（XDRAB）是指仅对1～2种潜在有抗不动杆菌活性的药物（主要指替加环素和/或多黏菌素）敏感的菌株。全耐药鲍曼不动杆菌（PDRAB）则是指对目前所能获得的潜在有抗不动杆菌活性的抗菌药物（包括替加环素和多黏菌素）均耐药的菌株。CHINET数据显示，我国XDRAB在2008—2014年间的检出率分别为15%～21%，同时发现鲍曼不动杆菌对亚胺培南的耐药率由2005年的31%上升至2014年的62%。鲍曼不动杆菌具有比较复杂的多种耐药机制，包括产生β内酰胺酶和氨基糖苷类修饰酶、药物作用靶位改变，以及通过通透性的下降和外排泵的过度表达使药物到达作用靶位的数量减少等机制。

　　XDRAB感染的危险因素包括全身麻醉、入住ICU、既往住院史以及前期多种抗菌药物使用的病史。XDRAB中枢神经系统的感染有两个主要来源：一是外伤或手术导致血脑屏障破坏及术后留置引流管，二是来源于呼吸道尤其是呼吸机的使用是重要的传播途径。XDRAB感染通常推荐采用2种或3种药物联合治疗，但临床资料多数为个例报道或小规模的病例对照研究。目前有报道用于XDRAB感染的联合治疗方案见表3-2。其中舒巴坦的用量国际上推荐可增加至6.0 g/d，甚至8.0 g/d，肾功能减退患者，需减少给药剂量。

表3-2　治疗XDRAB感染的抗菌药物联合用药方案

XDRAB	联合用药方案
2 种药物联合	以舒巴坦及其合剂为基础的联合： （头孢哌酮/舒巴坦或氨苄西林/舒巴坦）+替加环素 （头孢哌酮/舒巴坦或氨苄西林/舒巴坦）+多西环素 舒巴坦+碳青霉烯类* 以替加环素为基础的联合： 替加环素+（头孢哌酮/舒巴坦或氨苄西林/舒巴坦） 替加环素+碳青霉烯类* 替加环素+多黏菌素 以多黏菌素为基础的联合： 多黏菌素+碳青霉烯类* 多黏菌素+替加环素
3 种药物联合	头孢哌酮/舒巴坦+替加环素+碳青霉烯类* 头孢哌酮/舒巴坦+多西环素+碳青霉烯类* 亚胺培南+利福平+（多黏菌素或妥布霉素）

*碳青霉烯类包括美罗培南、亚胺培南等，不包括厄他培南。

　　多黏菌素类药物包括多黏菌素B及多黏菌素E（也称黏菌素，colistin），对XDRAB具有良好的体外抗菌活性，常根据药敏与碳青霉烯类、替加环素、磷霉素、舒巴坦等联合使用。多黏菌素E是以无活性的前体药物（黏菌素甲磺酸盐，CMS）形式给药，而多黏菌素B是以有活性的形式给药。通过现有的对两者药物代谢动力学方面的研究发现，多黏菌素B在血浆中可以快速、可靠地到达并能维持所需的药物浓度，而多黏菌素E的血浆药物浓度则上升非常缓慢，并且在不同患者间的差异较大，故多黏菌素B具有更加优越的药代动力学特征。且多黏菌素B不通过肾脏代谢，出现急性肾功能损伤的风险较多黏菌素E大大降低，因此对于侵袭性的感染，指南推荐多黏菌素B的全身用药。而多黏菌素E通过CMS的形式给药后，主要通过肾脏排泄，并可在尿路中大量转化为有活性的多黏菌素E，使尿路中的药物浓度达到较高的水平，因此比多黏菌素B更加适合用于下尿路感染的治疗。指南推荐多黏菌素B的负荷剂量为2.0 ～ 2.5 mg/kg，维持剂量为1.25 ～ 1.5 mg/kg，每12小时一次静脉输注，输注时间大于1小时。在肾功能不全及接受肾脏替代治疗的患者中，多黏菌素B无须调整负荷剂量及维持剂量，但为减少急性肾损伤的发生，应避免联合使用具有肾毒性的其他药物。

鉴于多黏菌素的血脑屏障通透性较差，已有大量临床研究表明在鲍曼不动杆菌引起的中枢感染（脑膜炎/脑室炎）患者中，脑室内（intraventricular, IVT）或者鞘内（intrathecal, ITH）注射多黏菌素E或B取得了非常好的疗效和安全性，因此IDSA指南和2019年发布的关于多黏菌素使用的国际共识均推荐脑室内或鞘内注射多黏菌素E（每天125 000 IU CMS）或多黏菌素B（每天5 mg），同时联合静脉使用多黏菌素，用于治疗多重耐药或泛耐药的革兰阴性菌脑膜炎或脑室炎。脑室内注射后建议夹闭脑室外引流1小时。本例患者正是在治疗初期采用了鞘内/脑室内注射多黏菌素B（5 mg qd）联合静脉使用多黏菌素B（约1.25 mg/kg q12h）及大剂量舒巴坦制剂，后期根据联合药敏的结果，序贯以大剂量舒巴坦制剂联合碳青霉烯类药物抗感染治疗，取得了非常好的疗效。

点 评

这例患者是非常典型的难治病例，在多黏菌素B未上市之前几乎无药可治。所以该患者可以说是不幸的，但他又是非常幸运的，通过最初的多黏菌素B强化治疗（外周＋中枢给药）加后期的降阶梯方案，同时神经外科积极干预，最终奇迹般的康复出院。但他的家庭也为他支付了比较高额的费用，其中的艰辛只有亲历者才能体会，患者的顺利康复使得一切努力都有了价值。

（王 璇 黄 翀 郑建铭 于 洁 蔡加君

吴 惺 李 宁 邵凌云 张继明 张文宏）

参·考·文·献

[1] Chinese XDR Consensus Working Group. Laboratory diagnosis, clinical management and infection control of the infections caused by extensively drug-resistant Gram-negative bacilli: a Chinese consensus statement [J]. Clinical Microbiology and Infection, 2016, 22(Suppl 1): s15–s25.

[2] 黄勋，邓子德，倪语星，等. 多重耐药菌医院感染预防与控制中国专家共识 [J]. 中国感染控制杂志，2015，14（1）：1–9.

[3] Hu FP, Guo Y, Zhu DM, et al. Resistance trends among clinical isolates in China reported from CHINET surveillance of bacterial resistance, 2005–2014 [J]. Clin Microbiol Infect, 2016, 22(Suppl 1): s9–s14.

[4] 陈佰义，何礼贤，胡必杰，等. 中国鲍曼不动杆菌感染诊治与防控专家共识 [J]. 中国医药科学，2012，8（2）：3–8.

[5] Tsuji BT, Pogue JM, Zavascki AP, et al. International consensus guidelines for the optimal use of the polymyxins: Endorsed by the American College of Clinical Pharmacy (ACCP), European Society of Clinical Microbiology and Infectious Diseases (ESCMID), Infectious Diseases Society of America (IDSA), International Society for Anti-infective Pharmacology (ISAP), Society of Critical Care Medicine (SCCM), and Society of Infectious Diseases Pharmacists (SIDP) [J]. Pharmacotherapy, 2019, 39(1): 10–39.

[6] Tunkel AR, Hasbun R, Bhimraj A, et al. 2017 Infectious diseases society of America's clinical practice guidelines for healthcare-associated ventriculitis and meningitis [J]. Clin Infect Dis, 2017, doi: 10.1093/cid/ciw861.

[7] Kwa A, Kasiakou SK, Tam VH, et al. similarities to and differences from colistin (polymyxin E) [J]. Expert Rev Anti Infect Ther, 2007, 5(5): 811–821.

4

两例免疫功能受损患者继发中枢神经系统李斯特菌感染

免疫抑制药物的广泛应用有效治疗了许多临床上既往难以处理的疾病,也带来了继发感染等一系列新课题。免疫功能受损的患者发生感染的临床表现、病原体类型、治疗与免疫功能正常者有诸多不同。单核细胞增多性李斯特菌感染与免疫功能的完整性密切相关,李斯特菌中枢神经系统感染屡见不鲜,但形成脑脓肿者并不多见。本篇介绍了两例应用糖皮质激素治疗基础疾病后继发李斯特菌脑脓肿患者的诊治过程。

-------------------- 病史摘要 --------------------

病例一

入院病史

患者,男性,35岁,2018年9月4日收入我科。

主诉

发热头痛2个月。

现病史

患者于2018年9月4日因发热、头痛、咳嗽收入我科。行腰穿检查,测脑脊液压力为280 mmH$_2$O,脑脊液:白细胞142×10^6/L,多核细胞60%,单核细胞40%,糖1.4 mmol/L,蛋白质1 008 mg/L,脑脊液隐球菌荚膜抗原乳胶凝集试验为1∶2 560,血隐球菌荚膜抗原乳胶凝集试验为1∶320;脑脊液涂片及培养可见隐球菌属。隐球菌性脑膜炎诊断明确。给予氟康唑400 mg q12h ivgtt联合氟胞嘧啶1.5 g qid口服抗真菌治疗。同时予以美卓乐(甲泼尼龙)及硫唑嘌呤控制天疱疮。随访腰穿,脑脊液指标持续好转。2018年11月19日复查腰穿见清亮液体,测压200 mmH$_2$O,脑脊液常规:白细胞35×10^6/L,多核细胞5.7%(2/35),单核细胞94.3%(33/35),脑脊液生化:糖3.2 mmol/L(同步血糖11.5 mmol/L),氯119 mmol/L。11月19日晚患者出现发热,行血培养,血常规:白细胞8.2×10^9/L,中性粒细胞93.2%,血红蛋白148 g/L,血小板189×10^9/L。11月20日血培养报危机值培养出革兰阳性杆菌。

既往史

患者于2016年7月诊断为"天疱疮",2018年4月起在我院予以甲泼尼龙片口服治疗。

临床关键问题及处理

• **关键问题**　患者本次发热诊断考虑什么,血培养革兰阳性杆菌有没有意义,接下来一步需要做什么

患者既往有基础疾病天疱疮,长期应用激素,本次复查腰穿后出现发热,考虑可能原因如下:

（1）医源性感染:腰穿后出现发热需警惕医源性感染,以表皮定植菌感染(多为革兰阳性球菌例如表皮葡萄球菌,金黄色葡萄球菌)为主,可复查腰穿,观察脑脊液变化情况。

（2）隐球菌性脑膜炎复发:患者复查腰穿,脑脊液较前明显恢复,可能性小。

（3）院内获得的其他感染,例如上呼吸道感染、肺部感染、尿路感染等,结合患者临床表现排查。

血培养革兰阳性杆菌多为污染,特别是血培养棒状杆菌等,若多次血培养同一病原体阳性才考虑其临床意义。但该患者有免疫损伤因素,需考虑李斯特菌感染可能。李斯特菌的革兰涂片形态较小,有时为革兰阳性短棒形,可能类似肺炎球菌（双球菌）、肠球菌或类白喉杆菌（棒状杆菌）,或因革兰染色结果不一而易与嗜血杆菌混淆。当血液或脑脊液培养呈阳性而被初步鉴定为类白喉杆菌时,结合患者的病史,需考虑到该分离菌株实为李斯特菌的可能性。

重新体检,发现患者意识较前日略有模糊,反应迟钝。11月20日复查腰穿,压力＞320 mmH$_2$O,脑脊液浑浊,潘氏试验(+),红细胞48×10^6/L,白细胞1 400×10^6/L,多核细胞85%,单核细胞15%,脑脊液糖2.8 mmol/L(同步血糖:13.5 mmol/L),氯115 mmol/L,蛋白质1 773 mg/L,提示化脓性脑膜炎。11月21日回报19日所送血培养:单核细胞增多性李斯特菌。11月22日行头颅MR增强:右额叶、左颞叶及左侧基底节区见斑片样异常信号影,T1WI上呈低信号,DWI上呈高信号,增强后病灶内及边缘软脑膜明显强化,提示脑部多发脓肿,伴软脑膜异常强化(图4-1)。11月22日回报11月20日脑脊液血培养和血培养均提示出单核细胞增多性李斯特菌。

那么该患者的李斯特菌感染从何而来? 成人医院获得性李斯特菌病时有报道,获得感染的途径为摄入污染食物。两项针对成人李斯特菌感染的调查发现,分别有16%和30%的患者被认为是在医院获得的。侵袭性李斯特菌感染的潜伏期中位数为11天（90%的病例在28日内发生）,因此推测该患者的感染来源仍为食物,腰穿为偶然因素。

该患者李斯特菌中枢神经感染诊断明确,遂予氨苄西林舒巴坦3 g q6h+阿米卡星0.6 g qd治疗。抗感染治疗1周后病情好转,体温下降,复查血培养转阴。12月16日复查脑脊液,压力:脑脊液常规白细胞15×10⁶/L,多核细胞20%(3/15),单核细胞80%(12/15),糖2.2 mmol/L(同步血糖6.9 mmol/L),氯122 mmol/L,蛋白质774 mg/L。复查头颅MR增强较前好转。继续维持原方案治疗,抗感染治疗满3个月疗程后停药。

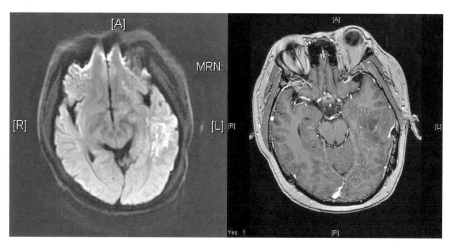

图4-1 头颅MR可见左侧基底节斑片样异常信号影,DWI呈高信号,增强后病灶内及边缘软脑膜明显强化

病例二

入院病史
患者,男性,33岁,2018年9月6日入院。
主诉
发热伴胡言乱语2周余。
现病史
患者入院前2周出现持续发热,T_max 39.5℃,伴阵发性胡言乱语,无明显寒战、咽痛、咳嗽,无尿频、尿急、尿痛,无腹痛、腹泻。至当地医院住院完善相关检查,头颅MR增强示:左侧脑室三角区旁颞枕叶占位,侵犯胼胝体及左侧脑桥,考虑胶质瘤,左侧脑室受压,中线右移。右侧脑室后角旁、左侧脑室前角旁、脑干多发异常信号影,考虑脱髓鞘。头颅MRS:左侧脑室三角区旁病变MRS提示肿瘤性病变,胶质瘤可能。血常规:白细胞9.3×10⁹/L,中性粒细胞78.3%。血培养:李斯特菌。脑脊液常规:白细胞406×10⁶/L,多核细胞88%;脑脊液生化:糖3.19 mmol/L,氯121.2 mmol/L,蛋白质1 080 mg/L。脑脊液病原学二代测序:李斯特菌。予美罗培南2 g q8h ivgtt抗感染,甲泼尼龙60 mg qd ivgtt症状无明显改善。2018年9月6日患者收入我科。入院后予生命体征监护,腰穿压力180 mmH₂O,脑脊液常规:白细胞166×10⁶/L,多核细胞5%，单核细胞95%；脑脊液生化：糖2.1 mmol/L（同步血糖5.4 mmol/L），氯111 mmol/L，蛋白质1 886 mg/L。脑脊液培养提示：单核细胞增多性李斯特菌，脑脊液二代测序提示单核细胞增多性李斯特菌。头颅MR增强提示：左侧顶枕叶大片异常信号，T1低信号，FLAIR高信号，DWI高信号，增强后呈多发环状强化，邻近脑膜亦见明显强化，见图4-2。

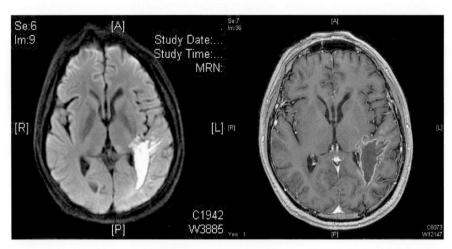

图4-2　头颅MR见左侧顶枕叶大片异常信号，DWI高信号，增强后呈多发环状强化，邻近脑膜亦见明显强化

既往史

患者既往4年有视神经脊髓炎病史，3次予甲泼尼龙1 000 mg冲击治疗后逐渐减量，本次起病前甲泼尼龙52 mg qd口服及他克莫司早1 mg、晚2 mg口服治疗。患者一年前曾有肺孢子菌肺炎病史，予复方磺胺甲噁唑抗感染治疗。

临床关键问题及处理

• 关键问题　患者诊断为单核细胞增多性李斯特菌脑脓肿，予以美罗培南治疗效果不佳，如何调整治疗方案

患者基础疾病为视神经脊髓炎，长期予以激素及他克莫司治疗，免疫功能受损。本次发病为发热、意识混乱，脑脊液常规、生化均提示为化脓性脑膜炎可能大，头颅MR提示为脑脓肿。血培养、脑脊液培养、血及脑脊液二代测序均提示为单核细胞增多性李斯特菌，诊断明确。

既往研究证实，亚胺培南和美罗培南等碳青霉烯类药物对李斯特菌具有极好的体外活性，根据热病推荐，美罗培南2.0 g ivgtt q8h是治疗李斯特菌中枢感染的替代方案。然而，临床上也时有关于美罗培南临床治疗失败的报道。一项回顾性研究发现，与青霉素类药物治疗相比，使用美罗培南治疗侵袭性李斯特菌感染甚至可导致更高的死亡率。另外，关于激素的使用，建议若起始时考虑化脓性脑膜炎加用地塞米松者应在明确诊断李斯特菌感染时尽快减用

激素,提示免疫抑制状态可能会造成疗效不佳。

对于该患者,我们首先把治疗方案调整为热病推荐的首选方案:氨苄西林+氨基糖苷类(庆大霉素)的方案。根据建议,氨苄西林需要用到2.0 g q4h的较大剂量。复旦大学附属华山医院可获得的类似药物为注射用氨苄西林/舒巴坦钠,氨苄西林和舒巴坦之比为2:1,按照说明书给予最大剂量为3.0 g q6h,即给予氨苄西林2.0 g q6h。同时氨基糖苷类选用了常用的阿米卡星,剂量为0.6 g qd。

考虑到患者同时有视神经脊髓炎的基础疾病,请神经内科会诊后认为根据既往影像表现,经过激素治疗后改变迅速的特点,淋巴瘤不能排除,且既往疾病反复发作,激素减量后可能出现再发,建议激素缓慢减量并周期性予以丙种球蛋白30 g冲击治疗。

同时由于患者病灶范围大,疗效不佳,请神经外科会诊有无穿刺引流指征。会诊结果考虑脓肿壁形成不佳,穿刺风险较大,建议先内科抗感染治疗,随访头颅MR。

患者继续予以氨苄西林/舒巴坦3.0 q6h+阿米卡星0.6 qd治疗,体温逐渐平稳,神志转清,言语理解及表达仍有障碍。复查腰穿脑脊液常规及生化疾病恢复正常,头颅MR病灶明显缩小,按同一方案治疗半年后,改为口服阿莫西林/克拉维酸钾+复方磺胺甲噁唑治疗。

背景知识介绍

单核细胞增多性李斯特菌(*Listeria monocytoogenes*)是一种兼性细胞内寄生菌,主要分布于土壤和腐烂中的植物。多数成人李斯特菌感染源于病菌经口摄入,随后穿透肠道黏膜,引起血流感染。

单核细胞增多性李斯特菌感染与免疫功能的完整性密切相关,常发生于新生儿、老年人、妊娠妇女及免疫功能受损者等特殊人群。大多数全身性、侵袭性李斯特菌感染患者至少存在1种易感因素,包括妊娠、糖皮质激素治疗、其他导致免疫功能受损的因素及年龄因素等。对于有基础肿瘤性疾病(尤其是淋巴瘤)的患者、器官移植受者及应用糖皮质激素者,李斯特菌是细菌性脑膜炎中最常见的原因。

糖皮质激素治疗是非妊娠患者最重要的易感因素,一项针对慢性淋巴细胞白血病患者的研究中,248例接受泼尼松和氟达拉滨治疗的患者中有7例(2.8%)出现了李斯特菌感染。相比之下,160例仅使用氟达拉滨治疗的患者和387例使用传统化疗药物的患者均无李斯特菌感染。除糖皮质激素治疗外,其他许多疾病和药物治疗都是李斯特菌感染的危险因素,其中大多数都至少存在一定程度的免疫抑制:包括血液系统恶性肿瘤、实体肿瘤、器官移植(尤其是肾移植)、获得性免疫缺陷综合征(acquired immunodeficiency syndrome, AIDS)、使用TNF-α拮抗剂治疗、糖尿病、终末期肾病(包括血液和腹膜透析)、铁负荷过量、结缔组织病、其他严重的慢性疾病、结肠镜检查、肝病和酒精中毒。

李斯特菌败血症成人患者通常表现为发热、寒战,亦可能播散至中枢,从而引起中枢神经系统感染,免疫功能受损者发生中枢神经系统感染的风险更大,一项回顾性研究纳入820例非妊娠成人中枢神经系统李斯特菌感染病例，主要易感因素为血液系统恶性肿瘤和肾移植。

中枢神经系统李斯特菌感染最常见的临床表现为脑膜脑炎，轻者出现发热和精神状态改变，重者出现昏迷。多数成人呈亚急性疾病，在上述这项对820例患者的回顾性研究中，42%的患者未出现脑膜刺激征，而存在局灶性神经系统征象，包括脑神经功能异常、共济失调、震颤、偏瘫、耳聋、癫痫等发作。脑脊液检查与真菌或结核性脑膜炎类似，脑脊液李斯特菌培养常为阳性，在脑脊液培养结果为阴性的情况下，很少出现血培养为阳性。中枢神经系统感染进展至脑脓肿较少。

根据临床表现，疑似患者通过脑脊液或血液培养阳性确诊李斯特菌感染，中枢神经系统感染需要脑脊液培养阳性。对于所有确诊或疑似李斯特菌性脑膜炎患者，均需要接受头颅MR增强检查。

首选抗生素为氨苄西林或青霉素G，热病推荐氨苄西林2 g q4h ivgtt，并加用庆大霉素协同治疗中枢神经系统感染。青霉素过敏患者应皮试，必要时进行脱敏，或采用复方磺胺甲噁唑治疗。复方磺胺甲噁唑的常规剂量为20 mg/kg/d（甲氧苄啶剂量）ivgtt，q6h～q12h给药，序贯可予以口服制剂。对于肾功能受损或正在接受其他肾毒性药物（如环孢素）的患者，慎用氨基糖苷类抗生素。可以选用氨苄西林联合复方磺胺甲噁唑的方案。替代药物可以选择美罗培南2 g q8h或利奈唑胺600 mg q12h。利奈唑胺具有抗李斯特菌的活性，但临床经验限于病例报道。总治疗疗程不确定，中枢神经系统感染患者治疗应持续至脑脊液培养呈阴性且头颅MRI显著改善。有免疫功能受损的中枢神经系统感染患者建议疗程至少维持4～8周，脑脓肿患者所需治疗时间更久。

对于接受免疫抑制剂治疗的患者（如肾移植），推荐条件允许下尤其是治疗初期降低免疫抑制剂的剂量。

点 评

两例李斯特菌中枢神经系统感染各有侧重点，第一例着重于诊断，提示对于免疫受损患者，一旦出现中枢神经系统感染的表现，首先要同时留取血及脑脊液标本检测病原体。同时对于该类患者，李斯特菌感染是需要考虑的病原体，这与健康人群的中枢神经系统感染病原体谱有很大不同。第二例患者着重于治疗，根据指南及热病推荐及临床实际情况，我们认为氨苄西林/舒巴坦＋阿米卡星是可选方案，但对于脑脓肿病人，治疗疗程非常长，甚至需要序贯长期口服治疗维持。

（虞胜镭　徐　斌　卢　清）

参·考·文·献

[1] Stepanović S, Lazarević G, Jesić MET AL. Meropenem therapy failure in Listeria monocytogenes infection [J] . Eur J Clin Microbiol Infect Dis, 2004, 23(6): 484−486.

[2] Thønnings S, Knudsen JD, Schønheyder HC, et al. Antibiotic treatment and mortality in patients with Listeria monocytogenes meningitis or bacteraemia [J] . Clin Microbiol Infect, 2016, 22(8): 725−730.

[3] van de Beek D, Cabellos C, Dzupova O, et al. ESCMID Guideline: diagnosis and treatment of acute bacterial meningitis [J] . Clin Microbiol Infect, 2016, 3: S37−62.

[4] Brouwer MC1, van de Beek D, Heckenberg SG, et al. Community-acquired Listeria monocytogenes meningitis in adults [J] . Clin Infect Dis, 2006, 43(10): 1233−1238.

5

脓毒症合并成人呼吸窘迫综合征

题记

　　随着对重症感染救治的持续关注以及相关研究成果的不断丰富，脓毒症（sepsis）作为这一领域的关注焦点，近几年无论是从定义还是诊治等方面都呈现了快速的进展和变化。而成人呼吸窘迫综合征（ARDS）与脓毒症一样具有较高病死率的危重症，近年来由于SARS、禽流感、流感等重症呼吸道感染的缘故而为大家逐渐认识，同时其诊断和救治等相关领域也发生了一定的变化。本例患者为我院收治的一例脓毒症合并ARDS的病例，通过本病例的回顾及分析，希望对脓毒症和ARDS的诊断、治疗等方面的变化和进展有进一步的了解。

病史摘要

入院病史

患者，男性，52岁。2018年5月29日收入我科。

主诉

间断性发热3个月，加重6天。

现病史

患者于2018年2月下旬受凉后出现畏冷寒战，体温最高达39.5℃，伴左侧腰部酸痛，轻微流涕、鼻塞、咳嗽、咳少许白色黏液痰，无其他不适主诉，当时未予重视，自服1片复方阿司匹林，汗出后体温降至正常。至4月初，畏冷寒战症状再发，体温最高至39℃，伴左侧腰部酸痛、左上腹饱胀、灼烧感，就诊当地诊所，考虑"上呼吸道感染"，予头孢类抗生素抗感染治疗及退热等对症治疗2天后，体温降至正常、症状缓解，后继续抗感染治疗3天。此后1个月内每隔7～10天，畏冷、寒战、高热、腰部酸痛症状反复发作，高热时自行复方阿司匹林及维C银翘片治疗1天后，体温均可降至正常，患者均未至医院行进一步检查及诊治。5月23日自诉受凉后上述症状再发，自服退热药物后体温虽一过性下降，但数小时后可再次升高，并伴明显畏冷寒战、腰酸、左上腹饱胀、灼热不适，当时无明显咳嗽，无流涕，于5月26日就诊当地人民医院，入院时体温41.5℃，高热时伴意识模糊、胡言乱语，查血常规：白细胞 2.8×10^9/L，中性粒细胞 84.5%（↑），淋巴细胞% 14.4%（↓），血红蛋白104 g/L（↓），血小板计数 242×10^9/L；C反应蛋白354.2 mg/L，降钙素原 > 100 ng/ml，铁蛋白 > 2 000 ng/ml；尿常规：潜血（++），蛋白质（+），红细胞少许，白细胞（++）；生化检查：谷丙转氨酶14 U/L，谷草转氨酶9 U/L，钾4.86 mmol/L，钠131 mmol/L，尿素13.53 mmol/L（↑），肌酐166 μmol/L（↑），葡萄糖22.10 mmol/L（↑），糖化血红蛋白9.6%；免疫球蛋白、补体、肿瘤指标等均正常；腹部超声示胆囊壁欠光滑；左肾囊性包块；左肾积水，左输尿管扩张。心脏超声示心包积液（少量），未见明确节段性室壁运动异常。胸部CT平扫提示慢性支气管炎伴局限性肺气肿，双肺下叶少许炎症，诊断为"发热待查：感染性发热可能，肺部感染"，相继予哌拉西林/舒巴坦、头孢哌酮/舒巴坦及莫西沙星抗感染治疗及退热对症治疗，高热持续2～3小时后体温可降至正常，体温下降过程中伴大汗淋漓，血压一过性下降至75/50 mmHg，体温正常时神志清楚，但可伴嗜睡，疲乏无力，数小时后体温再次升高。于5月28日复查尿常规：胆红素（+），潜血（++），蛋白质（+），红细胞偶见，白细胞（-）；生化检查：白蛋白33 g/L，总胆红素27.9 μmol/L，直接胆红素24.9 mmol/L，谷丙转氨酶65 U/L，谷草转氨酶90 U/L，碱性磷酸酶140 U/L，γ-谷氨酰转移酶200 U/L，尿素16.1 mmol/L（↑），肌酐244 μmol/L（↑），葡萄糖12.53 mmol/L；复查泌尿系超声提示：双肾、膀胱未见明显异常。5月28日血培养回报示产ESBLs大肠埃希菌，遂予改为亚胺培南/西司他丁抗感染，发热频率由每日2次减至每日1次。为进一步诊治，患者于2018年5月29日转至我科，以"血流感染"收住入院。自发病以来，无明显咽痛，无关节疼痛，无皮肤瘀点或皮疹，无尿频尿急尿痛，无肉眼血尿，无明显腹痛腹泻。

既往史

糖尿病史20年，15年前因血糖控制不佳，予胰岛素治疗，近期予诺和灵30R早餐前28单位，晚餐前22单位皮下注射，平日10 mmol/L，最高30 mmol/L。发现尿蛋白3年，偶监测血肌酐在正常值范围，未予进一步诊治；吸烟20余年，平均20支/日，未戒烟；饮酒20年，平均250克/日，常饮白酒，未戒酒。

入院查体

体温36.9℃，心率90次/分，呼吸24次/分，血压97/63 mmHg，MEWS 2分。神志清楚，营养好，面色苍白，回答切题，自动体位，查体合作，轮椅推入病房，全身皮肤黏膜未见瘀斑、瘀点，全身浅表淋巴结无肿大。巩膜无黄染。双侧瞳孔等大等圆，对光反射灵敏，口唇无发绀。颈软，无抵抗，颈静脉无怒张。双肺呼吸音粗糙，偶可闻及湿性啰音。心率90次/分，律齐，各瓣膜区未闻及杂音；腹平坦，全腹无压痛、肌紧张及反跳痛，肝脾肋下未触及，肝肾脏无叩击痛，肠鸣音2次/分。双下肢轻度凹陷性水肿。生理反射正常，病理反射未引出。

实验室检查

- 血常规（2018-05-29）：白细胞 13.64×10^9/L（↑），血红蛋白84 g/L（↓），血小板 159×10^9/L。

- 尿常规（2018-05-29）：胆红素（+），潜血微量，酮体阴性，葡萄糖（+），蛋白质（+），红细胞 1～2/HP，白细胞 25.6/HP；清洁中段尿培养阴性。
- 肝肾功能（2018-05-29）：谷丙转氨酶 67 U/L（↑），谷草转氨酶 52 U/L（↑），总胆红素 30.3 μmol/L（↑），直接胆红素 24.9 μmol/L（↑），碱性磷酸酶 199 U/L（↑），γ-谷氨酰转移酶 224 U/L（↑），A/G 29/26，尿素氮 19.4 mmol/L（↑），肌酐 238 μmol/L（↑）。
- 糖代谢（2018-05-29）：血糖 20.3 mmol/L（↑），血酮：阴性，HbA1c：10.1%（↑）。
- 乳酸（2018-05-29）：1.22 mmol/L。
- 凝血功能（2018-05-29）：国际标准化比值 1.28（↑），血浆凝血酶原时间 14.4 秒（↑），活化部分凝血活酶时间 34.6 秒（↑），纤维蛋白原 6.8 g/L（↑），D-D 2.11（↑），纤维蛋白降解产物 5 μg/ml 降钙素原：> 100 ng/ml（↑），C 反应蛋白 195 mg/L（↑）。NT-pro BNP 3 373 pg/ml（↑）。
- 血气分析（2018-05-29）：pH 7.47，碳酸氢根浓度 19.5 mmol/L，二氧化碳分压 3.79 kPa，氧分压 8.07 kPa（FiO_2 21%，PaO_2/FiO_2 288 mmHg）。
- 血培养（2018-05-29）：产 ESBLs 大肠埃希菌（碳青霉烯类、β 内酰胺类/酶抑制剂、头孢吡肟、阿米卡星、SMZ 等均敏感）。
- 粪常规、心肌标志物、T 细胞亚群、ANA、ENA、ANCA、抗心磷脂抗体、IgG4、甲状腺功能、肿瘤标志物、血 T-SPOT（A 孔 0，B 孔 0）、血找疟原虫、HIV、RPR、肝炎标志物、EBV-DNA、CMV-DNA：基本正常。
- 腹部 B 超（2018-05-29）：肝脏、脾脏、左肾肿大，左肾囊肿，左肾轻度积水，左侧输尿管上段扩张，右肾未见明显异常，右侧输尿管未见明显扩张，双侧中等量胸腔积液，盆腔中等量积液。

临床关键问题和处理

- 关键问题 1 　此患者如何诊断

患者为中年男性，此次发热过程近 3 个月，呈间断发热，伴畏寒、寒战、腰部酸痛等不适，早期予以抗感染治疗似有效，但近期抗生素使用后疗效不佳，发热时可出现意识改变。病程中，肌酐逐步升高，白细胞、C 反应蛋白、降钙素原明显升高，病程后期血培养（外院、本院）提示产 ESBLs 大肠埃希菌，肌酐逐步升高，血糖明显升高，腹部 B 超提示左肾输尿管上段及肾盂异常。既往糖尿病史，血糖控制较差，长期饮酒史及吸烟史。

从患者的病史及化验检查结果来看，血流感染（产 ESBLs 大肠埃希菌）是明确的，糖尿病是其重要的背景因素，患者同时还存在血糖控制不佳、肾功能损害等情况。患者的抗感染治疗在早期发热时有效，但此次发热时抗感染治疗不能控制发热并缓解症状。由此，需要我们对于该患者的病情及诊断作一个明确的评估，没有准确的评估就没有有效的治疗。在做出感染诊断的同时，就必须对感染进行定位和定性，必须对影响有效控制感染的相关因素进行评估,必须对感染可能引发的并发症进行评估。

首先,患者血流感染并不能解释感染的全貌,血流感染的细菌来源必须进一步追寻,也就是必须明确感染的真正定位。从患者的疾病过程来看符合局灶感染的特征,由局灶感染引起血流感染的常见部位为心内膜、胆道、泌尿系、留置导管等,皮肤、呼吸道、耳道等可以引起局灶感染但血流感染少见。心内膜炎、导管相关感染的常见致病菌仍以链球菌、金黄色葡萄球菌、表皮葡萄球菌等革兰阳性菌为主,肠杆菌等革兰阴性菌少见;而胆道、泌尿道相关感染的常见致病菌主要为革兰阴性菌。对于该患者,发热时伴左侧腰部酸痛,血培养为产 ESBLs 大肠埃希菌,多次腹部 B 超示左侧输尿管上段扩张、左侧肾盂积水,尿常规示白细胞升高,考虑泌尿系感染致血流感染可能较大;患者虽肝功能复查示总胆红素、碱性磷酸酶、γ-谷氨酰转移酶轻度异常,但结合患者长期饮酒史、多次 B 超未提示肝内外胆管异常、发病时无明显的上腹部症状及体征,胆道局灶感染可能较小。所以,该患者的感染定位:泌尿系、血流。

其次,该患者本次感染的性质如何,或者说感染是否严重、是否影响到了重要脏器的功能,而这也正涉及了脓毒症的诊断范畴。根据2016年脓毒症-3的诊断流程和标准,对于非监护室内的患者可通过 qSOFA 标准进行初筛,如符合标准,再通过 SOFA 标准进行确诊。根据这一流程,该患者的 qSOFA 评分为3分(呼吸频率≥22次/分、Glasgow 评分≤13分、收缩压≤100 mmHg),进一步进行 SOFA 评分(表5-1)为6分(PaO_2/FiO_2: 288 mmHg − 2分,血液:

表5-1　SOFA 评分标准

系统	检测项目	0	1	2	3	4
呼吸	PaO_2/FiO_2(mmHg)	> 400	< 400	< 300	< 200	< 100
	呼吸支持(是/否)				是	是
凝血	血小板(×10^9/L)	> 150	101～150	51～100	21～50	< 21
肝	胆红素(μmol/L)	< 20	20～32	33～101	102～204	> 204
循环	平均动脉压(mmHg)	≥70	< 70			
	多巴胺剂量[μg/(kg·min)]			≤5或	> 5或	> 15或
	肾上腺素剂量[μg/(kg·min)]				≤0.1或	> 0.1或
	去甲肾腺剂量[μg/(kg·min)]				≤0.1	> 0.1
	多巴酚丁胺(是/否)			是		
神经	GCS 评分	15	13～14	10～12	6～9	< 6
肾脏	肌酐(μmol/L)	< 110	110～170	171～299	300～400	> 440
	24小时尿量(ml)				201～500	< 200

血小板 159×10^9/L － 0分，肝脏：TB 30.3 μmol/L － 1分，心血管：MAP 74 mmHg － 0分，肾脏：肌酐238 μmol/L － 2分，中枢神经系统Glasgow评分13分 － 1分），所以该患者脓毒症诊断明确，而MAP大于65 mmHg、血乳酸小于2 mmol/L，故无脓毒症休克。

第三，未控制的糖尿病既可以是引起感染的诱发因素，也可能是影响感染有效控制的重要因素。而对于局灶感染的治疗而言，病灶的处理是感染能否有效控制以及今后感染可否避免复发的重要因素。如果存在需要引流或处理的局部病灶，如梗阻、脓肿等，条件许可时，病灶处理的重要性更甚于抗菌药物的应用。从既往史及就诊以来的相关检查来看，该患者既存在未控制的糖尿病，也存在需处理的局灶感染。

第四，该患者入院后的检查结果提示肝脏、肾脏、呼吸、中枢神经系统的功能都存在异常。对于上述脏器一方面需要维护其功能、避免进一步恶化，一方面需要积极监测相关指标以及时发现变化，而其呼吸状态变化较快，尤需引起关注。

• 关键问题2　脓毒症的早期诊治措施有哪些

虽然对于脓毒症的认识和研究越来越充分，但脓毒症的发病率及病死率仍居高不下。目前认为脓毒症的早期诊断、早期治疗对于控制病死率非常关键。2016年拯救脓毒症联盟（surviving sepsis campaign, SSC）发布了最新一版的脓毒症及脓毒症休克的治疗指南，对于脓毒症及脓毒症患者的综合诊治提供了重要的指导意见。对于本例患者，结合该版指南，建议在诊断一旦确立时马上进行治疗或复苏，尽可能在诊断脓毒症1小时内予以静脉抗感染治疗；予以抗菌药物前留取病原学标本；当病原学明确且获得药敏结果或临床明显改善时，应减少抗感染药物的种类；推荐脓毒症和脓毒症休克患者根据PK/PD进行药物剂量优化；脓毒症治疗的疗程建议7～10天，如存在不能引流的病灶、临床应答较慢、免疫缺陷等因素时，疗程可相应延长；支持通过降钙素原的检测以缩短脓毒症患者抗感染疗程；当患者诊断脓毒症或脓毒症休克时，需要尽可能诊断需要急诊病灶控制的感染定位并尽早处理；当连续2次血糖大于10 mmol/L时，脓毒症患者应使用胰岛素控制血糖，控制目标是血糖低于10 mmol/L即可，无须严格控制至6.1（110 mg/ml）；对于高流量经鼻呼吸治疗仪等无创呼吸支持技术（NIV）尚无明确推荐，部分合并轻中度ARDS的脓毒症患者可获益，但需密切监测氧合情况，以避免延误使用有创呼吸支持措施的时机。

入院后检查

基于上述检查及临床评估、相关诊治建议，患者入院后考虑为"脓毒症、血流感染、复杂性尿路感染、左侧输尿管上段扩张、左侧肾盂积水、2型糖尿病、急性肾损害、糖尿病肾病可能、急性肝功能损害、低氧血症"，遂予以抗感染（美罗培南1.0 g q12h，根据肌酐清除率调整）、胰岛素控制血糖、护胃保肝及白蛋白等对症支持治疗，同时予以高流量湿化治疗仪呼吸支持（氧流量45 L/min，吸入氧浓度60%）、生命体征监测及C反应蛋白、降钙素原、肝肾功能、血气分析等相关指标监测，并拟病情稳定后尽早膀胱镜检查。患者于入院后第2天（5月30日）仍高热（T_{max} 39℃），伴意识模糊，呼吸急促，SaO_2 82%～90%，急查血气分析：pH 7.4，碳酸氢根浓度18.7 mmol/L（↓），二氧化碳分压3.99 kPa（↓），氧分压5.67 kPa（↓），氧合指数103 mmHg。

入院时血培养已报革兰阴性杆菌,降钙素原仍 > 100 ng/ml(↑)。急查床边腹部超声:左肾137 mm×55 mm,左肾多发囊肿,最大直径24.5 mm,左肾盂积水10.4 mm,左输尿管上段内径8.6 mm,右肾116 mm×51 mm,胆道无扩张,肝脾略大,腹腔胀气明显,肠管扩张,少量腹水,双侧中等量胸腔积液;床边心脏超声:未见心脏瓣膜病变,射血分数正常,心脏无扩大;急诊肺腹CT(图5-1)示:双肺感染可能,双侧胸腔积液,双下肺膨胀不全,少量心包积液;左肾低密度灶,左肾盂及左输尿管上段扩张,左肾上腺可疑增粗;肠管淤积,盆腔积液。

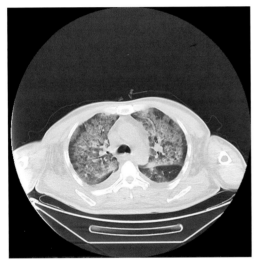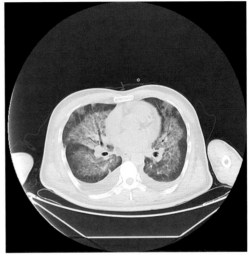

图5-1 急诊肺CT(5月30日)

• 关键问题3 此时患者如何诊断及治疗

患者入院后病情进展,除仍发热外,主要表现为进行性顽固性低氧血症,氧合指数由入院时的288 mmHg快速恶化至103 mmHg。对患者快速出现的以低氧血症为主要表现的呼吸功能障碍,应快速、准确地进行鉴别,并予以针对性治疗。针对该患者的肺CT显示的以肺门为中心大片状渗出为主的病灶特点、存在肾功能损害和未控制的糖尿病等背景因素,主要考虑脓毒症诱导的ARDS、心源性肺水肿、高血容量综合征等,主要的鉴别手段为心超。对于该患者,既往无心脏病史,入院后肌酐水平较外院时有逐渐下降趋势,肾功能无进一步恶化,入院后16小时尿量1 100 ml(入量2 100 ml);床旁心超示射血分数正常,Pro-BNP4 711 ng/ml,故心源性肺水肿、高血容量综合征等可能较小,诊断考虑脓毒症诱导的ARDS。

根据2012年对于ARDS的定义及分级(表5-2),患者由轻度ARDS(200 mmHg < PaO_2/FiO_2 ≤ 300 mmHg)进展至中度ARDS(100 mmHg < PaO_2/FiO_2 ≤ 200 mmHg)。目前通过高流量湿化治疗仪呼吸支持无明显好转,故应及时考虑转为呼吸机机械通气治疗。按照目前ARDS治疗的"肺保护性策略",建议ARDS患者的呼吸机潮气量设定为6 ~ 8 ml/kg(理想体重),目标平台压≤ 30 cmH_2O。一定的呼气末正压(PEEP)可以避免肺泡塌陷,但具体数值需要因个体不同而进行滴定。必要时ARDS治疗可考虑联合俯卧位通气或肌松剂治疗。

表5-2　ARDS的定义及分级

参　数	分　级　标　准
时间	已知临床发病或呼吸症状新发、加重后1周内
影像学改变	X线或CT扫描示双肺致密影，且不能以胸腔积液、肺叶/肺塌陷或结节解释
肺水肿	无法用心力衰竭或体液超负荷完全解释的呼吸衰竭。如不存在危险因素，则需要进行客观评估（如超声心动图）以排除流体静力型水肿
氧合状态	轻度：PaO_2/FiO_2=201～300 mmHg，且呼气末正压（PEEP）或持续气道正压（CPAP）≤5 cmH_2O 中度：PaO_2/FiO_2=101～200 mmHg，且呼气末正压（PEEP）≥5 cmH_2O 重度：PaO_2/FiO_2≤100 mmHg，且呼气末正压（PEEP）≥10 cmH_2O

入院后诊治经过

患者于入院后第2日（5月30日）下午气管插管，呼吸机辅助通气（SIMV模式，Vt 450 ml，FiO_2 100%，PEEP 5 mmHg），同时予以镇痛镇静、白蛋白+利尿剂、低分子肝素、地塞米松（5 mg st）、胰岛素微泵维持等对症支持治疗，患者病情平稳。至第3日（5月31日），复查血气分析示：pH 7.37，碳酸氢根浓度18.2 mmol/L（↓），二氧化碳分压4.2 kPa（↓），氧分压13.68 kPa，$FiO_2$50%（氧合指数205 mmHg），同时肌酐210 μmol/L、降钙素原62.47 ng/ml、C反应蛋白195 mg/L，均较前明显改善，复查床旁胸片（图5-2、图5-3）亦提示肺部渗出影明显改善。至6月4日，氧合指数为344 mmHg，呼吸模式改为CPAP模式，6月5日下午予以拔除气管插管（插

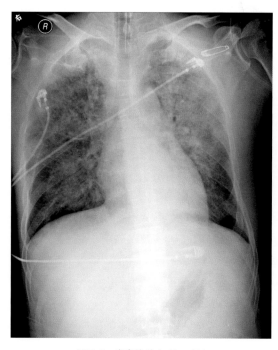

图5-2　床旁胸片（5月31日）

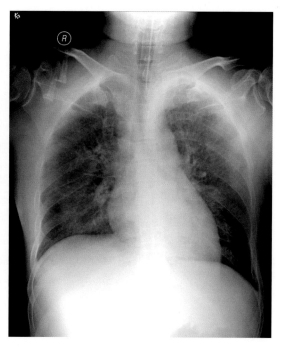

图5-3　床旁胸片（6月1日）

管1周）。同时，患者的降钙素原、C反应蛋白、白细胞、体温均显著改善，至6月5日，患者体温正常，降钙素原2.26 ng/ml、C反应蛋白96.8 mg/L、白细胞11.35×10⁹/L。考虑到局灶因素（左侧输尿管扩张及左肾积水）因气管插管等因素仍未处理，C反应蛋白、白细胞等炎症相关指标仍较高，6月7日予以复查泌尿系B超示双肾偏大，左肾囊肿，左肾轻度积水，左侧输尿管上段扩张，内见少许低回声，沉淀物可能，右侧输尿管未见明显扩张，遂于当日泌尿外科于局麻下行膀胱镜输尿管支架引流手术，术中左侧输尿管开口内置入导丝，并于导丝引导下置入F6 D-J管，置管过程中见大量絮状尿液沿D-J管自左侧输尿管开口流出。留置D-J管后2天内，复查白细胞、降钙素原、C反应蛋白均快速恢复至正常。6月11日复查肺部CT（图5-4）示肺部渗出病灶显著吸收。患者于6月12日降阶梯为哌拉西林/他唑巴坦治疗（美罗培南治疗共2周），6月20日出院（住院3周），7月18日来我院泌尿外科取出D-J管，术后病情平稳无发作。

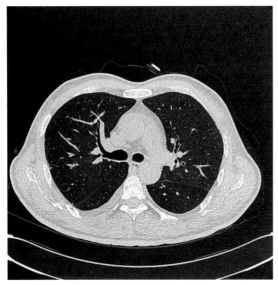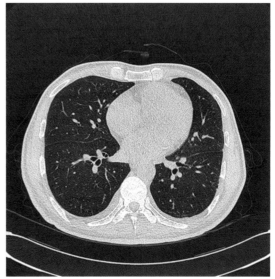

图5-4　肺CT（6月1日）

背景知识介绍

脓毒症诊治

　　脓毒症（sepsis）是一种由感染造成的人体在生理、病理和生化方面表现异常的综合征，全球每年脓毒症患病人数超过1 900万，病死率超过25%，存活的患者中约有300万人存在认知功能障碍。由于老龄化人口的增加、对于该疾病的警惕、各种免疫抑制治疗等各种因素，脓毒症的发病率逐年增加，虽然实际的发病率尚不可知，但脓毒症成为世界范围内病死和重症疾病的主要病因却是不争的现实。2011年美国对于脓毒症的医疗费用超过200亿美元，占医疗总费用的5.2%，目前已经成为公共健康领域的焦点。

1991年，美国胸科医师协会（ACCP）与美国重症医学协会（SCCM）首次对于脓毒症的定义达成共识：脓毒症为感染后机体出现的全身炎症反应综合征（SIRS），并根据疾病的轻重分为：脓毒症、重症脓毒症（脓毒症合并脏器功能障碍，severe sepsis）、脓毒症休克（脓毒症诱发的液体复苏也不能纠正的持续低血压，septic shock）。2001年，推出了sepsis 2.0的概念，由于缺乏有力的研究数据，上述概念并无根本性修改，仍以SIRS作为诊断依据，仅对器官功能障碍进行了更细节而繁琐的明确。近年来国内外关于脓毒症临床实践和证据不断增加，2016年美国重症医学协会和欧洲重症医学会以此为基础联合发布了脓毒症3.0的定义和诊断标准。Sepsis 3.0取消了重症脓毒症这一概念，将脓毒症定义为因感染引起的宿主反应失调而导致的危及生命的器官功能障碍，脓毒症休克定义为脓毒症合并严重的循环、细胞和代谢紊乱，其死亡风险较单纯脓毒症更高。诊断标准与sepsis 1.0、sepsis 2.0采用SIRS标准不同，以脓毒症相关序贯器官衰竭［sequential（sepsis-related）organ failure assessment, SOFA］评分作为诊断依据，当SOFA评分较基线升高≥2分时，可诊断脓毒症，其院内病死率＞10%。当脓毒症患者需要升压药以维持平均动脉压＞65 mmHg和血乳酸＞2 mmol/L时，可临床诊断脓毒症休克，其院内病死率超过40%。对于院外、普通病房或者急诊的患者，诊断感染患者是否出现脓毒症可采用qSOFA标准，当达到或超过下列三项指标中的2项时应进行SOFA评分以明确是否存在脓毒症：呼吸频率≥22次/分、意识改变、收缩压≤100 mmHg。

由于脓毒症病死率居高不下，脓毒症治疗一直是值得关注的领域。2002年欧洲重症医学会、2003年美国重症医学协会分别举行相关会议拟定制订指南以唤醒对于脓毒症的认识、促进治疗标准化，最终减少病死率。2004年由包括上述组织组成的拯救脓毒症联盟（surviving sepsis campaign, SSC）推出了脓毒症首部指南。此后，根据不断丰富的研究证据，分别于2008年、2012年、2016年更新指南，并不断推出简练、可操作的3小时集束化治疗、6小时集束化治疗，2018年推出了1小时集束化治疗建议。脓毒症诊治指南涉及广泛的领域，包括初始复苏治疗、脓毒症筛查、诊断、抗菌药物治疗、病灶控制、液体治疗、血管活性药物治疗、激素使用、血制品使用、免疫球蛋白使用、血液净化、抗凝治疗、机械通气、镇静镇痛、血糖控制、肾脏替代治疗、碳酸氢钠治疗、静脉血栓预防、应激性溃疡预防、营养、预定治疗目标等方面。对于2016年的指南更新，美国感染病协会发表声明对于其中抗感染方面的推荐建议保留意见，矛盾主要集中于感染性疾病的确诊、经验性抗菌药物使用的时机、多药治疗和联合治疗、相关定义的准确性、抗菌药物疗程等方面，主要目的是避免抗菌药物的滥用和促进指南的可操作性。

点　评

作为一名感染科医师，脓毒症是一个绕不过去且必须了解和掌握的领域。正如在脓毒症治疗指南中看到的，脓毒症治疗并不是简单的抗菌药物的使用，可涉及机械通气、血液净化、血流动力学监测等重要的生命支持措施，可涉及血管活性药物、血糖控制、镇静镇痛药物使用等属于心内科、内分泌科、麻醉科范畴的知识，这是一个需要感染科医师不断更新观念、充分掌握各相关学科先进理念和技术的领域，一个需要与时俱进的领域。通过这例并不特别复杂的病例，同样可以看到脓毒症的早诊断、早治疗很重要；看到脓毒症患者的器官功能可以瞬息变化，而及时、准确的病情分析和随之而用的器官支持治疗却能在短期内快速改善病情；病灶引流、血糖控制等相关因素也可持续影响病情的发展。由此病例，希望脓毒症的诊断和治疗能够得到持续的关注，真正降低脓毒症的病死率。

（徐 斌 卢 清 张文宏）

参·考·文·献

[1] Rhodes A, Evans LE, Alhazzani W, et al. Surviving sepsis campaign: international guidelines for management of sepsis and septic shock: 2016 [J] . Crit Care Med, 2017, 43(5): 486−552.

[2] IDSA Sepsis Task Force. Infectious Diseases Society of America (IDSA) position statement: Why IDSA did not endorse the surviving sepsis campaign guidelines [J] . Clinical Infectious Diseases, 2018, 66(10): 1631−1635.

[3] Singer M, Deutschman CS, Seymour CW, et al. The third international consensus definitions for sepsis and septic shock (Sepsis−3) [J] . JAMA, 2016, 315(8): 801−810.

6

结肠癌肝转移术后反复发热，经二代测序证实的艰难梭菌肝脓肿

艰难梭菌引起的伪膜性肠炎已为大家所知，但艰难梭菌引起的肝脓肿报道很少。本例患者系经病原基因诊断、治疗有效的一例艰难梭菌引起的肝脓肿病例。

病史摘要

入院病史

患者，女性，68岁，上海人，2018年7月16日入院。

主诉

结肠癌肝转移同期切除术后8个月，反复发热7个月。

现病史

患者于2017年11月健康体检发现肿瘤指标升高，糖类抗原(CA)19-9 218 U/ml，癌胚抗原29 ng/ml，腹部CT示肝内占位性病变，考虑转移瘤可能大。遂行肠镜检查发现回盲部溃疡型占位，活检病理示腺癌，PET/CT检查发现回盲部1.1 cm×0.8 cm病灶，肝内1.4 cm×2.6 cm牛眼征样病灶，并有多发肝囊肿，未见其他病灶，考虑肠癌肝转移，于2017-12-06在全麻下行结肠癌肝转移同期切除术。首先行腹腔镜下"右半结肠癌根治术"，术中探查发现肝脏Ⅷ段一枚2 cm×1.5 cm占位，随后同台行"特殊肝段切除术，肝囊肿切开引流术"，术中诊断右半结肠癌肝转移。术后第五天，患者出现发热，伴畏寒，体温最高达40℃，手术切口较多渗液，血常规白细胞增高，考虑切口感染，予以打开缝合，切口清创，同时予头孢曲松联合甲硝唑抗感染治疗，但疗效不佳，患者体温稍降后又复升。血液、引流液病原学检查结果示无细菌生长，调整为万古霉素联合美罗培南治疗，两天后体温下降，但仍有低热、畏寒、多汗，一周后改为利奈唑胺联合美罗培南抗感染，体温降为正常，但切口渗液依然较多，不能缝合，在持续抗感染治疗3周后渗液减少，出院随访，继续间断换药。出院后续以奥沙利铂联合希罗达（卡培他滨）化疗，每3周1

次。术后5个月内患者时有低热，但可在退热剂对症处理后退热，血象一直偏高，白细胞总数在（10～16）×10⁹/L之间，中性粒细胞比例升高为主。于术后6个月时再次PET/CT发现肝内手术区有一3.7 cm×1.1 cm新发病灶，SUV值达13，进一步肝脏MRI检查发现PET/CT提示病灶在肝包膜外，手术区改变可能大，但在肝右经脉与肝左静脉之间处异常信号区，高度疑似新发转移病灶结合血肿瘤指标CA19-9、CEA等在术后3个月来持续升高，考虑肝内新生转移病灶，遂予以肝内局部射频消融治疗。消融术后次日，患者再次发热，初起为低热，考虑射频消融术后非特异性炎症反应，予以对症处理，但3天后体温渐高至40℃，伴畏寒、寒战，血常规白细胞16.3×10⁹/L，中性粒细胞91%，再次复查肝脏MRI提示肝脓肿，遂予收入院。

患病以来患者精神可，胃纳欠佳，夜眠差，偶有腹泻，体重下降4 kg。

入院查体

体温40℃，一般情况尚可，轻度贫血貌，皮肤巩膜无黄染，浅表淋巴结无肿大，心肺（-），腹部可见手术瘢痕，腹软，无压痛、反跳痛，肝脾肋下未扪及，肝区叩击痛（+），肠鸣音可，双下肢无水肿。

实验室及辅助检查

- 血常规（2018-07-21）　白细胞计数10.99×10⁹/L，中性粒细胞71.7%，淋巴细胞19.5%。
- 肝功能（2018-07-21）　谷丙转氨酶35 U/L，谷草转氨酶36 U/L，总胆红素3.3 μmol/L，直接胆红素1.6 μmol/L，碱性磷酸酶156 U/L，γ-谷氨酰转移酶82 U/L，总蛋白70 g/L，白蛋白36 g/L，球蛋白34 g/L，白球比例1.06，前白蛋白106 mg/L。
- 降钙素原（2018-07-21）　0.07 ng/ml，C反应蛋白40.3 mg/L。
- 肿瘤标志物（2018-08-06）　癌胚抗原13.66 μg/L，糖类抗原19-9 50.18 U/ml。
- 肝脏MRI（2018-06-14）　肝脏右叶膈顶1.3 cm病灶（图6-1）。

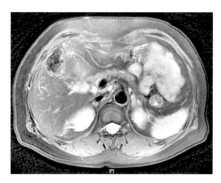
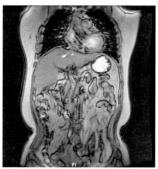

图6-1　2018-06-14肝脏MRI

临床关键问题及处理

- 关键问题1　该患者肝脓肿的入侵途径如何认定，进一步该如何处理

从病史特点来看，该患者先后有两次发热，第一次是在右半结肠癌伴有肝转移同期手术

后的切口感染，询问手术记录提示，先行结肠切除术，再行肝内肿瘤切除术，其间结肠切除术后与肝内肿瘤切除术之间有 1 ～ 2 小时的时间间隔，并且所切除的结肠是在肝内肿瘤切除开腹后取出的，术后就有感染发热，病原学检查无阳性发现，按经验性治疗虽抗感染有效，但恢复缓慢，手术切口在术后 3 个月才完全闭合；第二次是在肝内新发转移灶射频消融术后，考虑肝脓肿。两次发热性质类似，都伴有畏寒、多汗，肝区隐痛，患者于手术后 6 月复查 PET/CT 提示手术区包裹样病变，因此考虑此次肝脓肿的病原入侵途径与当初的手术有关，第一次手术过程中就可能存在肠道细菌易位定植，本次射频消融导致感染的扩散与肝内脓肿的形成。

进一步的处理重点放在脓肿的处理和病原学的认定。

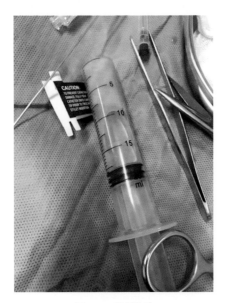

图 6-2　穿刺脓液

入院后立即予肝穿刺引流，引流出脓血性液体 80 余毫升（图 6-2），无明显臭味，引流液送细菌培养及华大基因病原学检测，同时予以左奥硝唑 0.5 g q12h、亚胺培南/西司他丁 1.0 g q8h 抗感染治疗。处理后，患者体温降至低热，血象仍一直偏高。华大基因检测报告提示艰难梭菌阳性（图 6-3），遗憾的是细菌培养结果（－）。

• 关键问题 2　艰难梭菌引起的肝脓肿可确定吗

该患者的肝脓肿引流液作基因测序发现艰难梭菌阳性，依据其基因片段条序列数及丰度，基本可以排除污染背景菌可能，虽艰难梭菌培养阴性，但艰难梭菌培养阳性率低，培养阴性也不能排除感染可能，结合患者有手术致肠道细菌易位可能，应用万古霉素、甲硝唑、利奈唑胺治疗有效等临床表现，艰难梭菌性肝脓肿诊断应该可以确定。

一、检测结果：

1. 检出病原体列表：

类型	病原体	检出序列数	相对丰度
G+	艰难梭菌	2614	98.94%

2. 疑似背景微生物/污染或定植微生物列表：

类型	病原体	检出序列数	相对丰度
－	－	－	－

二、检测结论：

标本中检测出艰难梭菌，请结合临床。

图 6-3　2018-07-22 我院膈下脓肿穿刺液二代测序结果

病原学结果,进一步可以推测本次感染途径与第一次手术有关,虽然肝内肿瘤介入治疗是导致肝脓肿的常见原因,但病原大多是大肠埃希菌、肺炎克雷伯菌、阴沟肠杆菌和粪肠球菌等,而艰难梭菌作为病原菌鲜有报道。

根据结果调整抗感染方案,予万古霉素1.0 g q12h,保留左奥硝唑0.5 g q12h抗感染治疗,患者体温平,复查血常规:白细胞11.15×10⁹/L(↑),中性粒细胞77.6%(↑),降钙素原0.07 ng/ml(↑),遂予带药出院,序贯口服利奈唑胺0.6 g bid,甲硝唑0.4 g tid抗感染治疗。

患者出院后一直有低热,肝区隐痛不适,体温反复波动,肝内脓肿腔再次增大,遂在外院予以肝脓肿腔置引流管持续引流,并生理盐水冲洗,继续应用利奈唑胺联合甲硝唑抗感染治疗,引流液再次送华大基因做病原学检测,结果仍为艰难梭菌,但基因片段条序列较前减少,外院引流液培养见菌落生长,依据气味疑似艰难梭菌,遗憾的是没做进一步菌种鉴定和药敏试验(图6-4,图6-5)。

检测结果

1、检出细菌列表

类型ᵃ	属			种		
	中文名	拉丁文名	检出序列数ᵇ	中文名	拉丁文名	检出序列数ᵇ
G	梭菌属	*Clostridioides*	155	艰难梭菌	*Clostridioides difficile*	155

类型:G⁺(革兰阳性菌)/G⁻(革兰阴性菌)

图6-4　2018-09-11外院膈下脓肿穿刺液二代测序结果

检测结果

1、检出细菌列表

类型ᵃ	属			种		
	中文名	拉丁文名	检出序列数ᵇ	中文名	拉丁文名	检出序列数ᵇ
G⁺	梭菌属	*Clostridioides*	6	艰难梭菌	*Clostridioides difficile*	6

类型:G⁺(革兰阳性菌)/G⁻(革兰阴性菌)

图6-5　2018-10-03外院膈下脓肿穿刺液二代测序结果

• 关键问题3　脓肿复发的原因是什么,进一步该如何调整抗感染方案,艰难梭菌肝脓肿的治疗特殊性有哪些

经万古霉素联合甲硝唑经典抗艰难梭菌治疗后,患者依然有发热,脓肿复发,考虑与患者系肿瘤术后化疗病人、营养条件、免疫功能、易位感染等宿主因素有关,也可能与艰难梭菌的

耐药有关,因没有艰难梭菌的药敏结果,无从知晓。患者万古霉素应用时间较长,低热亦有药物性发热的可能,遂予停用万古霉素,改用替加环素联合甲硝唑治疗,次日起体温渐至正常,1周后,停用抗菌治疗,拔除引流管,随访7个月,未见病情复发。

临床上对于艰难梭菌感染(CDI)病例的报道均为空腔器官感染病例,故而目前针对CDI的治疗,目标均为艰难梭菌空腔器官感染,特别是肠道感染,而非实质器官感染。2012年以前,治疗艰难梭菌感染依赖甲硝唑和万古霉素,此后已有几种新药投入使用,其中非达霉素是第一个被列入欧洲和美国指南的新药。针对艰难梭菌肠道感染病例,美国传染病学会(IDSA)和美国卫生保健流行病学学会(SHEA)于2017年联合发布了成人和儿童艰难梭菌感染临床实践指南推荐:对于初发病例可选用万古霉素或非达霉素、甲硝唑,疗程一般为10天;对于复发病例则推荐选用万古霉素或非达霉素,对于难治病例可序贯使用利福昔明,疗程可以延长至8周。世界急诊外科学会(WSES)2019年对外科患者CDI的管理指南建议与之类似。这些对于艰难梭菌肝脓肿病例或可作为参考。

在本例艰难梭菌肝脓肿患者,最初应用万古霉素联合甲硝唑治疗后,病情一度缓解,但经过标准疗程治疗后,患者病情反复,这时再次完善病原学检查:穿刺脓液二代测序病原学基因检测结果再次提示"艰难梭菌"感染,延长疗程、加用替加环素后患者最终获得持续缓解。这说明针对艰难梭菌肝脓肿病例,指南推荐的标准治疗方案或许不够充分。该病例将为今后类似病例制订治疗方案提供宝贵经验。

背景知识介绍

艰难梭菌是一种芽孢形成、专性厌氧、革兰阳性菌,能在水、土壤和动物中存活,在世界各地都有分布。临床上常说的艰难梭菌感染(CDI)是一种胃肠道感染,其特征是腹泻,粪便中可检出艰难梭菌毒素A或毒素B,或有产毒艰难梭菌菌株存在的证据,甚至可见结直肠假膜性结肠炎。CDI的危险因素包括抗菌药物使用、高龄、在卫生医疗机构停留过以及胃肠手术。在没有抗菌治疗的情况下,CDI的风险似乎很小。当使用抗菌药物时,肠道保护微生态遭到破坏,并持续抗菌药物停止后几天或几周。如果艰难梭菌在此其间被摄入,芽孢就会在肠道中萌发,开始繁殖并产生毒素。毒素A和毒素B会通过糖基化作用破坏细胞骨架,导致结肠上皮细胞变圆、液体渗漏和细胞死亡。患者是否会发生腹泻取决于他或她对毒素的免疫状态,与针对艰难梭菌毒素A和毒素B的血清IgG抗体密切相关。抗体反应好的患者无症状,但仍被艰难梭菌定植,而抗体反应少或无的患者会出现腹泻和CDI。

对于任何有不明原因的腹泻并且最近或同时使用抗生素的患者应怀疑CDI诊断,对胃肠手术后患者更应提高警惕。在这些患者中,虽然只有10%～20%的患者最终诊断CDI,但所有患者都应接受相关检查。CDI的诊断依据是检测粪便中的毒素A、B或粪便中产生毒素的艰难梭菌菌株。最常用的实验室方法是酶免疫分析法,但其灵敏度仅为50%～80%。聚合酶链式反应(PCR)检测方法具有广泛的应用前景,可将检测灵敏度提高到90%～95%(产毒菌株培养作为"金标准"）。镜下直接观察到假膜形成也可以作为诊断依据。

近年来，二代测序技术（又称高通量测序技术）不断成熟并普及，为感染性疾病病原学诊断提供了一种新的有力手段。使用二代测序技术时，标本在检测前无须培养；检测时可直接非特异性地测定全部核酸片段，无须事先选定检测范围（即无偏性）；测序后可通过复查二代测序进行随访，比较治疗前后的病原体序列数以判断疗效。二代测序技术检测周期短，结果敏感性与特异性高。但是其应用也有一定局限性，检测成本高昂；同时可检测出大量非致病微生物序列，对测序结果的判读常需结合临床；对于部分病原体不能完全覆盖。因此临床上二代测序手段的应用并不能替代传统的病原培养，切不可盲目使用。

艰难梭菌性肝脓肿病原菌非常少见，大多与肝脏手术、介入治疗、腹腔手术有关，其中细菌易位、定植是重要的感染基础。由于艰难梭菌性肝脓肿的临床表现与一般的肝脓肿难区分，治疗不彻底易导致复发、治疗失败，要引起广大临床医生的关注。

对于有腹腔或肝脏、胆管系统侵入性操作病史的肝脓肿患者都应考虑艰难梭菌感染的可能，病原学的检查是关键。常规的血液培养艰难梭菌阳性率低，脓液或引流液的涂片、培养可提高阳性率。尤为重要的是考虑艰难梭菌感染时，需与细菌室充分沟通，需要特殊培养基才能提高阳性率。二代测序病原基因检测具有一定的补充作用，传统病原学检测阴性，经验性治疗疗效不佳时，可尝试二代测序来提高病原检测阳性率。

艰难梭菌肝脓肿的治疗与一般肝脓肿的治疗原则相仿，在全身抗感染治疗的同时，如脓肿腔形成，需结合外科手术、穿刺引流。治疗用药可按选用万古霉素、甲硝唑等经典的对艰难梭菌有效的抗菌药物，如治疗过程中疗效不佳，或不能耐受，利奈唑胺、替加环素对艰难梭菌均有较好的抗菌活性，可作为替代。抗菌疗程应个体化，与宿主的基础免疫屏障的损伤程度、肝内脓肿坏死的程度以及是否穿刺引流等有关，一般需要6～8周，疗程过短易复发。

（王　超　陈明泉）

参·考·文·献

[1] Crobach-Monique JT, Vernon-Jonathan J, Loo-Vivian G, et al. Understanding clostridium difficile colonization [J] .Clin Microbiol Rev, 2018, 31 (2): e00021-17.

[2] McDonald LC, Gerding DN, Stuart J, et al. Clinical Practice Guidelines for Clostridium difficile Infection in Adults and Children: 2017 Update by the Infectious Diseases Society of America (IDSA) and Society for Healthcare Epidemiology of America (SHEA). [J] .Clin. Infect. Dis, 2018, 66 (7): 987-994.

[3] Massimo Si, Stefano DB, McFarland LV, et al. 2019 update of the WSES guidelines for management of Clostridioides (Clostridium) infection in surgical patients [J] .World J Emerg Surg, 2019, 14: 8.

[4] Hanson K E, Roger C M.Multiplexed molecular diagnostics for respiratory, gastrointestinal, and central nervous system infections [J] .Clin Infect Dis, 2016, 63 (10): 1361−1367.

[5] 朱逸敏, 张文宏.二代测序在脓毒血症患者病原学诊断中的应用 [J] .微生物与感染, 2018, 13 (2)：97−101.

[6] Li JH, Yao RR, Shen HJ, et al. Clostridium perfringens infection after transarterial chemoembolization for large hepatocellular carcinoma. World J Gastroenterol, 2015, 21(14): 4397−4401.

[7] Oshima S, Takaishi K, Tani N, et al. Two cases of liver abscess caused by clostridium perfringens after transcatheter arterial chemoembolization. Cancer Chemother, 2013, 40: 1795−1797.

7

利用多年前手术标本诊断的
产吲哚金黄杆菌肝脓肿

题记

产吲哚金黄杆菌在自然环境中广泛存在,但较少引起人体感染,而该菌引起肝脓肿则更是少见。既往对于该菌的诊断、治疗均较为困难,而近年来在二代测序技术的帮助下,我们可以更快、更准确地做出病原学诊断。本例患者利用多年前的手术所得标本行二代测序,考虑产吲哚金黄杆菌感染,通过针对性治疗取得较好效果。但对于蜡块标本的二代测序结果的解读需要非常谨慎,该病例经过治疗后随访确定产吲哚金黄杆菌为其肝脓肿病原。

病史摘要

入院病史

患者,女性,44岁,安徽铜陵人,工人,2018年6月14日收住我科。

主诉

反复发作肝脓肿5年,再次发热3周余。

现病史

患者2014年2月因"肝右叶脓肿"行肝右叶脓肿切除术,术后病理提示"坏死性肉芽肿炎,局部伴脓肿形成,抗酸(-),HE形态倾向于结核性病变"。故在当地医院予异烟肼、利福平、乙胺丁醇、吡嗪酰胺等抗结核治疗,总疗程约1年半,于2015年11月停药,其间患者病情稳定。2016年5月患者出现午后低热、间断性右上腹痛,6月至当地某三甲医院住院,腹部B超提示肝右叶110 mm×89 mm不均质低回声,考虑结核复发,予帕司烟肼、利福平、乙胺丁醇、吡嗪酰胺、左氧氟沙星抗结核治疗。其间患者偶有发热,2017年4月复查腹部MRI提示肝右叶病灶大小102 mm×75 mm,2017年7月将病理蜡块送上海行会诊,结果提示"肉芽肿性病变伴坏死,特染抗酸、网染、PAS、六氨银均阴性,结合HE形态结核不能除外,基因检测结核分枝杆菌阴性"，予头孢曲松+奥硝唑短暂治疗后体温平，2017年8月调整为利福喷丁、左氧氟沙星、吡嗪酰胺、乙胺丁醇、帕司烟肼继续抗结核治疗。至2018年4月底停用抗结核治疗（停药时未复查B超）。5月22日患者再次出现低热伴右上腹刺痛不适，体温最高约38℃，至当地医院住院查血提示白细胞$9.03×10^9$/L，中性粒细胞77.9%，C反应蛋白106.41 mg/L，血沉101 mm/h，5月30日B超提示肝右叶病灶86 mm×68 mm，予哌拉西林/他唑巴坦+奥硝唑治疗，体温无好转，改用美罗培南+莫西沙星治疗后体温平，肝区疼痛有减轻出院。6月4日患者至我院就诊，查血T.SPOT.TB提示阳性（A孔 > 30，B孔18），为进一步诊治收住入院。

既往史

1990年因阑尾炎行阑尾切除术，2005年行卵巢囊肿摘除术，2007年因胆囊炎行胆囊切除术，2014年肝右叶脓肿切除术。

入院体检

体温36.8℃，心率76次/分，呼吸22次/分，血压100/70 mmHg，神志清，全身未见明显皮疹、瘀点、瘀斑。全身浅表淋巴结未及肿大。头颅无畸形。结膜无充血，巩膜无黄染，双瞳等大等圆，直径2 mm，对光敏。口唇无发绀，未见疱疹，伸舌居中，口腔黏膜未见溃疡，无咽喉充血，双侧扁桃体不肿大。颈软，甲状腺无肿大。胸廓无畸形，胸骨无压痛。双肺呼吸音清，未及明显干湿啰音。心率76次/分，律齐，未及病理性杂音。腹部平软，无压痛反跳痛，肝区叩击痛可疑，墨氏征阴性，未及包块或肿大脏器，移动性浊音阴性。脊柱无畸形，关节无肿胀。生理反射存在，病理反射未引出。

入院时实验室检查

• 血常规：白细胞$7.13×10^9$/L，血红蛋白103 g/L，血小板$383×10^9$/L，中性粒细胞63.7%，淋巴细胞27.3%，单核细胞6.3%，嗜酸性粒细胞2.0%；肝功能：白蛋白33 g/L，球蛋白40 g/L，总胆红素14.9 μmol/L，谷丙转氨酶12 U/L，谷草转氨酶15 U/L，γ-谷氨酰转酞酶20 U/L，碱性磷酸酶101 U/L；铁蛋白44.40 μg/L，超敏C反应蛋白13.7 mg/L，红细胞沉降率85 mm/h，余粪常规+OB、尿常规、甲状腺功能、肿瘤标志物全套、补体、凝血功能、血糖、肾功能、电解质、血脂、肝炎标志物均正常。

辅助检查

• 胸CT：未见明显异常。附见肝右叶低密度影。

• 腹部B超：肝右叶术后，肝右叶回声不均匀（范围约106 mm×45 mm）。左肾体积偏大。胆囊切除。胰脾右肾未见异常。后腹膜未见异常肿大淋巴结（图7-1）。

• 上腹部增强MRI：肝右叶脓肿术后改变，残留右叶内肝脓肿可能大。右肾小囊肿（图7-2）。

入院后治疗经过

患者入院后查血提示炎症指标稍高，余各项指标未见明显异常。结合患者肝脓肿手术史、长期抗结核但仍反复发作的病史及相关影像学检查结果，考虑特殊病原导致肝脓肿，手术后复发可能。为明确病原菌以便精准治疗，抽取患者血液行病原体二代测序检查，但结果提

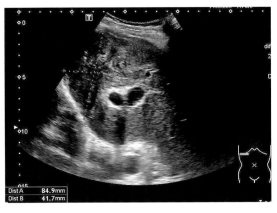

图7-1　患者入院时腹部B超

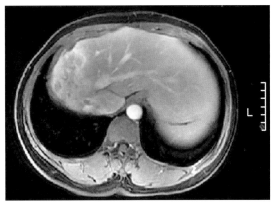

图7-2　患者入院时上腹部MRI

示阴性。因患者对再次手术或穿刺取活检存在一定顾虑,协商后嘱患者借取当年外院肝脓肿手术后取得的组织蜡块再次行二代测序。幸运的是,此次检测结果为阳性,提示病原为产吲哚金黄杆菌。

临床关键问题及处理

• 关键问题　组织蜡块二代测序测到的产吲哚金黄杆菌,是否考虑是该患者肝脓肿的病原菌

二代测序是较新的病原学诊断技术,具有可探测病原谱广、可检测标本多样的优点,比以往通过涂片、培养、抗体检测等确定病原菌的方法有一定优势。本例患者虽借既往手术标本,按传统的检测方法如培养等很难做出病原学诊断,但通过二代测序获得了阳性结果。值得注意的是,由于组织蜡块在处理过程中不是无菌操作,会对检测结果造成干扰,因此对于蜡块标本的二代测序结果的解读需要非常谨慎,不能轻易下结论。

该患者目前考虑肝脓肿复发,病原学诊断存在困难,二代测序给出了阳性结果。在没有其他线索的情况下,决定根据产吲哚金黄杆菌给予抗感染治疗,先后予左氧氟沙星、哌拉西林/他唑巴坦、利福平+复方磺胺甲噁唑等方案,患者体温正常,静脉疗程2个月后改为口服治疗(利福平+左氧氟沙星+复方磺胺甲噁唑),体温无反复。口服治疗1个月余后复查腹部B超提示肝右叶回声不均匀区(48 mm×22 mm×41 mm),较前明显缩小,上腹部MRI亦较入院时好转(图7-3),遂继续维持该口服方案。至口服治疗半年时复查腹部B超提示病灶继续缩小(34 mm×17 mm),故予停药,后患者病情稳定,未再出现复发。

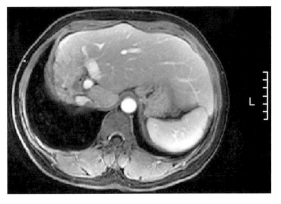

图7-3　口服治疗1月余时上腹部MRI

背景知识介绍

产吲哚金黄杆菌

产吲哚金黄杆菌是一种自然界中广泛分布的氧化酶阳性、吲哚阳性的非发酵革兰阴性杆菌，在水中和土壤中均较常见。该菌可以耐受水的氯化处理，因此在城市供水系统中可以存活。但该菌的致病力并不很强，目前的病例报道提示该菌感染常发生在老年人、免疫抑制人群、肿瘤患者、粒细胞缺乏患者、长期应用广谱抗生素的患者中。

以往对于产吲哚金黄杆菌在人体引起感染的报道不多，主要包括医院获得性肺炎、胆道感染、腹膜炎、伤口感染、菌血症、蜂窝织炎、尿路感染、导管相关感染等。需要注意的是，不管具体感染部位如何，院内感染是该菌感染的常见表现形式。该菌感染的预后不是很好，在一些报道中具有不低的病死率。

产吲哚金黄杆菌可以产生蛋白酶并可形成生物膜，导致其具有较强的耐药性。有报道认为对该菌效果较好的抗菌药物包括较新的喹诺酮类、利福平、复方磺胺甲噁唑、哌拉西林/他唑巴坦等，但该菌的药物敏感性似乎在不同报道中不尽相同，使得治疗存在一定困难。

肝脓肿虽是较为常见的感染性发热病因，但病情迁延如此之久、治疗过程充满坎坷的病例却不多见，主要原因是患者病原学诊断未明确。产吲哚金黄杆菌并不是人类常见致病菌，在未能明确是该菌感染的情况下，常规的抗感染治疗方案常只能部分有效，停药后较易出现复发。本次利用患者多年前手术取得组织蜡块标本送检病原体二代测序，根据其结果取得了良好的治疗效果，不得不说是较为幸运的。

患者在入院前曾两次按照结核感染行长期抗结核治疗，其中所用的左氧氟沙星、利福平亦是对产吲哚金黄杆菌有效的药物，故患者抗结核治疗期间病情尚稳定。即使经历如此长时间的治疗，患者在停药后不久仍出现复发，且病灶并无明显缩小，证明该菌治疗的困难。其后我们在此基础上加用了复方磺胺甲噁唑、哌拉西林/他唑巴坦，静脉治疗2个月后改三药联合口服治疗半年，终于使患者病灶出现明显改善，印证了根据二代测序结果判断病原体的正确性。因此，利用组织蜡块进行病原体二代测序，对其结果的解读需要非常谨慎，需要联合临床进行综合分析，并通过随访治疗效果来判断其正确性。

（陈沛冬　贾　雯　金嘉琳　邵凌云　张文宏）

参·考·文·献

[1] Lin YT, Jeng YY, Lin ML, et al. Clinical and microbiological characteristics of chryseobacterium indologenes bacteremia [J] . J Microbiol Immunol Infect, 2010, 43(6): 498–505.

[2] Chen FL, Wang GC, Teng SO, et al. Clinical and epidemiological features of chryseobacterium indologenes infections: analysis of 215 cases [J] . J Microbiol Immunol Infect, 2013, 46(6): 425–432.

[3] Mukerji R1, Kakarala R1, Smith SJ1, et al. Chryseobacterium indologenes: an emerging infection in the USA [J] . BMJ Case Rep, 2016; doi: 10.1136/bcr−2016−214486.

8

无发热表现多发的巨大肝脓肿

题 记

肝脓肿为临床常见病，临床表现为发热、肝区叩痛，影像学发现肝脏占位，病原体多为大肠埃希菌或肺炎克雷伯菌。临床无发热、无肝区叩痛、以黄疸待查首诊的多发巨大肝脓肿临床少见。希望通过该病例能为临床医生提供一例少见肝脓肿病例，以增加临床经验。

病史摘要

入院病史

患者，男性，72岁，上海人，退休教授，2018年11月28日入院。

主诉

乏力、腹胀2周余，双下肢水肿3天。

现病史

患者2周余前无明显诱因出现乏力、腹胀、纳差，无发热、寒战，无腹痛、恶心、呕吐，无咳嗽、咳痰等。2018-11-14就诊我院消化科，考虑"胃肠功能紊乱"，予以口服"莫沙必利5 mg tid，奥美拉唑肠溶胶囊20 mg qd，复方消化酶胶囊1粒 tid"3天，效果不佳；同时患者出现小便发黄，无发热、寒战，无尿频、尿急、尿痛等症状。11月23日再次就诊我院，查肝功能示：谷丙转氨酶81 U/L，谷草转氨酶84 U/L，γ-谷氨酰转移酶294 U/L，碱性磷酸酶941 U/L，总胆红素34.7 μmol/L，直接胆红素23.5 μmol/L，白蛋白32 g/L；血常规示：白细胞16.12×10⁹/L，中性粒细胞86.7%；尿常规示：白细胞54.3/μl，红细胞40.3/μl，尿胆原（+++）、尿胆红素（++）、尿蛋白（+）；乙肝表面抗原阴性；甲胎蛋白、癌胚抗原、糖类抗原19-9均正常。考虑"尿路感染"，给予"可乐必妥0.5 g qd口服"治疗4天。11月25日出现双下肢水肿，11月26日至我院急诊，肝功能示：谷丙转氨酶159 U/L，谷草转氨酶190 U/L，γ-谷氨酰转移酶415 U/L，碱性磷酸酶

1 292 U/L，总胆红素76.9 µmol/L，直接胆红素23.2 µmol/L，白蛋白31 g/L；血常规示：白细胞12.78×10⁹/L，中性粒细胞83.1%；凝血功能示：凝血酶原时间13.6秒。考虑"肝功能异常（原因待查）"，予以"兰索拉唑30 mg、思美泰1 000 mg、白蛋白10 g"静滴。为进一步诊治，11月28日收住我科。

患病以来患者精神好，胃纳欠佳，睡眠可，小便色黄，大便正常，无颜色变浅，体重无明显增减。

既往史

否认肝炎、结核等传染病史；否认手术、外伤史；否认输血史；否认食物、药物过敏史；预防接种史不详。

"胆囊结石"病史7年余，平素无明显症状，未行特殊治疗。

患者8月曾乘船至欧洲旅游，在船上曾食用生鱼片，患者9月曾于某医院体检B超肝胆未见明显异常。

入院查体

体温36.6℃，心率97次/分，呼吸18次/分，血压125/74 mmHg，身高169 cm，体重62 kg。

神志清楚，发育正常，营养好，回答切题，自动体位，查体合作，步入病房；全身皮肤黏膜未见异常、未见皮下出血点、皮疹，全身浅表淋巴结无肿大。巩膜黄染。颈软，无抵抗，双肺呼吸音清晰，未闻及干湿性啰音。心率97次/分，律齐，各瓣膜区未闻及杂音；腹平坦，腹壁软，全腹无压痛，无肌紧张及反跳痛，肝脾肋下未触及，肝肾脏无叩击痛，肠鸣音3次/分。双下肢轻度凹陷性水肿。

辅助检查

• 血常规（2018-11-28）：白细胞10.43×10⁹/L，中性粒细胞77.5%，淋巴细胞16.3%，嗜酸性粒细胞0.1%，血红蛋白106 g/L，血小板362×10⁹/L。

• 肝功能（2018-11-28）：谷丙转氨酶77 U/L，谷草转氨酶47 U/L，总胆红素28 µmol/L，碱性磷酸酶940 U/L，γ-谷氨酰转移酶30 U/L，白蛋白31 g/L，球蛋白40 g/L。

• 肾功能（2018-11-28）：尿素3.8 mmol/L，肌酐59 µmol/L，尿酸0.18 mmol/L。

• 电解质（2018-11-28）：钾3.3 mmol/L，钠132 mmol/L，氯89 mmol/L。

• 凝血功能：国际标准化比值1.12。

• 血糖：6.9 mmol/L，乳酸：1.7 mmol/L。

• 尿常规：潜血 阴性，胆红素 阴性，蛋白质 微量，白细胞、红细胞计数正常。

• 肿瘤标记物：糖类抗原125 223.1 U/ml（↑），余均正常。

• 贫血及骨代谢类：维生素B₁₂ 687 pg/ml，叶酸6.2 ng/ml，促红细胞生成素27.1 IU/L（↑）。

• 抗人球蛋白试验：阴性；铁蛋白：572.2 ng/ml（↑）。

• 抗线粒体抗体分型、肝抗原抗体谱、抗平滑肌抗体、抗肾小球基底膜抗体、ENA抗体谱、双链DNA定量，抗核抗体，抗中性粒细胞胞浆抗体均为阴性。

• 甲、丙、丁、戊型肝炎病毒抗体均为阴性。乙肝表面抗原阴性。

- EB病毒衣壳抗体：IgG（＋），IgA（－），IgM（－）；EB病毒DNA定量检测（血浆）：低于检测下限。
- 巨细胞病毒DNA定性检测：阳性（＋），巨细胞病毒抗体：IgG抗体88.60（＋）AU/ml，IgM抗体：0.08（－）。
- 淋巴细胞群11.55%（↓），CD3$^+$ 85.14%（↑），CD4$^+$ 63.83%（↑），CD8$^+$ 20.02%，NK$^+$ 13.57%，CD19$^+$ 1.2%（↓），CD4/CD8 3.19（↑），CD5$^+$ 83%，CD20$^+$ 1.53%（↓）。
- 血免疫球蛋白A 2.68 g/L，血免疫球蛋白E 116.88 ng/ml，血免疫球蛋白G 12.3 g/L，血免疫球蛋白M 0.6 g/L，铜蓝蛋白0.51 g/L（↑），转铁蛋白1.46 g/L（↓），免疫球蛋白G4 0.26 g/L。
- 腹部超声：肝内多发实质性占位，考虑MT。慢性胆囊炎伴结石。腹水少量。胰腺、脾脏、双肾未见明显异常。
- MRCP：胆囊结石；肝内胆管受压，远端扩张；请结合其他检查。

临床关键问题及处理

患者门诊检查提示肝功能异常，入院后检查发现肝内多发实质占位，且B超提示恶性转移瘤可能。

- **关键问题1　该患者诊断是什么，应该做哪些检查明确诊断**

患者目前考虑肝占位待查，根据病史，诊断分析如下：

（1）感染性：因患者9月份B超提示肝脏未见明显异常，此次2个月后即发现肝内多发实质性占位，考虑感染性病变可能。

- 细菌性：患者血白细胞明显升高，需考虑细菌感染可能，但患者病程中无发热，不能首先考虑。

- 寄生虫性：患者2月余前曾食用过生鱼片，故需考虑寄生虫感染，但患者血嗜酸性粒细胞不高，需排查血寄生虫抗体以鉴别。

- 低毒力菌感染如结核分枝杆菌等：需要病原学支持。

（2）非感染性：主要需要鉴别恶性肿瘤。患者肝脏系多发占位，且既往无乙肝、丙肝等基础肝病，B超也未提示有肝硬化，原发性肝癌的可能性不大，要考虑转移性肝癌的可能。肝脏转移癌多来源于胃肠道，故需查胃肠镜明确有无原发灶，必要时需全身PET/CT检查明确有无其他病灶；并需要肝脏病灶穿刺，病例明确诊断。

入院后诊疗经过

根据上述诊疗思路，予以完善相关检查。

（1）全身PET/CT：回盲部肠壁增厚伴FDG代谢异常增高（SUV 13.2），考虑为恶性病变可能；肝内多发囊性低密度影，肝包膜伴FDG代谢异常增高（SUV 9.1），考虑为转移所致（图8-1）。

（2）胃镜：胃窦炎（充血渗出型，中度）伴胆汁反流。

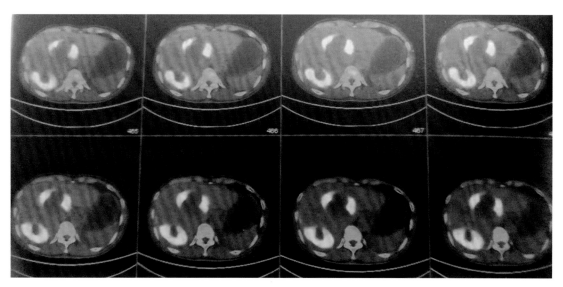

图8-1　PET/CT提示肝脏多发病灶，FDG代谢异常增高

（3）肠镜：结肠镜顺利抵达回盲部，所见回盲瓣、升结肠、降结肠、乙状结肠及直肠黏膜光滑，色泽正常，血管纹理清楚，未见溃疡及新生物，横结肠见3 mm×3 mm息肉，用活检钳咬除。

（4）肝脏MR增强（图8-2）：肝内多发占位，考虑肝脓肿可能，转移瘤不除外；腹水；胆囊结石。

（5）予以B超定位下肝脏病灶穿刺，明确诊断。肝脏穿刺发现组织呈脓性（图8-3A），予以送检病原学检查。

患者在肝穿刺后当天患者体温38.5℃，且肝脏组织为脓性，故考虑予以哌拉西林/他唑巴坦4.5 g q8h、甲硝唑0.5 g q12h联合阿米卡星0.6 g qd抗感染治疗。

相关检测结果回报：肝脏组织革兰染色见阳性球菌（图8-3B），二代测序提示中间链球菌（图8-3C）。

肝脏组织病理提示（图8-4）：（肝）穿刺标本显示肝脓肿，脓肿腔内见中性白细胞浸润，并见上皮样细胞及巨细胞组成的肉芽肿，脓肿壁纤维组织细胞不表达S100和CD1a。

血寄生虫抗体：阴性。

结合患者临床表现、辅助检查、脓液二代测序结果，最终明确诊断为肝脓肿：中间链球菌。

• 关键问题2　该患者明确中间链球菌所致肝脓肿，下一步诊疗计划如何

因中间链球菌感染有播散性可能，需要进行眼底、头颅MRI、肺CT等检查明确有无播散性病灶。

根据病原学诊断结果，2018年12月13日抗感染治疗改用青霉素640万U q8h联合左氧氟沙星0.5 g qd。2018年12月17日复查肝脏B超，病灶较前略有缩小。提示抗感染治疗有效。坚持该方案，随访患者血白细胞、肝功能明显好转（表8-1和表8-2），肝脏病灶明显缩小（表8-3）。至2019年4月9日停药，总疗程为17周。

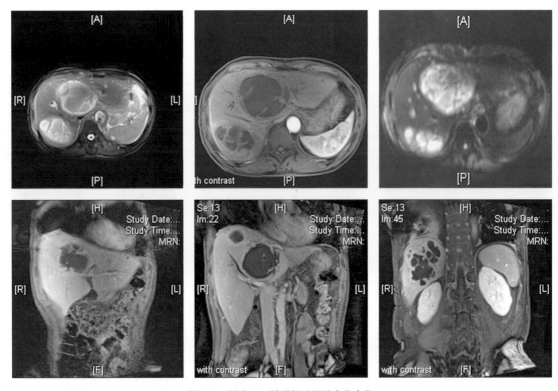

图8-2　肝脏MRI增强提示肝脏多发占位

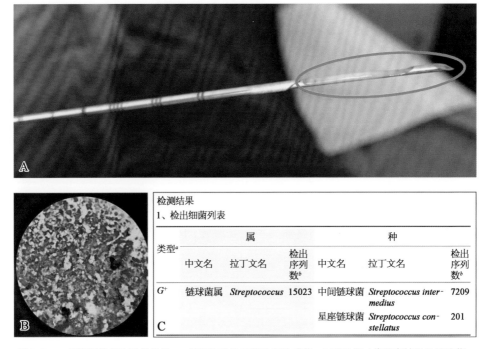

类型a	属			种		
	中文名	拉丁文名	检出序列数b	中文名	拉丁文名	检出序列数b
G+	链球菌属	*Streptococcus*	15023	中间链球菌	*Streptococcus intermedius*	7209
				星座链球菌	*Streptococcus constellatus*	201

图8-3　A.肝穿刺组织为脓性组织；B.肝组织涂片见革兰阳性球菌；C.肝组织二代测序结果见链球菌：中间链球菌（序列数7209）

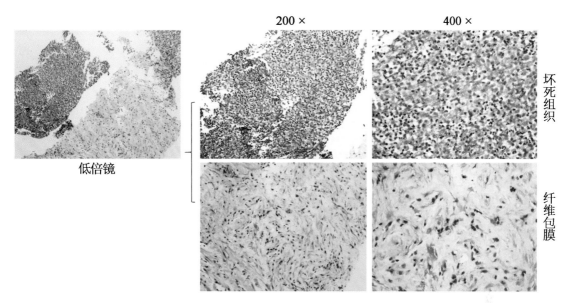

200×　　　　400×

坏死组织

纤维包膜

低倍镜

图 8-4　肝组织病例可见脓肿腔内见中性粒白细胞浸润，并见上皮样细胞及巨细胞组成的肉芽肿

表 8-1　患者血常规变化

日　　期	白细胞（10⁹/L）	中性粒细胞（%）	血红蛋白（g/L）	血小板（10⁹/L）
2018-11-23	16.1	86.7	111	362
2018-11-28	10.43	77.5	106	299
2018-12-03	6.16	70.4	87	298
2019-01-03	6.05	52.0	104	425
2019-01-22	7.6	66.5	105	371
2019-02-09	5.37	42.6	116	221

表 8-2　患者肝功能变化

日　　期	总胆红素（μmol/L）	直接胆红素（μmol/L）	谷丙转氨酶（U/L）	谷草转氨酶（U/L）	碱性磷酸酶（U/L）	γ-谷氨酰转移酶（U/L）
2018-11-23	34.7	21.2	81	84	941	294
2018-11-28	28	18.3	77	47	1 292	415
2018-12-03	11.8	6.2	33	30	454	163
2019-01-03	5.9	2.7	15	19	237	114
2019-01-22	6.8	2.7	12	16	162	79
2019-02-09	5.4	1.6	29	26	200	85

表8-3　患者最大肝脓肿大小变化

日　　　期	2018-11-29	2018-12-17	2019-01-07	2019-02-11	2019-04-09
脓肿大小（cm）	8.4×6.2	6.4×5.2	5.5×3.3	1.9×1.2	1.3×1.2

背景知识介绍

化脓性肝脓肿最常见于肠道菌群易位或肠穿孔后引起腹膜炎，通过门静脉循环扩散到肝脏，或直接扩散到胆道中，也可见于血流感染全身播散。每年肝脓肿的发病率为2.3例/100 000人，男性比女性高（3.3：1.3/100 000）。肝脓肿的危险因素包括糖尿病、潜在的肝胆或胰腺疾病、肝移植和质子泵抑制剂的长期使用。典型临床表现为发热和腹痛，其他常见症状包括恶心、呕吐、厌食、体重减轻。发热可见于90%患者，腹部症状可见于50%～75%患者。但没有上述临床表现并不能排除肝脓肿。

潜在的病原体包括：① 肠源性革兰阴性杆菌，特别是大肠杆菌和肺炎克雷伯菌，是最常见病原体。在亚洲，肺炎克雷伯杆菌是原发性肝脓肿的一个重要原因。② 链球菌，特别是米勒链球菌群（包括咽峡炎链球菌、星座链球菌和中间链球菌）是引起肝脓肿的重要原因。当确诊病原菌为链球菌时要寻找有无其他部位病灶。③ 金黄色葡萄球菌、化脓性链球菌和其他革兰阳性球菌也是常见的病原体。

咽峡炎链球菌群（又称 S. Milleri，米勒链球菌群）是草绿色链球菌的一个亚组，由3种不同的链球菌组成：咽峡炎链球菌、中间链球菌和星座链球菌。米勒链球菌群是革兰阳性、过氧化氢酶阴性球菌，主要特征是其致病性和脓肿形成的趋势。中间链球菌能产生中间溶血素，是一种细胞特异性的细胞溶解毒素，是肝脓肿和其他深部脓肿的毒力因子。

咽峡炎链球菌群是口腔和胃肠道正常菌群的一部分，其所致感染通常涉及口腔和/或头颈部以及胃肠道，也可引起血流感染。包括轻症的口腔感染，如咽炎或牙龈脓肿，也有危及生命的细菌血症，以及涉及肺、脑、肝、肾或软组织的远处局灶性化脓性转移感染。若分离到咽峡炎链球菌群，应进一步排查有无隐匿性腹腔感染、非邻近部位化脓性感染或感染性心内膜炎等。

由于咽峡炎链球菌群是成人和儿童胃肠道正常菌群的一部分，因此，多见腹部感染，包括肝脓肿、胆管炎、腹膜炎、阑尾炎、膈下脓肿、盆腔脓肿、腹部伤口感染以及内脏创伤或手术后的术后感染。治疗包括脓肿引流和抗菌治疗，可行CT或MRI检查以评估病灶是否适合引流。抗菌治疗方案包括头孢曲松，联合甲硝唑治疗厌氧感染，或者单用β内酰胺/β内酰胺酶抑制剂或碳青霉烯类药物治疗。头孢曲松是首选的抗菌剂，因为它具有良好的活性和组织渗透性，每天给药一次。青霉素G的最低抑制浓度（MIC）通常≤0.125 mcg/ml。一些菌株的青霉素 G MIC在0.25～2 mcg/ml；极少菌株的青霉素MIC≥4 mcg/ml。这种青霉素中介敏感或耐药的菌株存在青霉素结合蛋白突变；多为咽峡炎链球菌或中间链球菌，可以选择万古霉素。

疗程取决于临床反应：菌血症患者应接受两周以上的治疗，肝脓肿可能需要更长的治疗时间，持续抗感染至临床症状和/或影像学病灶缓解。

本例患者诊断为肝脓肿，但病程中肝穿刺术前患者无发热且病程中无肝区叩痛；该患者门诊就诊时，无特异性主诉，门急诊检查主要发现血白细胞升高，肝功能异常，故该患者在门急诊时极易漏诊。结合患者病史特点，考虑其临床表现少的原因可能是患者为老年病人，此次发病诱发因素可能是旅游劳累史，患者口腔中有不少龋齿，平素口腔卫生不到位，也是疾病发生的重要因素。通过该病例提醒临床医生，遇到类似病情应多方面考虑，避免漏诊。该患者病程中较遗憾的一点是肝穿刺标本未送检细菌培养。因病人年龄大，当时肝穿刺2针，一针送检病理，一针送检培养和二代测序，当时临床思路是患者无高热、肝区叩痛等，如果是感染，则可能是低毒力菌感染，肝穿刺组织有限，因此优先送检分枝杆菌/真菌培养。但临床表现不发热的肝脓肿不能除外常见菌感染，需及时送检病原学检查。

（黄人鹤 于 洁 李 宁 张继明）

参·考·文·献

[1] Whiley RA, Beighton D. Emended descriptions and recognition of Streptococcus constellatus, Streptococcus intermedius, and Streptococcus anginosus as distinct species. Int J Syst Bacteriol, 1991, 41(1): 1–5.

[2] Morii K, Fujiwara S, Nakamura S, et al. Streptococcus anginosus group-associated pyogenic liver abscess. Intern Med, 2018, 57(15): 2271–2272.

[3] Bert F, Bariou-Lancelin M, Lambert-Zechovsky N. Clinical significance of bacteremia involving the "Streptococcus milleri" group: 51 cases and review. Clin Infect Dis, 1998, 27(2): 385–387.

[4] Molina JM, Leport C, Bure A, et al. Clinical and bacterial features of infections caused by Streptococcus milleri. Scand J Infect Dis, 1991, 23(6): 659–666.

[5] Seeto RK, Rockey DC. Pyogenic liver abscess. Changes in etiology, management, and outcome. Medicine (Baltimore), 1996; 75(2): 99–113.

[6] Tracy M, Wanahita A, Shuhatovich Y, et al. Antibiotic susceptibilities of genetically characterized Streptococcus milleri group strains. Antimicrob Agents Chemother, 2001, 45(5): 1511–1514.

9

Bentall 术后 9 年的结核性人工瓣膜心内膜炎

题 记

人工瓣膜心内膜炎（PVE）是心脏瓣膜置换手术后罕见且严重的并发症，引起PVE的主要病原体来自葡萄球菌属。本病例为Bentall术后9年，因结核分枝杆菌感染引起PVE，非常罕见。明确感染病原体后，患者经抗结核治疗后顺利康复。

病史摘要

入院病史

患者，男性，32岁，河南人，2018年6月5日收入我科。

主诉

反复发热2个月。

现病史

患者2018年4月5日在外食用羊肉串后出现畏寒，未重视。后出现发热，体温最高达39℃，伴头晕、头痛，无恶心、呕吐，无抽搐、意识障碍，无咳嗽、咳痰，无腹痛、腹泻，无尿频、尿急等。就诊于当地门诊，考虑病毒感染，口服头孢、退热片治疗2天，体温高峰无明显下降。4月13日于当地人民医院住院治疗，血常规：白细胞 3.6×10^9/L，中性粒细胞65.3%，血红蛋白128 g/L，血小板 82×10^9/L；降钙素原0.44 ng/ml；谷丙转氨酶250 U/L，谷草转氨酶177 U/L，总胆红素21.2 μmol/L，白蛋白30 g/L；尿素氮4.1 mmol/L，肌酐74 μmol/L。行腹部B超提示脾大；心超提示主动脉窦置换术后，左室大，二尖瓣前瓣纤长伴脱垂可能；肺部CT平扫示双肺炎性改变，左肺尖陈旧性病灶，左心室增大。当地医院诊断为肺部感染，予以头孢哌酮/舒巴坦，阿昔洛韦联合利巴韦林抗感染，地塞米松抗炎，辅以保肝等治疗后，病情无明显好转，仍伴有高热乏力。

4月22日转至当地中心医院，布鲁菌病玻片凝集试验阳性，布鲁菌病试管凝集试验

1：400；血培养及骨髓培养均为阴性；骨髓细胞学检查无异常；结核分枝杆菌感染T细胞检测：354.7 pg/ml；血常规：白细胞 3.96×10^9/L，中性粒细胞67.3%，血红蛋白117 g/L，血小板 134×10^9/L；降钙素原4.23 ng/ml；谷丙转氨酶177 U/L，谷草转氨酶67 U/L，总胆红素14.6 μmol/L，白蛋白27.2 g/L；尿素氮4 mmol/L，肌酐67 μmol/L。该医院考虑布鲁菌病，4月23日开始予以多西环素0.1 g q12h、莫西沙星0.4 g qd联合链霉素75万 U qd抗布鲁菌病治疗1个月，患者体温高峰下降至38℃，但仍有发热，且贫血加重，出现黄疸。复查血常规：白细胞 5.05×10^9/L，中性粒细胞78.6%，血红蛋白88 g/L，血小板 87×10^9/L；降钙素原5.22 ng/ml；谷丙转氨酶48 U/L，谷草转氨酶47 U/L，总胆红素84.8 μmol/L，白蛋白32.9 g/L。5月23日复查布鲁菌阴性。因其胸部CT提示肺部病变，痰涂片查抗酸杆菌阴性；肺泡灌洗液涂片见少量纤毛柱状上皮细胞、尘细胞及退变中性粒细胞。结合其IGRA阳性及胸部CT表现，考虑结核感染不能除外，于5月23日调整治疗方案为异烟肼0.3 g qd（5月20日—5月31日）、左氧氟沙星0.6 g qd（5月23日—5月31日）、链霉素75万 U qd（4月23日—5月31日）、利福平0.45 g qd（5月20日—5月22日）联合地塞米松10 mg qd（5月24日—5月29日）抗结核治疗，患者仍反复发热。为求进一步诊治，收入我科。

患者患病以来精神好，胃纳可，睡眠好，大小便正常，体重下降约 5 kg。

个人史及既往史

否认牛羊接触史。有"乙肝小三阳"病史多年，未行抗病毒治疗。2009年3月因"先天性心脏病，重度主动脉瓣关闭不全，主动脉根部窦状扩张、室间隔缺损"行Bentall手术及室间隔修补术，目前每天口服华法林1/2片抗凝。

入院查体

体温37.5℃，脉搏78次/分，呼吸18次/分，血压120/66 mmHg。神志清楚，回答切题，贫血貌，双侧瞳孔等大等圆，对光反射灵敏，脚背少许可疑瘀点，未见皮疹，皮肤、巩膜无黄染，未见肝掌、蜘蛛痣，全身浅表淋巴结无肿大。双肺呼吸音清晰，未闻及干、湿性啰音。心率78次/分，律齐，腹平坦，腹软，无压痛、反跳痛，肝肋下可及，脾轻度肿大，肠鸣音3次/分，双下肢无水肿，生理反射正常，病理反射未引出。

临床关键问题及处理

• **关键问题1　患者入院诊断该如何考虑，如何寻找病原学依据**

入院后血常规：白细胞 4.36×10^9/L，中性粒细胞80.9%，红细胞 2.55×10^{12}/L，血红蛋白71 g/L，血小板 126×10^9/L；血沉14 mm/h；降钙素原0.38 ng/ml；C反应蛋白43.1 mg/L；谷丙转氨酶29 U/L，谷草转氨酶36 U/L，总胆红素20.3 μmol/L，白蛋白30 g/L；尿素氮23.1 mmol/L，肌酐343 μmol/L。尿常规：红细胞24.6/μl，白细胞11.2/μl，蛋白质（+）。自身抗体、免疫固定电泳均阴性；肿瘤标志物CA199 86.4 U/ml；铁蛋白660 ng/ml；HBV DNA ＜ 500；EBV DNA 1.18×10^3。腹部B超检查示肝脾肾肿大，肝脏左叶厚69 mm，右叶斜径厚153 mm，肝形态饱

满以右叶较明显，肝包膜光滑，内实质回声略粗，分布均匀，肝内未见明显异常回声。脾脏169 mm×65 mm；右肾145 mm×67 mm，左肾146 mm×52 mm；所检各处浅表淋巴结未见明显异常；双侧睾丸及附睾未见明显异常。患者入院后仍有发热，体温高峰在38℃左右，多次行血培养均阴性，此次发病期间出现中度贫血，肾功能损害，结合患者既往心脏瓣膜置换手术及外院心超结果，需重点考虑感染性心内膜炎。

患者发热前曾食用羊肉串，外院查布鲁菌病玻片凝集试验阳性，予以"多西环素＋莫西沙星＋链霉素"治疗1个月后，体温高峰有下降，布鲁菌感染不能除外，需再次行布鲁菌病凝集试验检测以明确诊断；我院胸部CT提示两肺纹理增多，双肺见多发斑片影，界不清（图9-1A、B），外院查IGRA阳性，曾予以抗结核治疗，效果不佳，结核感染不能除外，需完善痰涂片、痰培养等检查。6月6日开始予以头孢曲松2.0 g q12h、环丙沙星0.4 g q12h、多西环素0.1 g q12h抗感染治疗，同时积极行血培养、痰涂片等检查。

6月7日心超结果回报提示：Bentall术后，人工机械主动脉瓣赘生物形成，瓣周脓肿形成可能，纤维三角处脓肿形成可能（图9-1C）。请心外科会诊：首先考虑机械瓣膜，发生感染及赘生物可能性低，建议随访心超，如仍不能排除心内膜炎，患者有二次换瓣手术指征，但手术难度大风险极高，暂予积极抗感染治疗。

6月8日上海市疾病预防控制中心口头报告布鲁菌抗体阴性，且抗布鲁菌治疗3天后体温下降不明显，考虑人工瓣膜心内膜炎常见病原为革兰阳性菌可能，6月9日开始改用"磷霉素12 g qd＋达托霉素500 mg qod"抗感染治疗，但患者仍有发热，体温38.4℃。由于病原学常规检测都是阴性结果，我们将患者的血送二代测序，令人意外的是，结果回报检出少量结核分枝

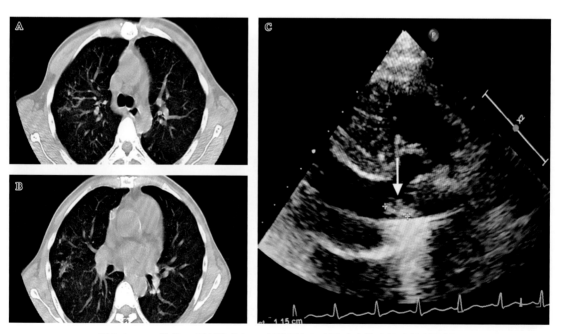

图9-1　A、B.胸部CT示双肺炎症；C.经胸超声心动图，白色箭头所示为瓣周脓肿

杆菌复合群序列,同时血 T-SPOT.*TB* 阳性(A孔 > 30;B孔 > 20)。此时,虽然痰抗酸杆菌涂片多次阴性,痰 Xpert.TB 阴性,但结合血 T-SPOT.*TB* 阳性,胸部 CT 双肺多发斑片影,抗感染治疗无效,考虑结核分枝杆菌感染不能除外,6月12日调整方案为"异烟肼 0.3 g qd+乙胺丁醇 0.75 g qd + 利奈唑胺 0.6 g qd+ 莫西沙星 0.4 g qd"抗结核治疗。

- 关键问题 2   患者考虑结核性心内膜炎,抗结核治疗后仍有低热,下一步应如何处理

给予患者抗结核治疗后,患者仍有 38℃ 左右的发热,这时该如何处理呢?查阅文献,结核性心内膜炎的报道非常少见,机械瓣膜的结核性心内膜炎基本上未见报道,因此我们请翁心华教授查房。翁教授综合病史特点及相关检查结果,考虑该患者为年轻男性,病程 2 个月,无明确的牛羊接触史,9 年前有心脏瓣膜置换术,发热伴贫血、脾大、肾功能损伤、肺部病灶,有可疑皮肤瘀点,心超提示主动脉瓣赘生物及瓣周脓肿形成,故感染性心内膜炎诊断明确。但患者无明显瘀点、瘀斑,且多次血培养阴性,我们考虑可能是致病力较弱的病原菌感染或真菌感染可能。患者血 T-SPOT.*TB* 阳性,二代测序提示结核分枝杆菌感染,胸部 CT 示多发斑片影,需考虑结核感染,但多次痰抗酸染色阴性,痰 Xpert.TB 阴性,目前病原学依据稍显不足。布鲁菌病凝集试验时阳时阴,且经抗布鲁菌病治疗 1 个月后病情无缓解,故可排除布鲁菌感染。翁教授指出主动脉瓣赘生物及瓣周脓肿形成的情况下,首选手术治疗,嘱联系心外科会诊,尽快手术治疗。继续目前抗结核治疗。

患者遂于 6 月 20 日转至上海某人民医院心外科,6 月 25 日行主动脉瓣置换术、瓣周封堵术、主动脉根部脓肿清除术,术后予以"达托霉素+美罗培南+异烟肼+乙胺丁醇"抗感染治疗。术中主动脉根部瓣膜脓液再次送二代测序检测,6 月 29 日结果回报提示结核分枝杆菌复合群,序列数达 572(图9-2)。此时结核性心内膜炎的诊断基本明确,遂于 7 月 2 日改用莫西沙星联合利福平抗结核治疗,术后体温正常 5 天后再次出现发热,体温高峰达 39℃。复查血常规白细胞 8.7×10^9/L,红细胞 3.68×10^9/L,血红蛋白 107 g/L,血小板 110×10^9/L;肝肾功能:谷丙转氨酶 38 U/L,谷草转氨酶 47 U/L,总胆红素 18 μmol/L,白蛋白 35 g/L;尿素氮 9.7 mmol/L,肌酐 138 μmol/L。7 月 5 日复查肺部 CT 平扫提示两肺炎症,双肺弥漫小结节,双侧胸腔积液。7 月 6 日请肺科会诊调整方案为利奈唑胺+利福平+莫西沙星+乙胺丁醇+异烟肼+吡嗪酰胺后体温高峰开始下降。

样本类型:	瓣膜脓液	送检医师:	
采样日期:	2018-06-25	报告日期:	2018-06-29

一、检测结果:

1. 检出病原体列表:

类型	病原体	检出序列数	相对丰度
	结核分枝杆菌复合群	572	93%

图9-2 患者术中主动脉根部瓣膜脓液二代测序结果

7月10日患者转回我科继续住院治疗，予以利奈唑胺600 mg qd、利福平0.45 g qd、吡嗪酰胺0.5 g tid、乙胺丁醇0.75 g qd、异烟肼0.3 g qd、莫西沙星0.4 g qd六联抗结核治疗2周，体温可降至正常，病情好转，于7月24日出院。出院后继续予以左氧氟沙星0.5 g qd、异烟肼0.3 g qd、乙胺丁醇0.75 gq d，吡嗪酰胺0.5 g tid，利福平0.3 g bid五联抗结核治疗，定期随访。随访过程中患者肾功能好转，肌酐持续下降接近正常。7月31日主动脉瓣根部术中刮取物培养结果回报分枝杆菌阳性，至此，最终明确了结核性心内膜炎的诊断。

• 关键问题3　患者曾诊断布鲁菌感染，该如何鉴别

该患者在外食用羊肉串10小时后出现畏寒、发热，潜伏期较短，无肌痛、关节痛等症状，外院检测布鲁菌病凝聚试验阳性，效价1∶400，予以多西环素0.1 g q12h，莫西沙星0.4 g qd联合链霉素75万U qd抗布鲁菌病治疗1个月，病情未见缓解，复查血清凝集试验阴性。布鲁菌感染后的潜伏期一般为1～4周，平均2周，少数可在感染后数月或1年以上发病，且由于抗原的共性，血清学检测会对某些革兰阴性菌种（如小肠结肠炎耶尔森菌O∶9、大肠埃希菌O∶157、霍乱弧菌以及弯曲菌属等）产生交叉反应，可出现假阳性结果。布鲁菌病与结核病类似，均可有长期低热、多汗、乏力、淋巴结肿大等症状。两者的病原学以及特异性实验室检查（如结核菌素试验、γ干扰素释放试验和布鲁菌病血清试验）有助于鉴别，故该患者不考虑布鲁菌病的诊断。

背景知识介绍

人工瓣膜心内膜炎（prosthetic valve endocarditis, PVE）是心脏瓣膜置换手术后罕见且严重的并发症，发病率在逐渐增加，占所有感染性心内膜炎的20%～30%。目前，葡萄球菌属（包括金黄色葡萄球菌和凝固酶阴性的葡萄球菌）已成为PVE最常见的病原体。PVE主要发生在主动脉瓣（58.6%），其次是二尖瓣（21.4%）。2001年Piper等提出以瓣膜置换术后1年为界，将PVE分为早晚两期：① 围手术期获得性PVE，也就是院内获得性PVE（早期PVE，＜1年）；② 社区获得性PVE（晚期PVE，＞1年）。早期和晚期PVE在病原学上有很大不同。早期PVE，最常见的病原体是金黄色葡萄球菌，少见的病原体有凝固酶阴性的葡萄球菌和肠球菌属；晚期PVE，最常见的病原体是草绿色链球菌和来自HACEK组的革兰阴性菌（嗜血杆菌属，放线杆菌属，人心杆菌属，侵袭埃肯菌属，金氏杆菌属），少见的病原体是真菌（白念珠菌）。

PVE与自体瓣膜心内膜炎（NVE）在流行病学、临床特点、诊断及治疗上存在一定的差异，具体比较可参照表9-1。

分枝杆菌感染性心内膜炎（mycobacterial endocarditis）比较罕见，主要分为结核分枝杆菌和非结核分枝杆菌感染。据2000—2013年关于分枝杆菌感染性心内膜炎的综述报道，最常见的是龟分枝杆菌感染引起（34%），其次是偶发分枝杆菌感染引起（26%），其中结核分枝杆菌感染引起的占分枝杆菌感染性心内膜炎的8%。心脏手术、异物植入、静脉注射药物使用和其他风险因素是感染性心内膜发生的潜在病因，其中心脏手术最常见，占54%。根据感染部位看，

自体瓣膜的主动脉瓣、二尖瓣、三尖瓣是分枝杆菌感染性心内膜炎最常见的感染部位,分别占29.7%、26.6%和10.9%,其中由结核分枝杆菌感染引起的分别为37.5%、25%和25%。而感染部位发生在人工瓣膜上的,仅占分枝杆菌感染性心内膜炎的10.9%,全部是由非结核分枝杆菌感染引起。在分枝杆菌感染性心内膜炎患者中,最初的血培养结果,40%为阴性,20%为抗酸杆菌阳性,只有2.2%为结核分枝杆菌。分枝杆菌感染性心内膜炎的血培养阳性率根据受累瓣膜的类型不同而发生变化,机械瓣膜的血培养阳性率高达75%,而生物瓣膜的阳性率是20%。针对非结核分枝杆菌感染引起的心内膜炎治疗方案大多采用亚胺培南、利奈唑胺、利福平联合复方磺胺甲噁唑;而针对结核分枝杆菌感染引起的心内膜炎治疗方案采用乙胺丁醇、异烟肼、吡嗪酰胺联合利福平四联。

表9-1 PVE和NVE的特点比较

	NVE	PVE
流 行 病 学		
死亡率	26%	75%(金黄色葡萄球菌 > 40%)
血培养阴性率	15%	27% ～ 41%
致病微生物	链球菌,葡萄球菌和肠球菌的发病率较高	最常见的是金黄色葡萄球菌,其次是凝固酶阴性的葡萄球菌
临 床 特 点		
年龄	年轻	相对年纪较大
药瘾者	较多	较少
充血性心衰	发生率低	发生率较高,34% ～ 65%
诊断	Duke标准有较好的敏感度(70% ～ 80%)	Duke标准敏感度较低,诊断主要依靠血培养及心超的发现
心超	TTE/TEE能发现感染性心内膜炎的特征表现	TTE发现小赘生物及心内并发症的能力有限
治疗	抗菌药物治疗(2 ～ 6周)必要时手术	抗菌药物治疗(≥6周)手术是PVE的主要治疗方法

TTE:经胸超声心动图;TEE:经食道超声心动图

点 评

该病例为Bentall术后9年出现发热,血培养阴性的人工瓣膜心内膜炎,胸部CT示双肺炎症,心超提示瓣周脓肿。人工瓣膜心内膜炎最常见的病原体是葡萄球菌属,先经验性予以抗革兰阳性菌治疗,发热未缓解。综合患者血T-SPOT.*TB*阳性,血二代测序检出结核分枝杆菌复合群，且胸部CT有多发斑片影，考虑结核性心内膜炎，但抗结核治疗效果不理想。此时需要明确的是，主动脉瓣赘生物需要心外科进行手术干预，同时该患者术中主动脉根部瓣膜脓液再次送二代测序、瓣膜刮取物送分枝杆菌培养，均得到了阳性结果，使得患者明确了结核性心内膜炎的诊断。通过该病例的学习，我们得到以下启示：遇到心脏瓣膜置换术后多年的患者，如有发热，切记仔细排查心内膜炎的可能，人工瓣膜心内膜炎的病原学不要忽视致病力弱的致病菌，尤其是有肺部病灶时，需注意结核分枝杆菌感染的可能。

（刘倩倩　高　岩　翁珊珊　金嘉琳　邵凌云　张文宏）

参·考·文·献

[1] Liu Q, Jin J, Shao L, et al. Late prosthetic valve endocarditis with Mycobacterium tuberculosis after the Bentall procedure [J] . Ann Clin Microbiol Antimicrob, 2019, 18(1): 15.

[2] Piper C, Korfer R, Horstkotte D. Valve disease: prosthetic valve endocarditis [J] . Heart, 2001, 85: 590–593.

[3] Nataloni M, Pergolini M, Rescigno G, et al. Prosthetic valve endocarditis [J] . Journal of cardiovascular medicine (Hagerstown, Md), 2010, 11(12): 869–883.

[4] 徐家行，朱水波，刘勇，等.机械瓣置换术后晚期感染性心内膜炎的诊断与治疗 [J] .中国现代医学杂志，2017，27 (26)：123–124.

[5] Yuan SM. Mycobacterial endocarditis: a comprehensive review [J] . Revistabrasileira de cirurgia cardiovascular: orgaooficial da Sociedade Brasileira de Cirurgia Cardiovascular, 2015, 30(1): 93–103.

10

肝移植后细小病毒 B19 感染

细小病毒B19是实体器官移植后常见的病毒感染,当移植受者出现反复贫血,且输血治疗无法纠正时,应首先考虑此病毒并进行筛查。细小病毒B19感染的诊断主要是通过骨穿、血清学抗体及核酸检测。对于移植受者,核酸检测的敏感性更高。治疗主要是应用人免疫球蛋白,现今尚无临床上可推广使用的预防性治疗方案和疫苗。我们介绍2例肝移植后发热伴反复贫血的病例,最终均由二代测序检测确诊细小病毒B19感染,经人免疫球蛋白治疗好转。

病例一

入院病史

患者男性,39岁,公司职员,福建福州人,2018年6月24日收住我科。

主诉

肝移植术后发热伴贫血近1个月。

现病史

患者1个月前因"发现HBsAg阳性20余年,皮肤黄染1周,嗜睡3日"于2018年5月25日入住我院普外科,术前诊断"慢加亚急性肝衰,肝性脑病,乙肝后肝硬化"。5月26日于全麻下行肝移植术,术后予患者抗感染、保肝、抗排异、支持等治疗。术前无发热,血红蛋白152 g/L,术中出血700 ml,未输血。术后病理诊断:乙型肝炎肝硬化伴大块及亚大块肝坏死,符合慢加急性肝衰竭。手术次日查血红蛋白102 g/L,白细胞10.34×10⁹/L,中性粒细胞92.9%。予以替考拉宁400 mg qd+替加环素50 mg q12h+美罗培南1 g q8h抗感染，同时予以他克莫司抗排异治疗，其间体温基本平稳。术后一周（6月2日），患者出现发热，最高达39.2℃。血红蛋白92 g/L，白细胞18.46×10⁹/L，中性粒细胞91.1%；6月3日调整抗感染方案为左氧氟沙星0.3 g q12h+哌拉西林钠/他唑巴坦钠4.5 g q8h+替加环素50 mg q12h。次日复查血常规示血红蛋白91 g/L，白细胞14.29×10⁹/L，中性粒细胞88.1%；查降钙素原、C反应蛋白较发热前明显升高，降钙素原0.61 ng/ml；C反应蛋白126 mg/L；查G试验、CMV-DNA、EBV-DNA阴性。患者仍有发热，体温最高至38.9℃。6月5日查血常规示血红蛋白进一步下降至76 g/L，遂开始促红细胞生成素治疗，再次调整抗生素方案为头孢哌酮/舒巴坦钠3 g q8h+利奈唑胺600 mg q12h+伏立康唑200 mg q12h，次晨血常规示白细胞18.24×10⁹/L，中性粒细胞93.1%，血红蛋白82 g/L，降钙素原0.77 ng/ml；C反应蛋白101 mg/L。更换抗生素方案后患者体温有所下降，高峰至37℃。6月8日晨患者再次出现发热38.6℃，复查白细胞20.43×10⁹/L，中性粒细胞84%，降钙素原2.16 ng/ml，C反应蛋白55.3 mg/L，遂加用替加环素50 mg q12h，后2天患者体温恢复正常，后仍有波动，6月13日体温升高至39.5℃，白细胞16.32×10⁹/L，中性粒细胞87.9%，血红蛋白70 g/L，C反应蛋白103 mg/L；复测CMV-DNA示弱阳性，再次更改抗感染方案为左氧氟沙星0.3 g q12h+异米帕星400 mg qd+更昔洛韦0.25 g q12h+伏立康唑200 mg q12h+替加环素50 mg q12h，并辅以输血、保肝、抗病毒、白蛋白补充等治疗。后体温仍有波动，6月15日加用奥硝唑及米卡芬净治疗。6月20日开始患者体温逐渐平稳，继续左氧氟沙星0.3 g q12h+奥硝唑0.5 g q12h+米卡芬净100 mg qd治疗，复查血常规、C反应蛋白均较前好转。6月24日患者突然出现高热，达40.2℃，为进一步诊治收住我科。

既往史

20年前体检发现乙肝。曾行"抗乙肝病毒治疗"1年（具体不详），后自行停药，亦无定期体检或进一步随访。

入院查体

神志清楚，意识可。贫血貌，未见皮疹。双肺呼吸音清，双下肺闻及散在湿啰音。心脏听诊各瓣膜区无殊。腹中部可见手术切口及引流管1根，引流管内见暗红色引流液。腹软，无压痛、反跳痛。四肢关节无畸形、红肿。神经系统查体无殊，脑膜刺激征和病理征阴性。

实验室及辅助检查

• 血常规：白细胞35.93×10⁹/L，红细胞2.37×10¹²/L，血红蛋白81 g/L，血细胞比容22.8%，平均红细胞体积96.2 fl（参考范围82～100 fl），平均红细胞血红蛋白量34.2 pg（参考范围27.0～34.0 pg），平均红细胞血红蛋白浓度355 g/L（参考范围316～354 g/L），血小板465×10⁹/L。

• 肝肾功能：谷丙转氨酶18 U/L，谷草转氨酶33 U/L，总胆红素16.6 μmol/L，直接胆红素10.3 μmol/L，碱性磷酸酶142 U/L，γ-谷氨酰转移酶273 U/L，白蛋白36 g/L，肌酐52 μmol/L。

• 炎症指标：C反应蛋白11.6 mg/L，降钙素原0.28 ng/ml。

• 胸腔积液检测：有核细胞60～80/HP，红细胞8～10/HP，中性粒细胞31%，淋巴细

65%,李凡它试验(++),总蛋白45 g/L。

- 血培养、腹水培养:反复送检均阴性。
- 贫血相关指标:维生素B$_{12}$ 964 pg/ml(参考范围211 ～ 946 pg/ml),叶酸3.2 ng/ml(参考范围3.1 ～ 17.5 ng/ml)。
- B超:肝移植术后,门静脉、肝动脉、下腔静脉、肝静脉内血流通畅,未见明显异常。肝内胆管及胆总管未见明显扩张。右侧胸腔中量积液,腹腔少量积液。

病例二

入院病史

患者男性,37岁,农民,江西新余人,2018年11月27日收住我科。

主诉

肝移植术后发热伴贫血3周。

现病史

患者2018年10月14日受凉后出现乏力、纳差、恶心、呕吐,无发热、腹痛、腹泻、头晕、头痛等症状,当地医院就诊后,按照感冒对症治疗,症状未缓解。10月22日至外院就诊时谷丙转氨酶、谷草转氨酶、总胆红素均明显升高,患者既往"乙肝大三阳"病史十余年,入院后行保肝、抗乙肝病毒治疗,症状无明显改善。10月31日复查谷丙转氨酶196.4 U/L,谷草转氨酶127.6 U/L,总胆红素226.1 μmol/L。11月1日就诊于上海某三甲医院,对症支持治疗,输血浆、抗乙肝病毒、保肝治疗,症状仍无明显改善。11月4日腹部超声示:慢性肝病(重肝?),脾稍大,腹腔积液。肝功能:白蛋白33 g/L,谷丙转氨酶372 U/L,谷草转氨酶418 U/L,凝血酶原时间32.8 s。急诊以"慢加急性肝衰竭"收治入院。患者入院后完善相关检查,排除手术禁忌证后,于2018年11月8日全麻下行原位肝移植术。术后病理诊断:慢加急性肝衰竭,怀疑药物诱发。术后予以美罗培南1 g q8h+替加环素50 mg q12h+利奈唑胺600 mg q12h+卡泊芬净50 mg qd抗感染,他克莫司抗排斥、保肝、护胃治疗。术后恢复可,肝功能恢复可。患者11月20日起出现高热(图10-1),白细胞8.78×10^9/L,血红蛋白85 g/L,反复血培养阴性,行胸部CT示右下肺感染,予暂停抗排斥治疗,更换抗感染方案为替加环素50 mg q12h+利奈唑胺600 mg q12h+伏立康唑200 mg+左氧氟沙星0.5 g qd,并行胸腔穿刺术引流胸腔积液,以及对症支持治疗,同时腹部原切口出现切口裂开,腹水外渗。于2018年11月23日全麻下行腹壁二期缝合术。患者仍反复高热,为进一步诊治收住我科。

既往史

乙肝"大三阳"病史10余年,未规律复查及诊治。

入院查体

神志清楚,意识可。贫血貌,未见皮疹。双肺呼吸音清,右下肺闻及散在湿啰音。心脏

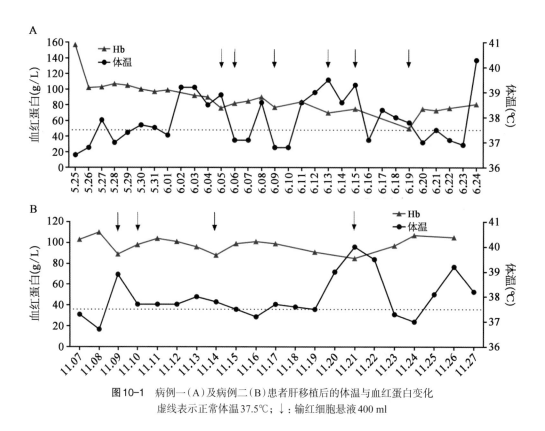

图10-1　病例一（A）及病例二（B）患者肝移植后的体温与血红蛋白变化

虚线表示正常体温37.5℃；↓：输红细胞悬液400 ml

听诊各瓣膜区无殊。腹中部可见手术切口，切口对合好，干燥无渗出。腹软，无压痛、反跳痛。四肢关节无畸形、红肿。神经系统查体无殊，脑膜刺激征和病理征阴性。

实验室及辅助检查

• 血常规：白细胞4.98×10⁹/L，红细胞3.14×10¹²/L，血红蛋白98 g/L，血细胞比容29.6%，平均红细胞体积94.3 fl（参考范围82～100 fl），平均红细胞血红蛋白量31.2 pg（参考范围27.0～34.0 pg），平均红细胞血红蛋白浓度331 g/L（参考范围316～354 g/L），血小板154×10⁹/L。

• 肝肾功能：谷丙转氨酶27 U/L，谷草转氨酶25 U/L，总胆红素26.2 μmol/L，直接胆红素19.9 μmol/L，碱性磷酸酶81 U/L，γ-谷氨酰转移酶38 U/L，白蛋白38 g/L，肌酐67 μmol/L。

• 炎症指标：C反应蛋白17.9 mg/L，降钙素原0.7 ng/mL，铁蛋白＞2 000 ng/ml。

• 胸腔积液（11月22日）：有核细胞3 360×10⁶/L，红细胞25 180×10⁶/L，中性粒细胞11%，淋巴细胞85%，李凡它试验（++），总蛋白43 g/L。

• 血培养，痰培养，腹水培养：反复送检均阴性。

• B超：肝移植术后，门静脉、肝动脉、下腔静脉、肝静脉内血流通畅，未见明显异常。肝内胆管及胆总管未见明显扩张。胆囊窝见少量积液。双侧胸腔、肝周及盆腔未见明显积液。腹膜后见肿大淋巴结。

• 胸部CT：双肺少许慢性炎症，右侧胸腔积液及右肺下叶膨胀不全；心包腔少量积液；

随访。

临床关键问题及处理

入院后治疗经过

两位患者病情类似,均是在肝移植后广覆盖抗感染基础上,出现持续发热及输血治疗难以纠正的贫血,即便调整抗感染方案亦效果不佳。

- 关键问题 这种情况下如何诊断及鉴别

两例患者在经肝移植后,肝功能均逐渐恢复到了正常,且没有其他排异反应的依据。患者的体温升高,仍然考虑感染引起。而何种感染需要仔细鉴别:

(1)细菌感染:两例患者现均为移植后1个月左右,医院获得性感染首先考虑。但患者已多次换用各种抗感染方案,覆盖革兰阴性菌、革兰阳性菌和厌氧菌,且C反应蛋白和降钙素原无显著升高,反复血培养、腹水培养结果均提示阴性。该诊断依据不足,必要时可再次复查血培养以明确。

(2)病毒感染:患者为肝脏移植术后,免疫抑制状态,常见CMV、EBV、BK病毒及细小病毒B19感染。结合患者反复贫血,输血无法纠正,应首先考虑细小病毒B19感染,需行进一步PCR或血清学抗体检测以明确诊断。

(3)真菌感染:患者均为肝移植术后免疫抑制状态,长期使用各类广谱抗生素,真菌感染可能性较大,但患者G试验为阴性,反复血培养、腹水培养均为阴性,且已给予棘白菌素药物治疗,症状仍无好转,该诊断依据不足。

遂行血二代测序检查,均检测到较高序列的人细小病毒B19,结合患者发热、贫血的症状,诊断"细小病毒B19感染"。指南推荐的标准治疗方案:人免疫球蛋白400 mg/kg体重/天,疗程5天。遂给予患者人免疫球蛋白20 g/d,治疗5天。两例患者的体温均下降,血红蛋白也逐渐恢复至正常。随访至今无复发。

背景知识介绍

细小病毒B19属于细小病毒科,是一种无包膜的单链线性DNA病毒,也是已知可感染人类最小的病毒之一。该病毒对于红系祖细胞有特异嗜性,且只感染人类。它的结合位点是红细胞上的P抗原,即红细胞糖苷酯。P抗原还可表达于红系祖细胞,胎盘红细胞、胎儿心肌组织、胎儿肝脏组织及一些巨核细胞和内皮细胞。但病毒的增殖性感染只在红系祖细胞中被报道。光镜下病毒的复制会导致特异的细胞病变,即巨大的原红细胞。

细小病毒B19在全球广泛流行,在儿童中更常见。据报道,超过70%的成人细小病毒B19的IgG抗体阳性。对于移植后人细小病毒B19的感染率现仍缺乏大规模的研究,如一项在中国广州的单中心研究调查了114例肾移植病人,有27例(18.75%)在移植后诊断为细小

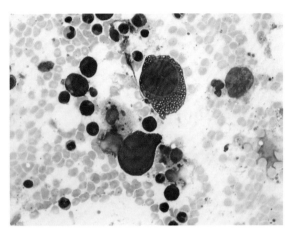

图10-2　细小病毒B19感染患者的骨髓涂片,可见巨大的原红细胞,胞质嗜碱性并含滤泡,染色质不凝聚,并可见细胞核内紫色的病毒大包涵体

(摘自 Sacks CA. Parvovirus B19 infection. N Eng J Med, 2018, 379, 24: 2361.)

病毒B19感染。其余的文献报道波动于3% ～ 58.7%之间。各研究之间如此大的异质性,可能的原因是季节差异、人群差异和诊断方法的差异。值得注意的是,血中检出低水平病毒DNA不一定有临床意义,一般只有高水平复制(> 10^6)的患者中才会出现贫血。

该病毒的传播途径主要是通过受污染的呼吸道分泌物,也可通过胎盘垂直传播,或通过输血或器官移植。

由于细小病毒B19对于人类红细胞的特异感染,其最常见的临床表现即重度的、反复发作的贫血,严重时导致纯红细胞再生障碍性贫血,并可累及其他细胞系,如白细胞。贫血的症状在免疫抑制的患者中发生率高达98%,程度也比免疫正常患者更严重。而其余典型的临床表现如传染性红斑和关节痛,则多见于免疫正常的儿童和成人患者,移植后患者发生率仅为7%和6%。发热的症状在免疫缺陷和免疫正常的患者之间发生频率相当,据文献报道约为25%。

细小病毒B19感染主要通过血清学抗体和检测病毒DNA两种方法。但在免疫缺陷的移植受者中,血清学抗体方法的假阴性率会非常高。IgM抗体仅在75%的病人中能检测到。所以,PCR检测病毒DNA的方法是对于移植病人更好的诊断选择。需要注意的是,有些PCR试剂不能检测所有细小病毒的基因型,而过高的病毒复制水平也会导致假阴性。另外,某些病人在急性期过后很长一段时间可能血中还能检测到PCR,也带来了假阳性的问题。但是总体上,对于伴贫血的免疫抑制患者,PCR的阳性预测值仍很高。诊断的金标准为骨髓涂片检查到典型的巨大原红细胞,并行原位杂交或免疫组化见到核内病毒包涵体。在抗体及DNA均为阴性而临床表现强烈怀疑细小病毒B19感染时,可行骨髓穿刺确诊。

目前对于细小病毒B19感染没有特异的抗病毒药物。现有指南推荐使用人免疫球蛋白治疗,可以达到满意效果。理想的剂量和疗程现仍不确定,最常用的方案是每天400 mg/kg体重,疗程5天。然而,在一项研究中发现,有28%的移植受者在接受人免疫球蛋白治疗后会有复发。所以在治疗后有必要监测血红蛋白及病毒DNA,一旦复发即再次使用人免疫球蛋白治疗。

由于细小病毒B19的传染性很强,预防院内感染非常重要。有必要对活动期病人实行标准的飞沫传染防护措施。由于其对胎儿的毒性,孕妇应避免接触活动期患者。目前,使用人免疫球蛋白进行预防性治疗的证据仍不充分,而相关疫苗正在研制中。

点 评

　　由于器官移植受者处于免疫抑制状态，移植后感染的病原谱与一般感染大不相同，其特殊性和严重性作为医务人员业已广为了解，因此在临床上常出现在移植后广泛覆盖抗感染治疗的现象。但即便如此，依旧存在移植后患者出现持续发热的情况，这甚至比普通人群的发热待查更具有挑战性，导致患者发热的原因更需要感染科医生迅速判断、认真考虑，是药物性因素、排斥反应还是感染性因素，如果是感染又应当考虑何种病原体。这两例患者都为肝移植术后广覆盖抗感染方案后出现持续发热，同时存在反复输血治疗难以纠正的中重度贫血。在这种情况下，如果能够想到在这类移植受者中贫血表现更为显著，用输血治疗无法纠正的贫血是细小病毒 B19 很有提示性的线索时，那么诊断和治疗也就水到渠成了。近年来，我国实体器官移植快速发展，但免疫抑制下的特殊感染也层出不穷，我们希望这两例细小病毒 B19 感染病例能对感染科医务人员有所提示和帮助。

（应　悦　胡越凯　杨飞飞　黄玉仙）

参·考·文·献

[1] Eid AJ, Ardura MI, and the AST Infectious Diseases Community of Practice. Human parvovirus B19 in solid organ transplantation: Guidelines from the American society of transplantation infectious diseases community of practice [J]. Clin Transplant, 2019, e13535.

[2] Razonable RR. Not the usual viral suspects: Parvovirus B19, west nile virus, and human T-cell lymphotrophic virus infections after kidney transplantation [J]. Seminars in Nephrology, 2016, 36 (5): 428–434.

[3] Wolfromm A, Rodriguez C, Michel M, et al., Spectrum of adult parvovirus B19 infection according to the underlying predisposing condition and proposals for clinical practice [J]. Br J Haematol, 2015, 170(2): 192–199.

[4] Xiao, C, Wang CX, Liu LS, et al., Clinical investigation of human parvovirus B19 infection after renal transplantation in China [J]. Transplant Proc, 2013, 45(4): 1593–1599.

11

长期应用激素的成人 Still 病患者的
耶氏肺孢子菌肺炎

肺孢子菌肺炎（PCP）是耶氏肺孢子菌（*Pneumocystis jeroveci*）引起的一种危及生命的严重感染，常发生在免疫功能低下的个体，在CD4$^+$T细胞低下的HIV患者中常见，但是近年来因为造血干细胞和实体器官移植患者、癌症患者（特别是血液系统恶性肿瘤患者）以及接受糖皮质激素、化疗药物和其他免疫抑制药物的患者逐渐增多，非HIV患者的耶氏肺孢子菌感染在临床逐渐引起重视，因为该类患者的死亡率可达30%～60%。本文介绍一例因成人Still病长期大量应用糖皮质激素，肺部病灶快速进展，最终通过肺泡灌洗涂片以及二代测序诊断确诊为肺孢子菌肺炎的病例。

入院病史

患者，女性，46岁。安徽人，2018年4月3日收入我科。

主诉

反复发热伴咽痛、皮疹1年余，呼吸困难1周。

现病史

患者2017年12月初，无明显诱因下出现大腿内侧皮疹，皮疹为红色片状、双侧对称、高出皮面，无瘙痒、脱屑，无发热，无关节肿痛，无肌肉酸痛等伴随症状，2天后皮疹自行消退。2～3天后在大腿内侧再次复发皮疹。4天后患者出现咽痛，体温最高达38℃，伴双膝关节疼痛，后逐渐出现双手腕红色丘疹，无瘙痒脱屑，双腕、掌指、指间关节肿痛伴活动受限，无晨僵。患者12月12日至当地医院就诊，实验室检查示：血红蛋白101 g/L，红细胞3.75×10^{12}/L，白细胞16.88×10^9/L，中性粒细胞94.6%，血小板157×10^9/L，血沉102 mm/h，C反应蛋白83.5 mg/L。EB病毒阴性，血培养未见细菌生长。B超示：双侧锁骨上、左侧腹股沟淋巴结肿大。骨穿结果显示：骨髓增生明显活跃，粒系比例（77.5%）增高，红系比例（11.5%）偏低，伴细胞内外铁减低，巨核细胞多见，提示感染可能。自身免疫指标，肿瘤标志物均未见明显异常。当地医院考虑"成人 Still 病"，予甲泼尼龙 40 mg q12h ivgtt［PEQ（prednisone equivalent，即与使用激素同等量的泼尼松剂量）为 100 mg/d］。治疗后发热、咽痛、关节肿痛症状较前明显好转。

2018 年 1 月 13 日患者再次出现发热伴全身多处皮疹、咳嗽，可少许白痰。最高体温达 38.7℃，当地医院予奥司他韦治疗，体温逐渐恢复正常，但是皮疹未见好转。患者 2018 年 1 月 17 日至复旦大学附属华山医院风湿科就诊，入院时检查血红蛋白 90 g/L，红细胞 3.21×10^{12}/L，白细胞 7.65×10^9/L，血小板 102×10^9/L，中性粒细胞 75.3%，血沉 19 mm/h，C 反应蛋白 2.4 mg/ml，铁蛋白 8 809.9 μg/ml，EBV DNA（白细胞）4.29×10^4 copies/ml，血浆 EBV 未检出。B 超示：腹部、浅表淋巴结未见明显异常。PET-CT：全身（包括脑）PET 显像未见 FDG 代谢明显异常增高灶；双侧颈部、锁骨区及腹股沟淋巴结增生，左侧上颌窦炎；胆囊炎；脾脏及骨髓反应性病变；痔疮；颈胸椎体轻度骨质增生，双侧轻度肩周炎。排除相关禁忌后，予患者甲泼尼龙 40 mg ivgtt 联合甲泼尼龙 32 mg po（PEQ 90 mg/d），羟氯喹 0.2 g bid po 共同治疗。1 月 23 日复查血红蛋白 88 g/L，红细胞 3.18×10^{12}/L，白细胞 6.4×10^9/L，中性粒细胞 64.2%，血小板 89×10^9/L。血沉 24 mm/h，C 反应蛋白 2.12 mg/L。考虑患者症状、体征以及相关实验室指标逐渐好转。将激素逐渐减量至甲泼尼龙（早）40 mg、（晚）28 mg po（PEQ 85 mg/d）（图 11-1）。

2018 年 1 月 31 日，患者再次出现发热，四肢及躯干部新发密集点状皮疹。血红蛋白 86 g/L，红细胞 3.09×10^{12}/L，白细胞 7.92×10^9/L，中性粒细胞 73.4%，血小板 141×10^9/L，血沉 30 mm/h，铁蛋白 3 756.9 μg/ml。EBV DNA（白细胞）1.91×10^6 copies/ml，EBV DNA（血浆）3.47×10^3 copies/ml。同时患者再次行骨穿示：增生性骨髓象，以红系、巨核系为著，粒系左移，部分伴退行性变，红系呈"热点"现象，部分发育异常表现，铁染色示内外铁均减低，可见少量不典型淋巴细胞，单核组织巨噬细胞增多伴噬血，骨髓流式未见明显异常细胞群；考虑 EBV 感染可能大。遂当日起连续 5 日予患者丙种球蛋白 20 g/d，加用丙种球蛋白后患者体温下降。

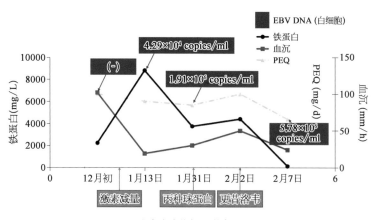

图 11-1 患者炎症指标和激素用量变化图

2018年2月2日患者再次体温升高至39℃。血红蛋白85 g/L，红细胞3.14×10^{12}/L，白细胞6.08×10^9/L，血小板76×10^9/L，中性粒细胞76.1%，血沉50 mm/h，铁蛋白4 423.5 μg/ml。经复旦大学附属华山医院北院多学科会诊考虑患者淋巴瘤诊断依据尚不足，患者EBV-DNA拷贝数增加考虑EBV感染合并轻度噬血细胞综合征可能大，调整激素为地塞米松15 mg ivgtt qd（PEQ 100 mg），加用更昔洛韦0.25 g ivgtt bid抗病毒，治疗后患者体温逐渐下降。遂于2月14日调整地塞米松早7.5 mg，晚2.5 mg（PEQ 66 mg/d），2月24日复查EBV DNA（白细胞）5.78×10^6 copies/ml，EBV DNA（血浆）5.57×10^2 copies/ml，调整甲泼尼龙16 mg tid po（PEQ 60 mg/d），后出院。

2018年3月21日，患者入风湿科评估病情，患者激素减量为16 mg-16 mg-12 mg po（PEQ 55 mg/d）。住院过程中，3月30日患者体温再次升高，最高体温达39℃。血红蛋白104 g/L，红细胞3.51×10^{12}/L，白细胞8.61×10^9/L，血小板82×10^9/L，中性粒细胞79.4%，血沉24 mm/h，铁蛋白617.3 μg/ml，C反应蛋白2.41 mg/L。EBV DNA（白细胞）4.38×10^6 copies/ml，EBV DNA（血浆）5.44×10^3 copies/ml。患者骨穿示：骨髓象增生较活跃，粒系比例尚可，部分伴退行性变，红系轻度增生，部分血红蛋白充盈不足，铁染色示有铁利用障碍，偏上可见2%不典型淋巴细胞，单核组织巨噬细胞较易见，可见0.5%噬血细胞。且予患者行呼九联、甲乙流咽拭子、痰培养、血培养等检查，均为阴性。再次予患者连续5日丙种球蛋白20 g/d，调整激素至地塞米松15 mg qd（PEQ 100 mg/d），并予奥司他韦、莫西沙星等联合抗感染治疗。后2日患者血小板进行性下降，4月1日血小板下降至71×10^9/L。且氧饱和度下降至95%～96%。复查血：血红蛋白97 g/L，红细胞3.27×10^{12}/L，白细胞6.05×10^9/L，铁蛋白605.4 μg/ml，C反应蛋白48.3 mg/L，CD4$^+$T细胞356/μl。胸部CT：双肺透亮度减低，散在斑片模糊影，炎症可能，纵隔淋巴结增多增大，较前片进展，请结合临床（图11-2）。

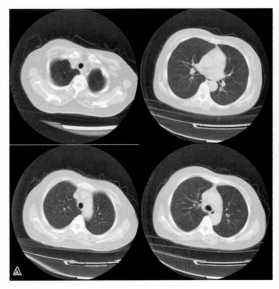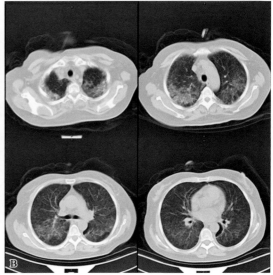

图11-2　患者肺部影像变化情况。A. 2018年3月26日肺部CT；B. 2018年4月2日肺部CT较3月26日进展

遂患者收住入我科。患者发病以来精神较差,胃纳差,睡眠较差,大小便无明显异常。

既往史

患者出生于原籍,否认疫区、否认疫情接触史。否认化学性物质、放射性物质、有毒物质接触史。否认吸毒史。否认吸烟史。否认饮酒史。否认冶游史。无吸烟、饮酒史。否认肝炎、结核史。否认手术史,否认外伤、输血史。

入院查体

体温37.7℃,心率80次/分,呼吸13次/分,血压129/82 mmHg。患者神志清楚,发育正常,营养好,回答切题,主动体位,查体合作,推入病房,全身皮肤黏膜未见黄染及出血点,全身浅表淋巴结无肿大。头颅无畸形,巩膜无黄染。颜面部未见皮疹及色素沉着。双侧瞳孔等大等圆,对光反射灵敏。口唇无发绀。颈软,无抵抗,颈静脉无怒张,气管居中,甲状腺无肿大。胸廓对称无畸形,左肺呼吸音较清,未闻及干、湿性啰音。右肺呼吸音粗,可闻及湿性啰音。心率80次/分,律齐。腹平坦,腹壁软,全腹无压痛,无肌紧张及反跳痛,肝脾肋下未触及。脊柱四肢无畸形,关节无红肿,双下肢无水肿。肌力正常,肌张力正常,生理反射正常,病理反射未引出。

辅助检查

• 入院血常规:血红蛋白90 g/L,红细胞3.04×10^{12}/L,白细胞5.13×10^9/L,中性粒细胞78%,血小板99×10^9/L。

• 炎症指标:铁蛋白344.7 μg/ml,C反应蛋白 < 3.13 mg/L,降钙素原0.06 ng/ml。

• 抗核抗体全套、类风湿因子、肿瘤指标阴性。

• 淋巴细胞亚群CD六项:淋巴细胞群12.76%,$CD3^+$74.69%,$CD4^+$ 39.97%,$CD8^+$33.31%,NK^+19.28%,$CD19^+$ 5.64%,CD4/CD8=1.2,$CD4^+$绝对值261/μl。

• T-SPOT.*TB*:阴性;阴性对照孔:0,抗原A(ESAT-6)孔:0,抗原B(CFP-10)孔:0,阳性对照孔:正常。

• G试验(血浆1-3-B-D葡聚糖):206.28 pg/ml。

• EBV DNA(白细胞):6.57×10^6 copies/ml。

• B超:轻度脂肪肝。胆囊、胰腺、脾脏、双肾、双侧输尿管、膀胱、后腹膜:目前未见明显异常。颈部、锁骨上、腋下、腹股沟各处软组织内未见明显占位性病灶。

临床关键问题及处理

• 关键问题1　患者肺部感染的主要病原学

患者自2018年1月初开始有反复皮疹发作,初步诊断为成人Still病,且有激素长期应用史,较大剂量激素应用2个月后,5天内患者肺部感染迅速进展。

患者再次入院评估时,以激素剂量16 mg-16 mg-12 mg po(PEQ 55 mg/d)进行治疗,且此时患者$CD4^+$T细胞水平为356/μl低于正常水平。患者以PEQ > 50 mg/d治疗约2个月,考虑患

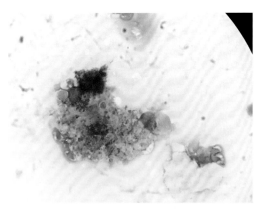

图11-3 肺泡灌洗液瑞氏染色,见大量肺孢子菌滋养体

一、检测结果:

1. 检出病原体列表:

类型	病原体	检出序列数
真菌	耶氏肺孢子虫	202

2. 疑似背景微生物/污染或定植微生物列表:

类型	病原体	检出序列数
病毒	人类疱疹病毒4型(EBV)	992

图11-4 患者肺泡灌洗液二代测序病原体检测结果

者处于激素使用免疫抑制状态。且该患者肺部疾病起病特点为短期内病灶快速进展。在患者肺部症状出现初期,风湿科行痰培养,呼吸道九联、甲乙流抗原筛查,血培养等检查均为阴性,连续2日应用奥司他韦治疗后,肺部症状进一步进展,且肺部氧饱和度仍有下降趋势。患者胸部CT显示除肺部实性病变外,仍有少部分弥漫性间质性改变。对于具有免疫抑制因素且肺部病变快速进展的患者而言,除常规临床需要考虑的社区获得性肺炎病原体(支原体、衣原体、奈瑟菌属)、病毒感染(呼吸道合胞病毒等)外,仍不能排除机会性感染如EBV、CMV、HSV、PCP等的存在。

为进一步明确病原学诊断,转入我科后,患者行支气管镜,肺泡灌洗液送检涂片可见肺孢子菌滋养体和包囊(图11-3),并且同期标本送检二代测序检测出耶氏肺孢子菌(图11-4),考虑患者耶氏肺孢子菌感染,复查患者HIV为阴性。当日起予卡泊芬净50 mg ivgtt qd联合复方磺胺甲噁唑/甲氧苄嘧啶片160 mg/800 mg(2片)po q8h治疗耶氏肺孢子菌肺炎,并将激素

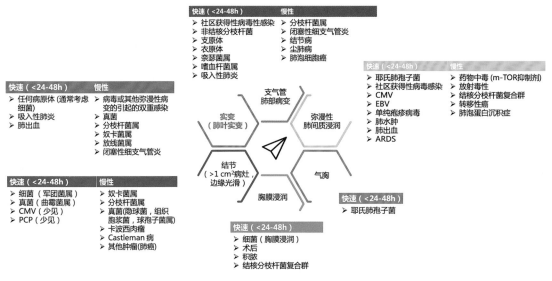

图11-5 免疫抑制患者肺部表现与病因

剂量调整为地塞米松片早 10 mg，晚 5 mg ivgtt qd（PEQ 100 mg/d）抗炎治疗，同时加强对症支持治疗。治疗 4 天后患者氧饱和度回升，血象逐渐好转。4 月 6 日复查血红蛋白 89 g/L，红细胞 2.98×10^{12}/L，白细胞 6.36×10^9/L，血小板 142×10^9/L。后逐渐对患者激素进行减量，出院时患者激素减量为地塞米松片 7.5 mg qd po（PEQ 50 mg/d）联合复方磺胺甲噁唑/甲氧苄啶 160 mg/800 mg po q8h。患者于 2018 年 10 月逐渐减量并停用磺胺类药物，目前激素维持在甲泼尼龙片 2 mg qd po（PEQ 2.5 mg/d）。

• 关键问题 2　对于长期应用激素的风湿性疾病的患者，是否应该进行抗耶氏肺孢子菌预防性治疗

该患者以 PEQ > 50 mg/d 的激素剂量治疗成人 Still 病约 2 月余。Clinic 在 1996 年曾发表文章表明，回顾约 114 例患有耶氏肺孢子菌肺炎患者的非 HIV 人群中，曾有 90.5% 的患者在 1 个月内接受过激素治疗，中位激素使用剂量为 PEQ 30 mg/d，但是其实 25% 的患者激素剂量仅有 16 mg/d，大部分患者在激素使用 8 周最有可能出现该病原体感染。这也证明了在应用激素人群中需要预防性治疗耶氏肺孢子菌感染。

Eun Bong Lee 及其团队在 1 522 名接受大剂量（即 PEQ > 30 mg/d 超过 4 周）风湿性疾病患者中进行预防性治疗的临床试验，在治疗组中使用每周 3 次 1 片复方磺胺甲噁唑预防性治疗，在大剂量激素使用时开始，在激素逐渐减量时停止预防。预防组相较于对照组 1 年 PCP 的发生率 [adjusted HR=0.07（95% CI 0.01 ～ 0.53）] 显著降低，以及相关死亡率 [adjusted HR=0.08（95% CI 0.000 6 ～ 0.71）] 也显著降低。当然在先前的研究中，较为公认的耶氏肺孢子菌预防性治疗激素剂量为 PEQ 20 mg/d 超过 4 个月。在预防性治疗效果方面，每日一次服用该药物与每周 2 次、每周 3 次效果有明显差异。后续有研究表明纳入药物不良反应和停药因素，上述三种治疗方法，也无明显差异。临床也有部分研究推荐其他药物可作为预防性治疗方案，如戊烷脒、阿托伐醌、氨苯砜、乙胺嘧啶、克林霉素等，但均不作为首要推荐药物。

目前研究认为使用甲氧苄啶/磺胺甲噁唑预防在非 HIV 免疫功能低下的患者中是较为有效的。

背景知识介绍

肺孢子菌肺炎（PCP）是一种危及生命的严重感染，常发生在免疫功能低下的个体。AIDS 患者感染肺孢子菌导致肺炎的患者中，初始感染期间死亡率为 10% ～ 20%，其中合并呼吸衰竭使用呼吸机的重症患者，存活率仅为 40%。除 CD4$^+$ 细胞计数低下（小于 200 个细胞/mm^3）的 HIV 感染患者 PCP 感染风险升高外，其他危险因素还包括造血干细胞和实体器官移植患者，癌症患者（特别是血液系统恶性肿瘤患者）以及接受糖皮质激素、化疗药物和其他免疫抑制药物的患者，原发性免疫缺陷（如严重联合免疫缺陷）者和严重营养不良者。在非 HIV 感染人群中，肺孢子菌肺炎患者的死亡率为 30% ～ 60%，癌症患者死亡的风险高于接受移植的患者或结缔组织病患者。

（一）非HIV患者PCP的诊断

耶氏肺孢子菌肺炎的常见临床症状包括进行性呼吸困难，伴咳嗽和低热。如伴有胸膜炎性胸痛的急性呼吸困难则表明可能发生了气胸。以往非HIV感染PCP患者的主要临床表现为伴发热和干咳的暴发性呼吸衰竭，这可能与免疫抑制药物的剂量增加有关。然而，因为目前对PCP实验室诊断技术的改善以及对此疾病警惕性的提高，PCP通常表现为轻度至中度的呼吸困难，但几乎所有PCP患者都会在静息时出现持续性低氧血症。

非HIV感染PCP患者的典型影像学特征是弥漫性、双侧、间质浸润。不常见的影像学表现包括肺叶浸润，单个或多个结节，可能变成空洞以及气胸。

由于非特异性症状和体征，以及在免疫功能不全的患者中可能同时感染多种病原体（如巨细胞病毒），对于肺孢子菌肺炎的诊断可能较为困难。因此，对肺孢子菌肺炎的诊断目前还是依赖显微镜下诊断，以便从临床相关来源标本（如痰液，支气管肺泡液或肺组织标本）中鉴别滋养体和包囊。目前二代测序技术的发展让诊断PCP无须过分依赖检验人员的技术，可较为便捷地确定感染病原体。

（二）PCP的严重程度和预后分级

HIV阳性患者的PCP可被分为轻度、中度或重度（表11-1）。对于中度和重度PCP，治疗建议无明显差异。在非HIV患者中，前瞻性临床研究中PCP的严重程度分级仍未明晰。为了预测非HIV患者PCP的不良预后，既要考虑开始抗PCP治疗时的预后因素，又要考虑抗微生物治疗过程中出现的预后因素（表11-2）。

（三）非HIV患者PCP的治疗

目前对于激素治疗下的非HIV患者的PCP治疗方案尚无较为明确的推荐意见，在2016年欧洲发布的《非HIV感染血液病患者的耶氏肺孢子菌肺炎治疗指南》中，对目前的非HIV患

表11-1 耶氏肺孢子菌肺炎严重程度分级

参考指标	严重程度分级		
	轻　度	中　度	重　度
症状和体征	动后呼吸困难加重，伴或不伴咳嗽和发汗	轻微活动即出现呼吸困难，偶尔发生休息时呼吸困难，发热，伴或不伴发汗	静息时有呼吸困难、呼吸急促，持续发热，咳嗽
休息时的动脉血氧分压（PaO₂）	> 82.5 mmHg	60.75 ～ 82.5 mmHg	60 mmHg
休息时的动脉血氧饱和度（SaO₂）	> 96%	91% ～ 96%	< 91%
胸片	正常或轻微的肺门阴影	弥漫性肺间质阴影	广泛的肺间质阴影，伴有或不伴有弥漫性肺泡阴影（双肺野泛白），而肋膈角和肺尖不受累

表 11-2　非 HIV 患者 PCP 感染的预后不良因素

发病时预后不良的因素	治疗过程中的预后不良因素
基础疾病控制不好	使用血管收缩剂 / 休克
ECOG PS > 2	需要大剂量糖皮质激素治疗
长期使用糖皮质激素	呼吸衰竭 / 大流量吸氧
抗 PCP 治疗的延迟	需要机械通气
低白蛋白血症	急性呼吸窘迫综合征（ARDS）
合并 HSV 或 CMV 感染	在第 8 天时症状加重
BAL 高中性粒细胞计数	
高 APACHE-Ⅱ 或 SAPS-Ⅱ 评分	

者 PCP 的治疗方案曾进行过部分总结（表 11-3）。在治疗疗程方面，PCP 的标准药物治疗疗程为 3 周。轻症感染的疗程至少 2 周。在临床症状无明显改善的情况下，未经修改的治疗应至少持续 3 周。

表 11-3　非 HIV 患者 PCP 的推荐一线治疗和二线治疗方案

人　群	目　的	方　案
一线治疗： 血液系统恶性肿瘤、实体器官移植、癌症、自身免疫性疾病、自身炎症性疾病	治愈	TMP/SMZ：15 ～ 20 mg/（kg·d）（TMP） 75 ～ 100 mg/（kg·d）（SMZ） ≥ 14 天（用足 14 天） 喷他脒 iv 4 mg/（kg·d） 伯氨喹 + 克林霉素 30 mg/d+600 mg q8h 阿托伐醌 750 mg q8 ～ 12h
二线治疗： 血液系统恶性肿瘤、实体器官移植、癌症、自身免疫性疾病	治愈	伯氨喹 + 克林霉素 30 mg/d+600 mg q8h 喷他脒 iv 4 mg/（kg·d） TMP/SMZ+卡泊芬净（50 ～ 70 mg） 棘白菌素类单用

应用相关药物时应该每天评估疗效。尽管早期临床恶化（在治疗开始的前 3 ～ 5 天）较为常见的，但是在足量治疗 8 天之内不需要进行重新评价。在一项对非 HIV 患者的 PCP 研究中，57% 的患者在治疗开始后 13 天（中位时间）时通过复查胸部 CT 可观察到病情改善。在临床没有改善和 / 或通过适当的抗 PCP 治疗 8 天后由动脉血气分析证明的呼吸功能恶化患者中，应当怀疑治疗失败。因为在 PCP 治疗过程中血清 β-D-葡聚糖可出现相互矛盾的数据，故不推荐 β-D-葡聚糖试验来评价疗效，其水平升高提示治疗失败或合并另一种真菌感染，而水平下降并不能明确预测治疗成功。对于第 8 天经临床证实的治疗失败患者，应当再行支气管镜检查和支气管肺泡灌洗以证实有无合并感染。20% 的患者在入住 ICU 时合并其他病原体感染，而另外 22% 的 PCP 患者在 ICU 治疗期间继发其他感染。由于系统抗 PCP 治疗后的数天或数周仍可以从支气管肺泡灌洗液中检出耶氏肺孢子菌，因此，不能用耶氏肺孢子菌的 PCR 阳

性结果来解释治疗失败。

耶氏肺孢子菌肺炎最常见于HIV感染人群。近年来，随着器官移植、化疗、糖皮质激素及免疫抑制剂的广泛应用，非HIV感染人群中的PCP也逐渐增多。在非HIV感染的免疫缺陷人群中，如果出现咳嗽（特别是干咳），进行性加重的呼吸困难，持续性低氧血症，肺部影像出现快速进展的双侧、弥漫性、间质性改变，要特别警惕PCP的可能性。如果条件允许，应积极行肺泡灌洗检查，送培养、涂片（查找耶氏肺孢子菌），有条件也可同时考虑行病原学基因检测。如果预计应用激素较大，PEQ＞30 mg/d超过4周，应考虑予预防性抗PCP治疗。

（张昊澄　高　岩　金嘉琳）

参·考·文·献

[1] Maschmeyer G, Helweg-Larsen J, Pagano L, et al. ECIL guidelines for treatment of pneumocystis jirovecii pneumonia in non-HIV-infected haematology patients [J]. J Antimicrob Chemother, 2016, 71(9): 2405–2413.

[2] Green H, Paul M, Vidal L, et al. P966 prophylaxis for pneumocystis pneumonia in non-HIV immunocompromised patients: systematic review and meta-analysis [J]. International Journal of Antimicrobial Agents, 2007, 29(Suppl 2): S255–S255.

[3] Park JW, Curtis JR, Moon J, et al. Prophylactic effect of trimethoprim-sulfamethoxazole for pneumocystis pneumonia in patients with rheumatic diseases exposed to prolonged high-dose glucocorticoids [J]. Annals of the Rheumatic Diseases, 2017, 77(5): 644–649.

[4] van Well G, van Furth M. Pneumocystis pneumonia [J]. N. Engl. J. Med., 2004, 351(12): 1262–1263.

[5] Yale SH, Limper AH. Pneumocystis carinii pneumonia in patients without acquired immunodeficiency syndrome: Associated illnesses and prior corticosteroid therapy [J]. Mayo Clinic Proceedings, 1996, 71(1): 5–13.

[6] Youssef J, Novosad SA, Winthrop KL. Infection risk and safety of corticosteroid use [J]. Rheumatic Diseases Clinics of North America, 2016, 42(1): 157.

12

原发于中枢神经系统的白念珠菌脑膜炎

念珠菌（candida）不仅广泛存在于自然界，也可定植于正常人体皮肤、口腔、胃肠道、肛门和阴部黏膜，通常并不致病。当人体局部或全身免疫功能受损时，则可引起皮肤黏膜感染或涉及某些脏器的侵袭性念珠菌病。发生念珠菌感染的主要危险因素包括接受广谱抗菌药物治疗、使用中央静脉导管、实体器官移植和造血干细胞移植、全胃肠外营养、烧伤、中性粒细胞减少、糖皮质激素使用、HIV感染、糖尿病等。念珠菌感染可侵犯人体几乎所有器官，但少有念珠菌感染中枢神经系统。念珠菌感染中枢神经系统多发生于已有念珠菌感染的低体重新生儿、神经外科手术后患者，但更多见于播散性念珠菌病患者。成人原发性白念珠菌性脑膜炎极少报道。本文报道一例似乎无特殊诱因下的成人非播散性白念珠菌性脑膜炎，并最终发现其存在基因缺陷导致的固有免疫力低下，希望能够对临床医生认识该病的诊治有所帮助。

病史摘要

入院病史

患者，女性，27岁，浙江慈溪人，计算机工程师，2018年6月10日入院。

主诉

发热伴头痛1个月。

现病史

患者于2018年5月10日劳累后出现头痛，以胀痛为主；当晚出现发热，无寒战，体温38.2℃，伴头晕、恶心，无呕吐、咳嗽、咳痰、咽痛、腹痛、腹泻等症状。患者次日于当地医院就诊，血常规示白细胞$8.81×10^9$/L，中性粒细胞57.2%，血小板$279×10^9$/L。头颅CT平扫未见明显异常。遂给予头孢克洛、克林霉素治疗3天，无明显好转。2018年5月23日，患者因头痛持续加重于当地医院完善腰穿,示压力 > 200 mmH_2O,脑脊液:白细胞20×10^6/L,单核细胞85%,多核细胞15%,蛋白质790 mg/L,糖2.6 mmol/L。脑脊液细菌培养、抗酸杆菌涂片、真菌涂片、疱疹病毒抗体均为阴性。脑电图描记中间低至50 μV9 ~ 10 Hz α 节律,两侧大致对称,调节调幅均好,视反应存在。少量低幅快波散在可见;少至中等量低至20 μV1 ~ 5 Hz 符合性慢波散在分布;深呼吸表现同前;记录中无明显癫痫样活动。当地医院考虑病毒性脑膜炎,予以更昔洛韦250 mg q12h+地塞米松10 mg qd治疗,同时予以头孢曲松经验性抗感染治疗。地塞米松2周内逐步减量至1.5 mg qd。治疗期间,患者体温可降至正常,但头痛缓解不明显。于2018年6月10日收住我科病房。

既往史

否认肝炎史、否认结核史。2017年曾受"剖腹产",术后恢复可。否认外伤史、输血史、过敏史。患者12岁曾因书边划破面部后,出现右侧上颌窦部毛霉感染,经两性霉素B治疗近1年后好转。患者诉曾多次口服抗生素后出现口腔白念珠菌感染。

体检

体温36.8℃,心率88次/分,呼吸20次/分,血压127/80 mmHg。

神志清,精神可,营养良好,发育正常,自主体位,步入病房,能合作查体,对答切题。全身浅表淋巴结未及肿大。头颅无畸形,五官端正,口腔未见白斑,扁桃体无肿大。颈软,气管居中,甲状腺无肿大。两侧呼吸运动正常对称,两肺呼吸音清。心率88次/分。心律齐,各瓣膜听诊区病理性杂音未闻及。腹软,无压痛反跳痛;肝脾肋下未触及。四肢肌力、肌张力正常。病理征阴性,脑膜刺激征阴性。

入院后实验室及辅助检查(2018年6月11日)

- 血常规:白细胞14.23×10^9/L,中性粒细胞75.7%;红细胞1.24×10^{12}/L,血小板263×10^9/L。尿粪常规正常。

- 肝肾功能、电解质正常。

- C反应蛋白、血沉、铁蛋白、降钙素原正常。

- 血G试验、EBV-DNA、CMV-DNA均阴性、T-SPOT.*TB*阴性。

- 脑脊液检查:压力140 mmH_2O,白细胞264×10^6/L,单核细胞占96%,多核细胞4%,红细胞11×10^6/L,蛋白质686 mg/L,糖2.6 mmol/L(同步血糖:5.4 mmol/L)。

- 脑脊液NMDA(++),血NMDA(-)。

- 头颅MR增强:实质内未见明显异常信号影,诸脑室、池形态和大小无明显异常;中线结构无移位。增强后扫描未见异常强化。

- 胸部CT、心脏超声均未见明显异常。

临床关键问题及处理

- 关键问题1 经验性抗菌治疗无效时如何查找病原体

该患者入外院时,病程较短,高颅压,脑脊液细胞数稍高,以单核细胞为主,蛋白质轻度升高；脑脊液细菌培养、结核培养、真菌培养均为阴性；既往无基础疾病或免疫缺陷病史。首先考虑病毒性脑膜炎并无不妥，但蹊跷的是病程此后呈逐渐进展，在病后1个月时脑脊液细胞数较前明显升高，似乎同常见病毒脑有所差异。该患者虽然脑脊液NMDA阳性，但尚不足Graus与Dalmau标准（2016年）的其他条件，自身免疫性脑炎暂不考虑。另外，患者虽然脑脊液始终以单核细胞为主，但在腰穿前已经抗生素（克林霉素、头孢曲松）治疗，部分治疗后化脓性脑膜炎尚不能完全排除。单核细胞为主的脑脊液提示我们需要考虑真菌性脑膜炎，但是已经外院激素治疗许久后的脑脊液涂片中未见病原体，使得我们暂时并无真菌感染的明确诊断依据。

故患者入院后暂时维持地塞米松2.5 mg qd抗炎治疗，联合甘露醇降颅压对症治疗。

入院后诊治经过

患者在入院后头痛逐渐加剧，精神萎靡。入院1周时（2018年6月18日）脑脊液二代测序回报是白念珠菌，检出序列数6条；相对丰度为3.68%。考虑到白念珠菌中枢神经系统感染比较罕见，且二代测序序列数并不多，患者无明显免疫抑制状态等因素，须注意是否有污染或假阳性可能，故我们为积极确证结果，次日再次进行腰椎穿刺检查，同时进行脑脊液床旁接种。本次腰穿示压力270 mmH$_2$O，白细胞960 × 10^6/L，单核细胞占45%，多核细胞55%，红细胞24 × 10^6/L，蛋白质697 mg/L，糖2.5 mmol/L（同步血糖：6.9 mmol/L）。考虑到患者本次脑脊液压力和白细胞较前明显上升，考虑部分治疗后化脓性脑膜炎不排除。遂暂予以万古霉素1.0 g q8h，地塞米松减量至1.5 mg qd，并急切等待进一步的病原学证据。

2018年6月21日，第二次脑脊液培养回报示白念珠菌阳性。遂停用万古霉素和地塞米松，本拟两性霉素B治疗，恰逢该药停止供应，遂定方案为氟康唑400 mg q12h联合氟胞嘧啶1.5 g qid治疗。后药敏结果回报：氟胞嘧啶、氟康唑、两性霉素B均敏感，伊曲康唑中级。

在开始抗真菌治疗后1周患者仍有发热伴头痛，复查腰椎穿刺，压力210 mmH$_2$O，白细胞673 × 10^6/L，单核细胞68%，多核细胞32%，红细胞15 × 10^6/L，蛋白质1 096 mg/L，糖2 mmol/L（同步血糖：7.2 mmol/L）（表12-1）；进一步完善脑脊液G试验，示明显增高至249 pg/ml。为缓解症状，加用甲泼尼龙4 mg qd，后头痛、发热好转。至此阶段，患者念珠菌性脑膜炎诊断基本成立。给予氟康唑、氟胞嘧啶、甲泼尼龙治疗，后序贯氟康唑口服治疗。

表12-1　患者脑脊液随访汇总

日　　期	压力 （mmH$_2$O）	白细胞 （×10^6/L）	脑脊液糖/同步血 糖（mmol/L）	蛋白质 （mg/L）	微生物检查
2018-05-23	> 200	20	2.6	790	培养阴性
2018-06-11	140	264	2.6/5.4	686	NGS 示白念珠菌 6 条
2018-06-19	270	960	2.5/6.9	697	培养示白念珠菌阳性
2018-06-21	240	620	2.2/6.5	920	培养阴性
2018-06-28	220	676	2/7.2	1 096	NGS 示白念珠菌 37 条

（续表）

日 期	压力（mmH₂O）	白细胞（×10⁶/L）	脑脊液糖/同步血糖（mmol/L）	蛋白质（mg/L）	微生物检查
2018-07-04	128	526	1.8/8.3	673	NGS示白念珠菌294条
2018-07-11	110	226	2.1/6	793	培养阴性
2018-07-25	125	105	2.5/9	896	培养阴性
2018-08-28	170	100	2.6/9	813	培养阴性
2018-09-10	180	71	2.6/4.4	810	培养阴性
2018-10-23	180	70	2.4/5.8	520	NGS示白念珠菌13条
2018-11-08	190	67	2.6/7.2	530	培养阴性
2018-12-24	180	60	2.4/5.1	394	培养阴性
2019-02-26	150	60	2.7/6.1	434	培养阴性
2019-04-16	120	11	2.3/5.6	459	NGS示白念珠菌4条

• 关键问题2　患者为年轻女性，既往无基础病史，为什么会发生白念珠菌性脑膜炎

该患者虽然没有一些"典型"的免疫缺陷因素，如长期使用激素、服用免疫抑制剂等。但我们注意到，该患者既往反复有口腔白念珠菌感染病史，特别在12岁仅因书边划破即出现毛霉感染，需要考虑到患者是否有某些对真菌感染易感的因素。我们为这位患者进行了基因测序，显示患者存在CARD9基因突变；同时，对患者父母的基因检测显示父母均为杂合子突变。

背景知识介绍

（一）白念珠菌

念珠菌是一类少见的中枢神经系统感染病原体。念珠菌所引起的中枢神经系统感染多见于新生儿（特别是早产儿），发病率可达0.4%；成人中则常见于静脉导管植入、颅内装置植入或颅内手术病史，或者合并某些特殊的临床疾病如中性髓过氧化酶缺陷、慢性肉芽肿病、慢性黏膜念珠菌病、选择性IgA缺乏症。其中白念珠菌为最常见的致病微生物，占到总数的56%～96%，近平滑念珠菌和热带念珠菌也可引起，偶见光滑念珠菌。临床表现以发热、头痛为常见；以逐渐意识丧失最为典型。据文献报道，脑脊液检查细胞数多见细胞数轻度升高（600×10⁶/L），单核细胞为主。脑脊液培养一般需要10～20 ml标本，阳性率可至80%。特别地，脑脊液的G试验具有诊断价值。目前没有固定诊断阈值，一般大于110 pg/ml可认为是阳性。

治疗方面，除了去除免疫抑制因素，静脉抗真菌治疗是其重要部分。根据2016年IDSA

指南,推荐药物有两性霉素B、两性霉素B脂质体、氟胞嘧啶、氟康唑。对于新生儿念珠菌中枢神经系统感染,两性霉素B每天1 mg/kg或者两性霉素B脂质体每天3 ～ 5 mg/kg是首选方案;对于初始两性霉素B治疗效果不佳者,可联合氟胞嘧啶25 mg/kg qid治疗。对于初始治疗反应效果佳的,可序贯氟康唑每天12 mg/kd治疗,治疗疗程目前尚无标准,但至少须持续到所有症状和实验室指标恢复正常。对于成人念珠菌中枢神经系统感染,建议两性霉素B脂质体每天5 mg/kg治疗,可考虑联合氟胞嘧啶25 mg/kg qid治疗。治疗反应佳的,可序贯氟康唑400 ～ 800 mg qd治疗。同样地,治疗须持续到所有症状和实验室指标恢复正常。

(二)*CARD9*基因缺陷

胱天蛋白酶募集域蛋白9(caspase recruitment domain protein 9, CARD 9)是高度表达于髓系细胞的一个重要衔接蛋白。CARD9可与Bcl-10、黏膜相关淋巴组织淋巴瘤转运蛋白1(mucosa-associated lymphoid tissue lymphoma translocation protein 1, MALT-1)结合并形成CARD9-Bcl-10-MALT-1(CBM)复合体,作为C型凝集素受体(C-type lectin receptor, CLR)等通路的重要媒介。通常情况下,机体可通过CARD9激活经典的NF-κ B(p65)信号通路,活化Th17和Th1细胞介导的适应性免疫应答发挥抗真菌感染作用。据报道,*CARD9*基因突变者对各类真菌包括念珠菌、曲霉、皮肤癣菌、暗色真菌等易感性明显增加。有文献报道对*CARD9*突变引起的中枢神经系统感染加用粒细胞和巨噬细胞集落刺激因子(GM-CSF)可帮助提高中枢神经系统内细胞免疫功能,改善预后。

*CARD9*基因为常染色体隐性遗传。我们对本例患者及其父母进行了基因组DNA全外显子组测序,检测到该患者为复合杂合错义突变,该患者父母各携带一突变位点。

点 评

人体存在着无法计数的"客人"——微生物种群,就像是一个完整的生态体系,但有时这个体系会发生一些局部甚至整体的严重变化。这些变化常来自外来微生物入侵、内在微生物异位、内在微环境的变动或者人体免疫状态改变。在临床感染病中,我们要思考的内容也由此产生。正如这一病例貌似免疫功能正常者出现原发于中枢神经系统的白念珠菌性脑膜炎。病原体确诊并不十分困难,尽管先进的二代测序技术似乎早于脑脊液培养发现白念珠菌,但目前尚缺少二代测序诊断脑脊液中白念珠菌脑膜炎的标准,有效的脑脊液培养阳性和两次二代测序的确认是确定诊断的关键。更为重要的是,需要考虑患者此次原发于中枢神经系统的白念珠菌脑膜炎是独立发生,还是同她幼年毛霉感染有关联,屡次发生特殊的真菌感染关联点又在哪里?在除外头颅结构异常后,自然要考虑患者对于真菌有着特殊易感性,所以我们通过家族全外显子测序确认该患者存在*CARD9*基因突变,导致其细胞免疫功能相对低下。念珠菌性脑膜炎治疗困难,总体预后并不理想。目前患者疗程已近1年,脑脊液各项指标仍未完全正常,其最终预后仍有待继续随访。

（李　杨　胡越凯　金嘉琳　张文宏）

参·考·文·献

[1] Fernandez M, Moylett EH, Noyola DE, et al.Candidal meningitis in neonates: A 10-year review [J] . Clin Infect Dis, 2000, 31(2): 458-463.

[2] Sánchez-Portocarrero J, Pérez-Cecilia E, Corral O, et al. The central nervous system and infection by Candida species [J] . Diagn Microbiol Infect Dis, 2000, 37(3): 169-179.

[3] Sánchez-Portocarrero J, Martín-Rabadán P, Saldaña CJ, et al.Candida cerebrospinal fluid shunt infection. Report of two new cases and review of the literature [J] . Diagn Microbiol Infect Dis, 1994, 20(1): 33-40.

[4] Voice RA, Bradley SF, Sangeorzan JA, et al. Chronic candidal meningitis: An uncommon manifestation of candidiasis [J] . Clin Infect Dis, 1994, 19(1): 60-66.

[5] Buchs S, Pfister P. Candida meningitis/course, prognosis and mortality before and after introduction of the new antimycotics [J] . Mykosen, 1983, 26(2): 73-81.

[6] 张逸,王晓雯,李若瑜.CARD9突变在真菌感染性疾病中的研究进展 [J] .微生物与感染,2018,13 (4)：233-244.

13

上海遇上洛杉矶——陪产奶爸
粗球孢子菌脑膜炎

粗球孢子菌感染在国内多为输入性病例，因其国内少见且常规诊断不易，常造成延误诊断，为使大家重视，本丛书已列有从不同角度的数例此种病例介绍。此前的病例主要累及肺部、皮肤、淋巴结等部位，而本病例特殊在累及脑膜，尤为少见，且患者无免疫抑制病史，为能让大家更全面了解粗球孢子菌感染，故而再次介绍此种病例。

入院病史

患者，男性，27岁，江苏镇江人，2018年8月14日入院。

主诉

发热伴咳嗽20天，伴头痛14天。

现病史

患者2018年6月25日出现发热、咳嗽，最高体温39.0℃，发热无规律，伴食欲明显下降，无明显咳痰，无畏寒、寒战，无头痛、恶心、呕吐等不适，自服退热药物（布洛芬）应用，症状仍反复；7月3日当地诊所输液治疗，效果不理想；7月5日入住当地医院，住院期间查胸部CT：两肺多发斑片影、左肺下叶小孔洞形成，考虑感染性病变，纵隔多发结节样肿大淋巴结，左侧胸腔少许积液，脂肪肝，考虑"社区获得性肺炎"，先后予以"头孢美唑、左氧氟沙星、多西环素、头孢噻利"抗感染治疗，体温渐控制，症状明显改善。7月19日出院，院外继续口服"左氧氟沙星、头孢克肟"6天停用，无特殊不适。

7月31日晨出现头痛，以头顶部明显，为搏动性疼痛，呈持续性，当晚再次出现发热，最高体温39.5℃，伴盗汗、全身乏力、食欲差，无明显畏寒、寒战，无恶心、呕吐，无皮疹，无四肢麻木等不适，自服"布洛芬、散利痛"，1～1.5小时后体温可下降至正常，热退后大汗；8月1日至医院就诊，胸部CT：两肺感染性病变，较前吸收，纵隔多发结节样肿大淋巴结，脂肪肝。患者仍反复发热、头痛，一日两次发热高峰，并渐出现恶心，无呕吐；8月4日查血常规及头颅CT未见明显异常，仍间断口服"布洛芬及散利痛"对症治疗；8月10日因上述症状渐加重，血常规、C反应蛋白未见异常，予以静脉输液治疗（具体不详），效果不理想，头痛仍持续，体温达高峰时头痛加重，热退后头痛稍微缓解。

8月11日至我院急诊就诊，血钾 3.2 mmol/l，尿常规、血常规、肝肾功能、血糖、血酮体、DIC、降钙素原、心肌标志物未见异常，胸部CT平扫：左肺下叶散在炎症（图13-1），头颅CT平扫未见异常，予以左氧氟沙星 0.5 g ivgtt qd、头孢曲松 2.0 g ivgtt bid、甘露醇 125 ml ivgtt qd、氨溴索 150 mg ivgtt qd治疗，疗效不理想，仍反复发热、头痛，最高体温39.2℃，伴畏寒、恶心、食欲仍较差，无视物模糊，无听力下降，自觉间断出现双手麻木，可自行缓解。

8月13日行腰椎穿刺术，脑脊液压力 > 300 mmH$_2$O，微混微黄色，白细胞 695 × 10^6/L，单核细胞86%，红细胞 14 × 10^6/L，糖 1.2 mmol/L，蛋白质 2 071 mg/L，氯 115 mmol/L，治疗方案调整为头孢曲松 2.0 g ivgtt q12h、甘露醇 250 ml ivgtt q8h；8月14日复查血常规、肝肾功能、电解质未见异常，脑脊液抗酸染色涂片阴性、脑脊液隐球菌荚膜抗原乳胶凝集试验阴性、脑脊液 T-SPOT.TB 阳性（A孔10，B孔12），血 T-SPOT.TB 阴性，细菌室血培养（8月11日）为革兰阳性球菌；患者自觉近2～3日一日体温高峰达3次，较前增

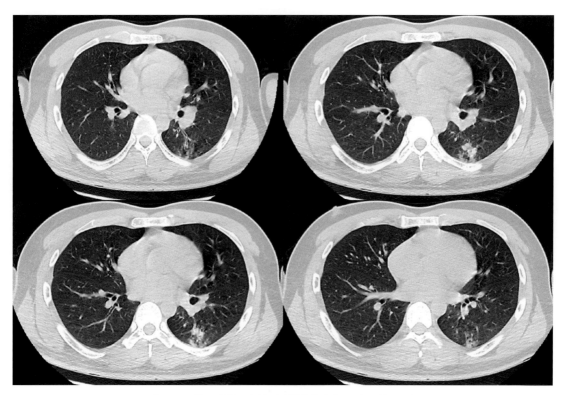

图13-1　胸CT平扫：左肺下叶散在炎症（2018年8月11日）

多，头痛无明显改善，食欲仍较差，故今为求进一步诊治，拟"中枢神经系统感染"收入我科。

既往史

否认肝炎、结核病史，否认手术、外伤、输血史，否认食物、药物过敏史，系统回顾无特殊。

出生于原籍。否认化学性物质、放射性物质、有毒物质接触史。否认吸毒史。否认吸烟史。否认饮酒史。否认冶游史。否认"鸽粪"接触史。2018年3月26日至美国洛杉矶居住至2018年6月20日回国；近2～3月夜间睡眠时间＜5小时，且在洛杉矶居住期间曾有自己栽种"葱"史。

体格检查

体温38.7 ℃，心率112次/分，呼吸20次/分，血压110/74 mmHg，MEWS：5分，身高179 cm，体重83 kg。神志清楚，急性面容，回答切题，自动体位，查体合作，扶入病房；全身皮肤黏膜未见异常，未见皮下出血点，未见皮疹，颈部及腋下等浅表淋巴结无肿大。双侧瞳孔等大等圆，对光反射灵敏，外耳道无异常分泌物，无乳突压痛。两侧鼻旁窦区无压痛，口唇无发绀。颈项稍抵抗，无颈静脉怒张；双肺呼吸音清晰，左肺偶可闻及少量哮鸣音，余未闻及干、湿性啰音。心率112次/分，律齐；腹平、软，全腹无压痛，无肌紧张及反跳痛，肝脾肋下未触及，肝肾脏无叩击痛，肠鸣音3次/分。双下肢无水肿。肌力正常，肌张力正常，生理反射正常，病理反射未引出。克氏征、布氏征（－）。

辅助检查（12月3日入院后检查）
- 血常规：白细胞4.15×10^9/L，血红蛋白141 g/L，血小板199×10^9/L。
- 尿常规、粪常规均正常；粪隐血阴性；呕吐物隐血（+）。
- 生化：谷丙转氨酶78 U/L，谷草转氨酶23 U/L，白蛋白43 g/L，肌酐76 μmol/L。
- 炎症指标：C反应蛋白1.26 mg/L，血沉4 mm/h，铁蛋白788.40 ng/ml；降钙素原正常。
- 血T-SPOT.*TB*阴性。
- CMV-DNA阴性，EBV-DNA：1.67×10^3 copies/ml。
- 血糖正常，凝血功能正常。
- 血尿免疫固定电泳均未发现单克隆蛋白；肿瘤指标均正常。
- 自身抗体：抗核抗体、ENA抗体谱、抗心磷脂抗体、抗中性粒抗体均阴性；HLA-B27阴性；C3、C4阴性；免疫球蛋白G、免疫球蛋白M和免疫球蛋白A、免疫球蛋白G4均正常。
- 甲状腺功能正常。
- B超：脂肪肝。胆囊、胰腺、脾脏、双肾、膀胱未见明显异常。双侧输尿管未见明显扩张。甲状腺右叶滤泡结节，TI-RADS 2类。双侧甲状旁腺未显示。后腹膜大血管旁未见明显异常肿大淋巴结。双侧颈部、腋下、锁骨上、腹股沟未见明显异常肿大淋巴结。
- 心超：结构诊断为静息状态下经胸超声心动图未见明显异常；功能诊断为左心收缩功能正常，左心舒张功能正常。
- 头颅MR增强：头颅MRI增强未见明显异常。

感染病原高通量基因检测单

姓 名：		病区-床位：	
住 院 号：		送检科室：	
样本类型：	脑脊液	送检医师：	
采样日期：	2018-08-13	报告时间：	2018-08-17

一、检测结果：

1. 检出病原体列表：

类型	病原体	检出序列数	相对丰度
真菌	粗球孢子菌	4	0.09%

2. 疑似背景微生物/污染或定植微生物列表：

类型	病原体	检出序列数	相对丰度
-	-	-	-

二、检测结论：

标本中检测出粗球孢子菌，请结合临床。

感染病原高通量基因检测单

姓 名：		病区-床位：	
住 院 号：		送检科室：	
样本类型：	脑脊液	送检医师：	
采样日期：	2018-08-15	报告时间：	2018-08-19

一、检测结果：

1. 检出病原体列表：

类型	病原体	检出序列数	相对丰度
真菌	粗球孢子菌	5	0.38%

2. 疑似背景微生物/污染或定植微生物列表：

类型	病原体	检出序列数	相对丰度
-	-	-	-

二、检测结论：

标本中检测出粗球孢子菌，请结合临床。

图13-2 脑脊液送检二代测序结果

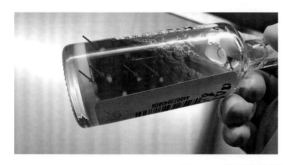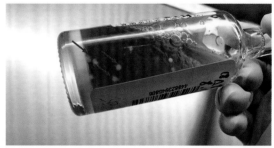

图13-3 脑脊液真菌培养阳性，红色箭头所示

临床关键问题及处理

• **关键问题** 患者诊断是什么，后续治疗方案如何

患者为青年男性，既往身体健康，无免疫功能抑制病史，此次为在美国洛杉矶陪产，并有劳累史后出现发热、肺部炎症、纵隔淋巴结肿大，经验性治疗后有短暂好转，后出现头痛，脑脊液检查证实有脑膜炎。为明确脑膜炎性质，脑膜炎送检二代测序及培养（图13-2，图13-3），提示粗球孢子菌，根据病原学结果最终诊断为播散性粗球孢子菌感染（累及肺、脑膜）。

入院后治疗经过

明确诊断后，予以伊曲康唑治疗，负荷剂量为静脉用200 mg q12h×2 d，后续予以静脉200 mg qd治疗。加用伊曲康唑后仍体温高，且患者脑脊液压力明显升高，予以加用地塞米松，后体温降至正常（图13-4），患者头痛明显好转。至2019年3月20日患者脑脊液较前明显改善（表13-1），治疗方案为伊曲康唑口服液200 mg po q12h，泼尼松5 mg bid口服治疗，并需继续治疗及随访。

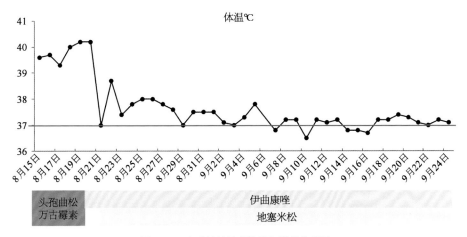

图13-4　患者每日最高体温与用药关系图

表13-1　患者脑脊液常规及生化

日　　期	压力（mmH₂O）	白细胞（×10⁶/L）	单核细胞（%）	同步血糖（mmol/L）	糖（mmol/L）	蛋白质（mg/L）
2018-08-13	> 320	695	86		1.2	2 071
2018-08-15	> 320	1 100	84	6.35	1.4	2 053
2018-08-18	> 320	564	92	7.66	< 1.1	4 115
2018-12-04		120	85	5.2	1.8	1 116
2018-12-11		40	87.5	5.4	1.8	1 165
2018-12-24		130	90	6.4	2.1	891
2019-01-08		70	91.4	5.2	2.0	1 043
2019-01-15		280	97	7.3	2.0	1 000
2019-01-23	150	160	80	5.0	2.4	989
2019-02-22		350	90	4.9	1.9	1 722
2019-03-06	80	100	70	5.0	2.0	1 704
2019-03-20	130	144	80	5.4	2.1	1 712

背景知识介绍

球孢子菌病是由双相型真菌粗球孢子菌或波氏球孢子菌引起的。感染均是通过吸入获得。球孢子菌病偶尔会从最初的肺部病变扩散到身体的其他部位，约占确诊球孢子菌病的4.7%，占所有呼吸道接触球孢子菌属者的0.2%。有肺外感染风险的患者包括非洲或菲律宾血统的患者和免疫抑制的患者。

肺外播散通常是机体血源性播散的结果。有些感染可能是由球虫属细菌通过肺部静脉引流直接进入血液。然而，肺门淋巴结病是球孢子菌病性肺炎的一个常见特征，在肺外病变发展之前，会感染气管旁甚至锁骨上淋巴结。淋巴结受累表明，一些播散性感染是由淋巴引流引起的，最终进入下腔静脉的共同淋巴管以及从下腔静脉到身体其他部位。

常见的球孢子菌肺外感染包括：皮肤和软组织感染、骨关节感染、脊椎感染、脑膜或脊膜感染等，其他的包括内分泌腺体、眼睛、肝脏、肾脏、生殖器、前列腺、腹腔及纵隔感染等也有报道。

球孢子菌脑膜炎最常见症状为持续性头痛，约见于75%患者。球孢子菌肺炎患者，出现持续性头痛，进行性恶化的头痛，头痛剧烈伴有恶心、呕吐，伴有视物模糊或精神状态改变等症状时，更提示脑膜炎累及可能。50%患者头颅MRI增强检查能发现异常，包括脑积水、基底节脑膜强化、基底节血管炎性梗死，甚至发现脓肿等。患者脑脊液细胞计数不超过$1\,000 \times 10^6/L$，淋巴细胞升高为主，脑脊液中嗜酸性粒细胞升高有诊断价值。患者有美国西海岸暴露史，且脑脊液中嗜酸性粒细胞升高，需首先考虑球孢子菌脑膜炎。从脑脊液或其他中枢标本中分离到球孢子菌能确诊球孢子菌脑膜炎，更多的是通过脑脊液中球孢子菌抗体阳性做出疑似诊断。因此，新诊断为球孢子菌感染的患者，若患者有持续性或逐渐加重的头痛、或出现精神症状、不能解释的恶心或呕吐或新发局灶性神经系统功能受损时，建议在进行中枢神经系统影像学检查后，行腰穿进行脑脊液检查。然后根据2016年IDSA治疗指南，制订球孢子菌脑膜炎抗真菌治疗方案。

初始治疗：

• 肾功能正常时，轻症患者可以口服氟康唑400 mg qd；重症患者建议氟康唑800～1 200 mg/d。不能口服患者，建议静脉使用。

• 如果不能耐受氟康唑治疗，可以选用口服伊曲康唑200 mg每天2～4次。伊曲康唑口服制剂吸收会受饮食及酸碱度影响，故理论上建议予以脂肪餐或酸性环境利于药物吸收（本例患者为了消除伊曲康唑口服吸收不佳因素，予以静脉伊曲康唑治疗）。

• 妊娠前3个月感染者，因三唑类药物影响胎儿骨发育，可以鞘注两性霉素B脱氧胆酸盐。

• 对于球孢子菌脑膜炎患者，推荐终身服用三唑类药物治疗。

• 氟康唑治疗效果不佳的患者，建议选用其他三唑类药物口服治疗，或开始鞘注两性霉素B治疗。

• 诊断时颅内压增高的患者,推荐反复进行腰穿治疗;且因为球孢子菌脑膜炎患者颅内压增高较难纠正,建议早期进行头颅MRI检查,并请神经外科会诊,协助诊治。

糖皮质激素是否使用尚无强烈证据推荐,但很多文章证实有血管炎性梗死病变时,可以使用糖皮质激素,有文献推荐剂量为地塞米松20 mg/d × 7 d,后可每两天减量4 mg。对于意识障碍、颅神经损害等表现,糖皮质激素的使用仍具有争议性。

粗球孢子菌病是地方性传染病,多在西半球沙漠地带流行,在我国多为输入性病例,常见的感染部位与呼吸道吸入途径、接触暴露有关,如肺部、纵隔、颈部淋巴结以及皮肤,对于免疫抑制、免疫缺陷者有全身播散可能,可累及骨骼、中枢神经系统等脏器,导致相关脏器的功能异常表现。临床上此类表现的患者若有相关地区旅行的流行病学资料支持,都需考虑本病的可能。本文所述病例为在美国西海岸陪产奶爸,虽为年轻人,无免疫抑制基础病史,但长期得不到充足睡眠休息,有劳累诱因,且当地生活时种植葱接触泥土,此后出现发热,肺部、纵隔淋巴结病灶,头痛,脑脊液检查提示明显颅高压,两次脑脊液二代测序均提示为粗球孢子菌,脑脊液培养到真菌,结合患者流行病学、临床表现及病原学发现,明确诊断为播散性粗球孢子菌感染,累及肺、脑膜。粗球孢子菌病的治疗多以氟康唑、伊曲康唑作为首选药物,长期治疗,对于累及中枢神经系统的播散性粗球孢子菌病,如在治疗过程中颅压高、脑脊液生化不能恢复者,常需小剂量糖皮质激素控制颅压,对症状缓解有帮助。通过这一病例,大家应充分认识到流行病学病史采集的重要性,且应尽可能送检病原学检查以获得证据,明确诊断。粗球孢子菌脑膜炎治疗需长期甚至终生用药,该患者仍需长期随访。

(于 洁 张 舒 陈明泉)

参·考·文·献

[1] Aronson N, Herwaldt B L, Libman M, et al. Diagnosis and treatment of leishmaniasis: Clinical practice guidelines by the infectious diseases society of America (IDSA) and the American Society of Tropical Medicine and Hygiene (ASTMH) [J]. Clinical Infectious Diseases, 2016, 63(12): 1539−1557.

[2] Johnson RH, Einstein HE. Coccidioidal meningitis [J]. Clin Infect Dis, 2016, 42: 103−107.

[3] Williams P L, Johnson R, Pappagianis D, et al. Vasculitic and encephalitic complications associated with coccidioides immitis infection of the central nervous system in humans: Report of 10 cases and review [J]. Clinical Infectious Diseases, 1992, 14(3): 673−682.

[4] Kassis C, Zaidi S, Kuberski T, et al. Role of coccidioides antigen testing in the cerebrospinal fluid for the diagnosis of coccidioidal meningitis [J]. Clinical Infectious Diseases, 2015, 61(10): 1521−1526.

[5] Bercovitch R S, Catanzaro A, Schwartz B S, et al. Coccidioidomycosis during pregnancy: A review and recommendations for

management [J] . Clinical Infectious Diseases, 2011, 53(4): 363–368.

[6] Johnson R, Ho J, Fowler P, et al. Coccidioidal meningitis: A review on diagnosis, treatment, and management of complications [J] . Current Neurology and Neuroscience Reports, 2018, 18(4): 19.

14

蚕食扁桃体的马尔尼菲篮状菌病

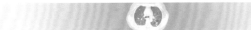

马尔尼菲篮状菌是机会致病菌，其感染常见于HIV感染或免疫抑制患者。过去认为好发于广东、广西和江西部分地区，但近年来其他省份陆续有病例报道。免疫功能正常感染者逐渐增多，多累及皮肤、内脏等，蚕食扁桃体者并不多见。本病例为无明显免疫抑制患者，主要表现为扁桃体被蚕食、多发淋巴结肿大、肺部粟粒样变。不仅无免疫抑制患者较少见，该患者累及部位亦少见，希望通过该病例能给临床医生提供更多的诊疗思路。

病史摘要

入院病史

患者，女性，24岁，浙江新昌人，2018年4月8日入院。

主诉

咽痛伴双侧颈部淋巴结肿大6月余。

现病史

2017-10-04自觉咽痛、双侧颈部淋巴结肿大，无发热、咳嗽等其他不适症状，于2017-10-08在当地医院就诊，胸片显示两肺内弥漫性病变，考虑为肺部感染给予抗感染治疗（具体方案不详），治疗后患者症状无明显好转。2017-11-16就诊于当地上级医院，入院后查肿瘤全套、血液生化、自身抗体系列、腹部B超、肺功能等均无明显异常。11-20日行支气管镜检查，肺泡灌洗液提示查见散在多核巨细胞。11-21日行左侧颈部淋巴结活检，病理结果显示：均呈慢性肉芽肿性炎，其中一枚中央完全坏死，周围上皮样组织细胞及核巨细胞反应，HE染色形态学上首先考虑结核可能，抗酸染色阴性，六胺银染色阴性，真菌PAS染色阴性，结合两肺弥漫性病变，经多学科会诊认为患者淋巴瘤依据不足，考虑间质性肺结核可能。

2018-12-26上海某医院就诊，B超显示：双侧颌下、颈部及颈根部淋巴结部分肿大，同时行超声引导下左锁骨上淋巴结穿刺，病理报告：组织脱水后无成分。初步考虑不排除结核感染，给予HRZE抗结核治疗（2017-12-29开始）。治疗10周（2018-03-08）复查胸部CT显示：两肺病灶未见吸收，右肺空洞略进展；颈部淋巴结病理会诊：（颈部淋巴结）坏死性肉芽肿，特殊染色见少量抗酸阳性杆菌，见散在小灶成簇圆形，卵圆形酵母样真菌。

患病以来患者精神好，胃纳可，睡眠好，大小便正常，近期体重下降3 kg。

既往史

传染病史：否认肝炎史。结核史：见现病史。否认手术史。否认外伤史。否认输血史。否认食物、药物过敏史。预防接种史不详。

系统回顾：各系统回顾无特殊。家族史：否认家族遗传病史。否认家族肿瘤史。个人史：初潮13岁，4～5天/28天，末次月经时间：2018-03-18。未婚未生育。

体格检查

体温36.2℃，心率88次/分，呼吸18次/分，血压105/70 mmHg，身高158 cm，体重38 kg。

神志清，回答切题，自动体位，查体合作，步入病房；全身皮肤黏膜未见皮疹。睑结膜未见异常，巩膜无黄染。双侧颈部、双侧锁骨上可触及散在淋巴结肿大，最大2 cm×2 cm×2 cm圆形质韧包块，有压痛，移动性可。双侧瞳孔等大等圆，对光反射灵敏。双侧扁桃体未见肿大，双侧扁桃体窝可见白色脓液；双腮腺区无肿大，颈软，无抵抗。双肺呼吸音清晰，未闻及干、湿性啰音。心率88次/分，律齐；腹平坦，腹壁软，全腹无压痛，无肌紧张及反跳痛，肝、脾肋下未触及，肝、肾区无叩击痛，肠鸣音正常。双下肢无水肿。肌力正常，肌张力正常，生理反射正常，病理反射未引出。

外院辅助检查

- 2017-11-21外院：GM试验0.11（阴性）。

- 2017-11-21外院：隐球菌荚膜多糖抗原阴性。

- 2018-03-06外院：B超显示双侧颌下、颈部及颈根部部分淋巴结肿大，左侧锁骨上淋巴结肿大，右侧腋下淋巴结肿大。建议穿刺细胞活检。

- 2018-03-12外院：颈部淋巴病理会诊（外院穿刺2017-12-19）：（颈部淋巴结）坏死性肉芽肿，特殊染色见少量抗酸阳性杆菌，见散在小灶成簇圆形，卵圆形酵母样真菌。

入院后检查

- 血常规：白细胞$5.77×10^9$/L，红细胞$4.09×10^{12}$/L，血红蛋白111 g/L（↓），中性粒细胞67%，淋巴细胞15.1%（↓），单核细胞11.4%（↑），嗜酸性粒细胞6.2%，血小板$287×10^9$/L。

- 心肌酶谱、心肌标志物、proBNP均正常。

- 肿瘤指标：CA15-3 52.7 U/ml（↑），神经元特异性烯醇酶：41.06 ng/ml（↑）。

- 免疫固定电泳：未发现。

- T.B.NK细胞：淋巴细胞群12.76%（↓）（正常值20%～40%），$CD3^+$ 76.18%，$CD4^+$ 52.04%，$CD8^+$ 18.26%，NK^+ 2.59%（↓），$CD19^+$ 20.92%，CD4/CD8 2.85（↑），$CD4^+$T细胞绝对计数383个/μl。

- 降钙素原0.26 ng/ml（↑），铁蛋白正常，乳酸脱氢酶242 U/L，C反应蛋白：47.4 mg/L

（↑），血沉71 mm/h。

• 生化：谷丙转氨酶17 U/L，谷草转氨酶30 U/L，总胆红素8 μmol/L，碱性磷酸酶156 U/L（↑），γ-谷氨酰转移酶75 U/L（↑），总蛋白85 g/L，白蛋白29 g/L（↓），球蛋白56 g/L（↑），尿素2.1 mmol/L（↓），肌酐34 μmol/L（↓），尿酸0.514 mmol/L（↑）；IgE > 2 640.00 ng/ml（↑），IgG 29.3 g/L（↑），IgA 4.54 g/L（↑），IgM 1.45 g/L；IgG4 2.35 g/L（↑）。

• 自身抗体、补体、类风湿因子：阴性；血轻链：κ-轻链8.11 g/L（↑），λ-轻链3.38 g/L（↑），KAP/LAM 2.4；G试验858.46 pg/ml。

• 结核T-SPOT.*TB*阴性，血隐球菌荚膜抗原乳胶凝集试验（定性）阴性，HIV、RPR、TPPA阴性。

• 2018-04-09 B超检查：脾脏轻度肿大。腹腔及后腹膜多发淋巴结肿大。肝脏、胆囊、胰腺、双肾未见明显异常。全身多处浅表淋巴结肿大（表14-1）。脾脏：118 mm×35 mm，形态正常，回声细小均匀，其内未见异常回声。以上光团皆边界清，内回声低且均匀，CDFI示内部血供不丰富。

表14-1 浅表淋巴结分布表格

	淋巴结最大（mm）	数　　量
颈部R	20×7	> 5
颈部L	13×5	> 5
锁骨上R	16×5	3
锁骨上L	7×3	> 5
腋下R	14×3	2
腋下L	13×4	3
腹股沟R	8×3	2
腹股沟L	6×3	1

• 2018-04-11心电图结论：窦性心动过速。

• 2018-04-11心超：静息状态下经胸超声心动图未见明显异常。

• 2018-04-13喉内镜：咽喉部黏膜充血，双侧扁桃体1度大，右侧扁桃体中段，左侧扁桃体上极可见组织被蚕食，表面白色分泌物。会厌形态正常，披裂形态正常，无红肿。双侧声带黏膜无充血，边缘光滑，活动对称，发音时声门闭合好。双侧梨状窝对称，黏膜光滑，未见明显积液、新生物（图14-1）。

• 2018-04-12胸部CT扫描：两肺弥漫性病灶，两上叶支气管扩张，考虑结核感染可能，请结合临床。纵隔、颈根部淋巴结肿大（图14-2）。

• 2018-04-18肝脏MR增强：肝、脾肿大，脾内多发病灶，肝内门脉系统壁增厚，腹膜后多发肿大淋巴结，结合临床及其他检查；肝内小囊肿。

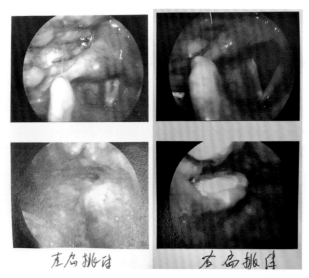

图14-1　喉内镜：咽喉部黏膜充血，双侧扁桃体1度大，右侧扁桃体中段，左侧扁桃体上极可见组织被蚕食，表面白色分泌物

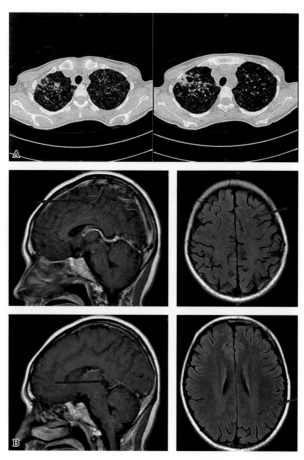

图14-2　A.肺CT：两肺弥漫性病灶，两上叶支气管扩张。B.头颅MRI增强：
软脑膜多发结节状及线样强化，左侧额顶叶小缺血腔隙灶（箭头处）

• 2018-04-18头颅MR增强：软脑膜多发结节状及线样强化,左侧额顶叶小缺血腔隙灶,随访；斜坡骨质欠均匀,建议随访；附见颈部及颌下多发肿大淋巴结(图14-2)。

• 2018-04-18 PET/CT：双侧口咽部及鼻咽部黏膜,双侧颈部、双侧锁骨上、纵隔及双肺门、肝门区、肠系膜及后腹膜多发肿大淋巴结影,双肺弥漫多发结节影(以粟粒样结节为主,部分为空洞),FDG代谢异常增高,结合病史,考虑符合炎性病变表现。脾脏反应性改变(图14-3)。

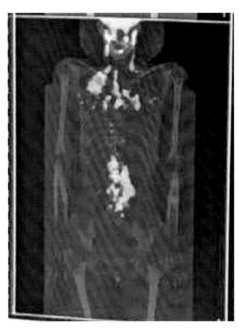

图14-3 双侧口咽部及鼻咽部黏膜,双侧颈部、双侧锁骨上、纵隔及双肺门、肝门区、肠系膜及后腹膜多发肿大淋巴结影,双肺弥漫多发结节影(以粟粒样结节为主,部分为空洞),FDG代谢异常增高

临床关键问题及处理

• 关键问题1 多发淋巴结肿大伴咽喉部、肺部累及,外院淋巴结病理提示真菌感染,后续应如何进行病原学确诊

结合患者体格检查,首先送检咽拭子真菌涂片及培养,咽拭子真菌培养结果为马尔尼菲篮状菌(图14-4)。其次进行颈部淋巴结活检,淋巴结送检培养,培养结果为马尔尼菲篮状菌(+++)。淋巴结活检免疫组化结果：CK(－),VIM(－),CgA(－),Syn(－),TTF(－),P63

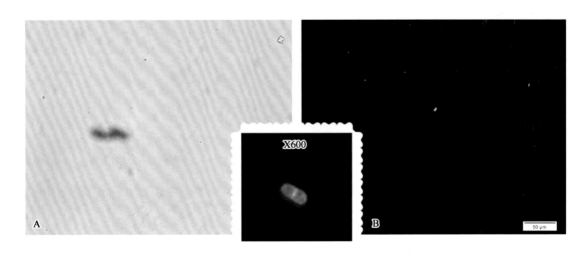

图14-4 咽拭子真菌涂片。A.10%KOH直接镜检：未见可疑真菌结构(×600);
B.荧光染色直接镜检：腊肠样短棒状结构,中间有一分隔(×400)

（－），NapsinA（－），P40（－）；特殊染色：PAS（－），抗酸（－），银染（－）。病理诊断：（左颈部）坏死性肉芽肿性改变。

再行支气管镜行肺泡灌洗，肺泡灌洗液送检病原学检查，肺泡灌洗液培养为马尔尼菲篮状菌。涂片荧光染色直接镜检阳性（图14-5、图14-6）。

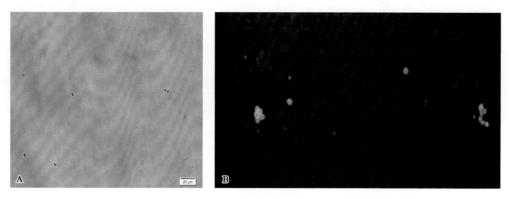

图14-5 肺泡灌洗液真菌涂片。A. 10%KOH直接镜检：未见可疑真菌结构（×600）；
B.荧光染色直接镜检：较多圆形、类圆形孢子和腊肠样结构（×600）

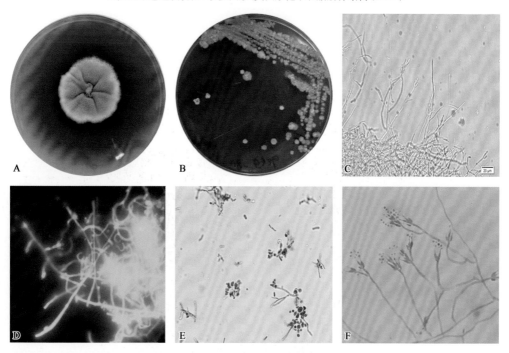

图14-6 淋巴结、咽拭子、支气管灌洗液培养为马尔尼菲篮状菌。A. 25℃霉菌相：PDA培养9天整个培养基呈酒红色，越接近菌落颜色越深，生长过程中菌落从白色、淡黄色渐渐变为黄色、黄绿色，菌落中央气生菌丝灰黄绿色、绒毛状较疏松，中间部分较致密似毛毡样质地，菌落周边稍平坦、呈黄绿色，气生菌丝较绒毛状，有放射状沟纹；B. 37℃ SDA培养5天，呈酵母相，菌落干燥灰白色、表面不规则皱褶、隆起、无蜡样光泽，有的菌落表面有白色短绒毛膜，颗粒状质地；C. SDA培养3天，帚状枝多数为两轮生，少数单轮生。分生孢子梗、梗基、分生孢子壁薄光滑，根基上多数有多个安培瓶样瓶梗，瓶梗排列疏密不一，分生孢子圆形、卵圆形或柠檬形；D. PDA培养7天，荧光染色（×600）；E、F. PDA小培养10天，棉兰染色（×600），菌丝较短，分支分隔且间隔较短，弯曲、腊肠样短棒状有隔孢子结构，以及成簇圆球形、卵圆形或气球样大小不等的孢子，壁薄，胞质浓淡不一

该患者诊断为播散性马尔尼菲篮状菌感染（淋巴结、扁桃体、肺）。

• 关键问题2　该患者诊断明确，应如何治疗

予以静脉用伊曲康唑200 mg q12h治疗2天，续以伊曲康唑200 mg qd治疗。疗程中随访炎性指标及G试验较前明显好转（表14-2），肺CT及头颅MRI增强均较前好转（图14-7），进一步提示颅内亦有累及。

表14-2　患者血常规、炎性指标及G试验

时　间	白细胞 （×10⁹/L）	血红蛋白 （g/L）	血小板 （×10¹²/L）	血沉 （mm/h）	C反应蛋白 （mg/L）	降钙素原 （ng/ml）	G试验 （pg/ml）	IgE （ng/ml）
04-09	5.77	111	287	71	47.4	0.26	858.46	> 2 640
04-16	3.96	108	283	46	22.3	0.15		
04-27	5.16	118	326	43	< 3.13	0.02	1 000	1 965.6
05-29	7.84	136	267	11	< 3.13	0.03	214.65	1 048.8

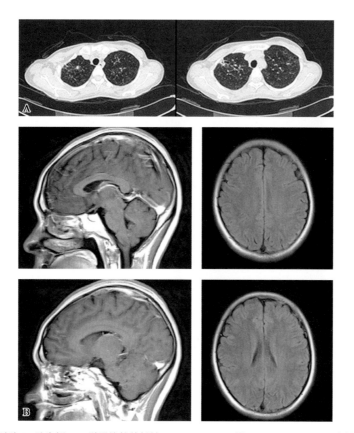

图14-7　随访后肺CT及头颅MRI增强均较前好转。A. 2018-05-31肺CT；B. 2018-06-01头颅MRI增强图像

背景知识介绍

马尔尼菲篮状菌（既往名为马尔尼菲青霉菌）最初是1956年在越南从竹鼠体内分离得到的，2015年重命名为马尔尼菲篮状菌。第一例人类感染病例是东南亚一例霍奇金淋巴瘤患者，后陆续在东南亚和中国南方有报道。

马尔尼菲篮状菌是一种双相真菌，培养一般需4～7天，其生长特点包括：25℃在SDA培养基表现为曲霉，菌落可产生一种可溶性红色素，扩散到琼脂中。显微镜下，菌丝体呈间隔菌丝，有侧生和顶生分生孢子。当转移到脑心浸液琼脂中并在37℃培养时，几天内会形成白色到棕褐色的酵母菌落。酵母细胞呈圆形到椭圆形，中间有间隔。

马尔尼菲篮状菌病通常见于免疫抑制患者，尤其是HIV感染或其他获得性细胞免疫缺陷者（如移植患者、血液系统恶性肿瘤患者、用激素或细胞毒性药物）。HIV感染患者中，大部分病例发生于CD4细胞计数 < 100/ml。在亚洲流行区域，也有非HIV感染患者或CD4细胞正常患者中有该病例报道，这些患者可能有其他基础疾病，如自身免疫病、癌症或糖尿病等，部分没有基础疾病的患者存在γ干扰素抗体阳性。人和竹鼠是马尔尼菲篮状菌的仅存宿主。人感染病例主要分布于竹鼠分布区域。马尔尼菲篮状菌传播途径未知，与其他地域性真菌病（如球孢子菌或组织胞浆菌）类似，可能是通过吸入环境中的真菌孢子传播。

马尔尼菲篮状菌病在HIV感染与非HIV感染患者中，临床表现有部分不同，一项泰国北部的研究入选了116例HIV感染者和34例非HIV感染者，数据显示非HIV感染者更多表现为骨或关节病变，较少表现为发热、脾肿大、转氨酶升高或真菌血培养阳性。

大部分患者均有网状内皮系统受累症状或体征，包括播散性淋巴结肿大、肝脾肿大。其他临床表现包括：贫血，可见于75%患者，转氨酶升高、黄疸、血白细胞升高或白细胞降低。

血、皮肤、骨髓或淋巴结培养阳性可确诊篮状菌病。所有马尔尼菲篮状菌病患者均应立即治疗，从而减少危及生命的并发症。如果病情需要尽早治疗，可以根据组织病理或真菌血症患者血涂片做临床诊断。疑似病例应尽快治疗。如果不治疗或诊断有延迟，死亡率可高达97%。抗真菌治疗可以使95%患者临床或病原学得到缓解。

治疗方案根据病情严重程度选择：
- 重症 多脏器累及，有呼吸衰竭或循环衰竭。
- 中度 多脏器累及，无呼吸衰竭或循环衰竭。
- 轻度 只有皮肤累及患者。

马尔尼菲篮状菌病治疗包括诱导治疗、长疗程维持治疗，至细胞免疫完全恢复。中重度患者初始治疗应为静脉用药，后变更为口服给药。轻症患者可口服给药。马尔尼菲篮状菌病首选两性霉素B或伊曲康唑。两性霉素B，首选两性霉素B脂质体（每天3～5 mg/kg）或两性霉素B脂质复合物（ABLC）（每天5 mg/kg），或两性霉素B脱氧胆酸盐（每天0.7～1 mg/kg）；对于中枢神经系统感染患者，首选两性霉素B脂质体。伊曲康唑诱导治疗时，负荷剂量为200 mg一天3次用3天，序贯疗法以200 mg一天2次。

对于中重症患者，无中枢神经系统累及时，建议选用两性霉素B治疗2周，后序贯以伊曲康唑治疗10周。多项临床研究证实这种序贯疗法有效。一项开放性研究中，比较诱导治疗前2周使用两性霉素B与伊曲康唑的差异。结果证实两组病例在2周时，死亡率无显著性差异，但24周时，两性霉素B治疗组死亡率明显低于另一组。

中重症患者不能耐受两性霉素B时可选用伏立康唑，静脉给药，第一天6 mg/kg q12h，后4 mg/kg q12h，至少用3天。后可改用口服伏立康唑200 mg一天2次，治疗12周。

轻症患者建议口服伊曲康唑口服液治疗8～12周。如果不能耐受伊曲康唑，可口服伏立康唑，口服剂量为第一天400 mg一天2次，序贯以200 mg一天2次，共12周。

对于免疫缺陷患者，建议完成诱导治疗后继续维持治疗。口服伊曲康唑200 mg qd或口服伏立康唑200 mg一天2次。

点 评

本病例为一例少见马尔尼菲篮状菌病，患者为年轻女性，入院后查CD4细胞及IgG均未见明显下降，暂未发现免疫功能低下依据。该患者马尔尼菲篮状菌主要累及淋巴结，并累及肺及扁桃体。马尔尼菲篮状菌累及扁桃体且蚕食扁桃体者少见，该患者病程中曾反复主诉"咽痛"，病程早期未予以重视。查体发现咽后壁未见充血、双侧扁桃体未见肿大、表面可见白斑，口腔科会诊见到双侧扁桃体皆被蚕食，且扁桃体表面咽拭子涂片及培养均为马尔尼菲篮状菌，明确诊断该菌累及扁桃体。本病例不仅给临床医生展示一个新的累及部位，也提醒临床医生需重视患者主诉及体检，以尽早获得线索，明确诊断。

（于　洁　王睿莹　李　莉　朱利平）

参·考·文·献

[1] Supparatpinyo K, Khamwan C, Baosoung V, et al. Disseminated penicillium marneffei infection in southeast Asia [J] . Lancet, 1994, 344(8915): 110–113.

[2] Supparatpinyo K, Nelson KE, Merz WG, et al. Response to antifungal therapy by human immunodeficiency virus-infected patients with disseminated penicillium marneffei infections and in vitro susceptibilities of isolates from clinical specimens [J] . Antimicrob Agents Chemother, 1993, 37(11): 2407–2411.

[3] Kawila R, Chaiwarith R, Supparatpinyo K. Clinical and laboratory characteristics of penicilliosis marneffei among patients with and without HIV infection in Northern Thailand: a retrospective study [J] . BMC Infect Dis, 2013, 13: 464.

[4] Le T, Kinh NV, Cuc N, et al. A Trial of itraconazole or amphotericin B for HIV-associated talaromycosis [J] . N Engl J Med, 2017, 376(24): 2329–2340.

15

特发性免疫缺陷合并马尔尼菲篮状菌、
伯克霍尔德菌及军团菌感染

题 记

　　马尔尼菲篮状菌、伯克霍尔德菌、军团菌分别属于不同的菌种，共同特点是好发于免疫缺陷人群，死亡率高。本篇介绍一例病情一波三折，先后出现以上三种致病菌感染的少见病例，最后证实是特发性CD4+T淋巴细胞减少症的免疫缺陷患者。对于免疫缺陷患者存在各种机会性感染的可能，在临床已不少见，因此提高对免疫缺陷患者机会性感染的认识，及时诊断，尽早治疗，对患者的预后至关重要。

病史摘要

入院病史

患者，男性，22岁，广东人，厨师，2018年6月14日收入我科。

主诉

发热伴淋巴结肿大1年，咳嗽、咳痰半年余。

现病史

患者1年前（2017年7月）先后出现双侧腹股沟及颈部淋巴结肿大，自述可触及数个，最大直径3.5 cm，无疼痛，无红肿；同时伴有间歇性发热，体温波动于38.5℃左右。就诊当地医院查血常规白细胞19.7×10⁹/L，颈部淋巴结彩超示双侧颈部、胸锁乳突肌外缘，下颌区多发增大淋巴结（考虑反应性增大），未予特殊治疗。2017年9月患者再次出现发热，就诊于当地某三甲医院A，给予头孢噻肟/舒巴坦钠抗感染治疗后好转，2017年9月7日淋巴结穿刺病理提示：右颈部淋巴结肉芽肿性炎症，结合PPD皮试（++++），考虑淋巴结结核。经当地医院病理切片会诊：慢性肉芽肿性炎，小灶凝固性坏死，抗酸染色阴性，病理形态考虑淋巴结结核。于2017年9月13日转当地某专科医院B，血常规白细胞30.18×10⁹/L，血T-SPOT.*TB*（－），肺CT正常，继续予头孢噻肟/舒巴坦钠抗感染治疗体温未见下降。于2017年10月18日再次行右颈部淋巴结活检,病理提示:局灶慢性肉芽肿炎,未见明确凝固性坏死,加做PAS(−)、六胺银(−)、抗酸染色(−);组织培养见抗酸杆菌生长,X-Pert.TB阴性,培养鉴定:龟−脓肿复合群分枝杆菌。诊断为非结核分枝杆菌(NTM)感染,予利福平0.6 g qd+乙胺丁醇0.75 g qd+阿奇霉素0.5 g qd口服治疗。2017年12月复诊淋巴结无明显缩小,将阿奇霉素调整为克拉霉素0.25 g bid口服继续治疗,2018年1月患者再次出现发热,血常规白细胞44.94×10⁹/L,中性粒细胞86.5%,B超提示颈部淋巴结较前增多,考虑抗NTM治疗效果不佳,停用抗NTM治疗药物,并建议转其他医院进一步明确诊断。

患者自行服用中药及针灸治疗1月余,其间仍有反复发热,夜间明显,T_max 39℃,伴有寒战。2018年2月患者开始出现咳嗽、咳黄痰,2018年2月19日就诊于当地某三甲医院C,血常规示白细胞32×10⁹/L,胸部CT示:双下肺炎症(图15-1),予莫西沙星联合利奈唑胺抗感染治疗3天,患者仍有反复发热,于2月22日收入院治疗。入院后查血常规:白细胞28.21×10⁹/L,中性粒细胞24.12×10⁹/L,血红蛋白68 g/L,血小板656×10⁹/L,血沉122 mm/h,C反应蛋白181.3 mg/l,降钙素原0.83 ng/ml,血气分析、肝肾功能未见明显异常,痰结核菌涂片:未见抗酸杆菌,PPD试验:阴性,淋巴结彩超:双侧颈部、腋窝及腹股沟见多个异常肿大淋巴结,性质待定,建议进一步检查明确,腹部彩超未见明显异常,予以莫西沙星+美罗培南+万古霉素抗

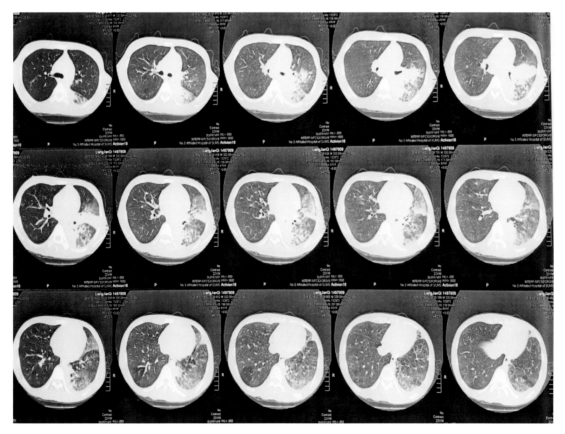

图15-1 肺CT平扫(2018-02-19)两下肺炎症

感染治疗。2月26日复查胸部CT示：① 双肺多发炎性病变，左肺上叶尖后段及下叶为著，部分肺组织实变，较前明显进展，右肺中间段支气管壁结节，较前变化不大，考虑黏液栓？② 心包及胸腔少量积液，较前明显进展；③ 双侧腋窝及纵隔淋巴结肿大，较前稍增大；④ 皮下脂肪层多发渗出（图15-2）。PET-CT提示：① 全身多处肿大淋巴结，大部分代谢稍活跃，全身多处骨代谢活跃灶，双肺多发病变、代谢活跃，考虑炎性病变可能，不排除恶性肿瘤（淋巴瘤？）；② 多处肌肉代谢活跃，考虑良性病变可能，皮下脂肪层多发渗出；③ 大量腹水，双侧少-中量胸腔积液，心包积液；④ 肝脏、脾脏增大，代谢未见异常，考虑反应性改变，慢性胆囊炎；⑤ 甲状腺密度不均匀，代谢未见异常，建议彩超随访。调整方案为莫西沙星+伏立康唑+复方磺胺甲噁唑，并加用甲泼尼龙40 mg q12h抗炎治疗。2月27日支气管镜示双侧支气管菜花样新生物，易出血；骨髓涂片未见异常；因病情进展转入呼吸ICU治疗，抗感染方案调整为伏立康唑0.2 g qd+亚胺培南/西司他丁1.0 g q8h+阿米卡星0.6 g qd，患者仍有反复发热，3月1日停用伏立康唑及亚胺培南/西司他丁，甲泼尼龙逐渐减量，改为多西环素0.1 g bid+利福平0.45 g qd+阿米卡星0.6 g qd抗感染治疗。3月3日痰培养：马尔尼菲篮状菌，同时骨髓活检、淋巴结活检及支气管新生物活检标本进一步病理会诊，结果回报：骨髓马尔尼菲篮状菌感染，肺马尔尼菲篮状菌感染，淋巴结反应性增生伴纤维化。停用多西环素、利福平、阿米卡星，加用伏立康唑

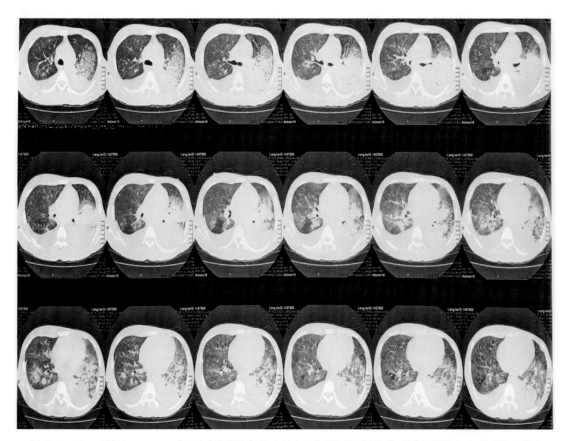

图15-2　肺CT平扫（2018-02-26）双肺多发炎性病变，左肺上叶尖后段及下叶为著，部分肺组织实变，较前明显进展

200 mg bid抗感染治疗,患者体温及咳嗽逐渐好转,3月9日复查肺CT平扫较前好转(图15-3);3月13日复查支气管镜:支气管新生物基本消失,支气管黏膜性改变;3月14日患者病情稳定转普通病房继续治疗,激素逐渐减量。3月29日复查胸部CT较前好转(图15-4),停用口服糖皮质激素。4月6日患者再次出现耳后、颌下腺及颈部淋巴结肿大,伴明显压痛,复查颈部淋巴结彩超示:双侧颈部、颌下腺及腮腺见多发异常肿大淋巴结,部分内见液化灶。监测伏立康唑血药浓度为0.02 μg/ml,考虑伏立康唑血药浓度低,增加伏立康唑剂量至400 mg(8AM),200 mg(4PM)口服继续抗真菌治疗。4月20日患者再次出现左耳、下颌、颈部淋巴结进行性肿大,伴张口困难,局部压痛,考虑伏立康唑抗真菌治疗疗效欠佳,于4月21日更换方案为两性霉素B抗真菌治疗,小剂量起逐渐加量,4月24日患者再次出现发热,T_{max} 40℃,伴有头痛及恶心,血培养提示:伤寒沙门菌;加用头孢哌酮/舒巴坦钠3.0 g q8h抗感染及甲泼尼龙

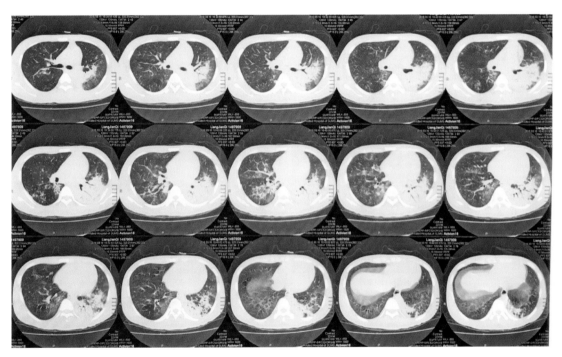

图15-3　肺CT平扫(2018-03-09)较前好转

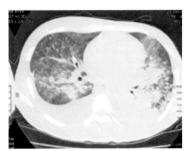

2018-02-26肺CT

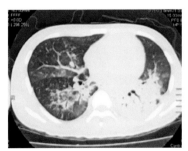

2018-03-09肺CT

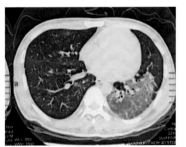

2018-03-29肺CT

图15-4　肺CT平扫(2018-03-29)较前好转

20 mg bid抗炎治疗，体温逐渐恢复正常，左耳前、下颌及颈部淋巴结较前明显缩小，激素逐渐减量。5月13日患者再次出现发热伴肩胛骨处疼痛，左锁骨下可见一大小约2 cm×3 cm质软包块，无压痛，无粘连，彩超示：左锁骨上可见多个肿大淋巴结，约2 cm×1 cm，边界清，内部回声不均。5月15日患者再次出现咳嗽，咳白色泡沫痰，仍有高热，T_{max} 40℃，5月19日调整为两性霉素B脂质体抗真菌治疗，仍有高热。5月20日患者出现血压下降70～80/40～50 mmHg，心率140～160次/分，胸部CT示：双肺感染，较前明显进展，左肺为著，部分肺组织实变，双侧腋窝及纵隔多发淋巴结肿大淋巴结，较前明显增大，肝脏体积稍饱满（图15-5），暂停两性霉素B脂质体，予伏立康唑0.2 g q12h抗真菌、头孢哌酮/舒巴坦抗细菌、甲泼尼龙80 mg qd抗炎及丙种球蛋白治疗，1周后患者症状好转，激素减量。6月7日复查胸部CT未见明显好转（图15-5），治疗方案调整为伏立康唑＋替加环素＋左氧氟沙星＋甲泼尼龙（40 mg qd），患者体温、咳嗽咳痰逐渐好转，炎症指标逐渐好转。6月11日停用替加环素及左氧氟沙星，改为哌拉西林/他唑巴坦抗感染治疗，并继续伏立康唑及甲泼尼龙治疗至6月13日，患者无发热，咳嗽、咳痰较前明显好转出院。现为进一步诊疗，门诊以"播散性马尔尼菲篮状菌感染"收入院。患病以来患者神志清，精神软，胃纳一般，睡眠欠佳，大小便正常，无明显体重下降。

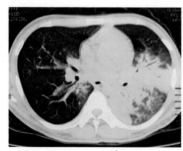
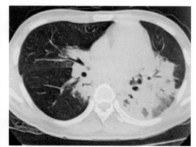

2018-05-20肺CT　　　　2018-06-07肺CT

图15-5　肺CT平扫（2018-05-20）双肺感染，较前明显进展，左肺为著，部分肺组织实变。2018-06-07肺CT未见明显好转

既往史及个人史

否认肝炎史、结核史。否认手术史。否认外伤史。否认食物、药物过敏史。否认吸烟史，否认饮酒史。否认吸毒史，否认冶游史。未婚未育。

体格检查

体温36.3℃，脉搏110次/分，呼吸20次/分，血压110/85 mmHg；神志清楚，发育正常，营养一般，回答切题，自动体位，查体合作，步入病房，全身皮肤可见大量痤疮样改变，以颜面部及胸前明显，左侧锁骨下组织触诊略有肿胀，无压痛，全身浅表淋巴结无肿大。头颅无畸形，眼睑正常，睑结膜未见异常，巩膜无黄染。双侧瞳孔等大等圆，对光反射灵敏，耳郭无畸形，外耳道无异常分泌物，无乳突压痛。外鼻无畸形，鼻通气良好，鼻中隔无偏曲，鼻翼无扇动，两侧鼻旁窦区无压痛，口唇无发绀。双腮腺区无肿大，颈软，无抵抗，颈静脉无怒张，气管居中，甲状腺无肿大。胸廓对称无畸形,双肺呼吸音粗,未闻及干、湿性啰音;心率110次/分,律齐;腹平坦,腹壁软,全腹无压痛,无反跳痛,肝脾肋下未触及,肝肾无叩击痛,肠鸣音4～5次/分。肛门及外生殖器未见异常,脊柱、四肢无畸形,关节无红肿,无杵状指(趾),双下肢无水肿。肌力正常,肌张力正常,生理反射正常,病理反射未引出。

实验室检查

- 血常规:白细胞计数31.78×10^9/L(↑),中性粒细胞86%(↑),淋巴细胞7%(↓),血红蛋白107 g/L(↓),血沉7 mm/h,C反应蛋白＞200 mg/L(↑),降钙素原0.11 ng/ml(↑),铁蛋白181 ng/ml。
- 肝肾功能正常;心肌标志物、心肌酶正常。
- T–SPOT.TB:阴性,抗原A(ESAT–6)孔:0,抗原B(CFP–10)孔:0;G试验:＜31.25 pg/ml;血隐球菌乳胶凝集试验(定性):阴性。
- 甲状腺功能、免疫球蛋白、自身抗体、补体均正常。
- 肿瘤标志物:糖类抗原125 39.19 U/ml(↑),余肿瘤标志物均正常。
- HIV(－),RPR(－)。
- T.B.NK:CD3$^+$(T细胞)47%(↓),CD3$^+$CD4$^+$(辅助性T细胞)12%(↓),% CD3$^+$CD8$^+$(抑制性T细胞)27%,CD4$^+$/CD8$^+$=0.45(↓),CD19$^+$(B细胞)30%(↑),CD16$^+$CD56$^+$(NK细胞)22%,T+B+NK(总淋巴细胞)99%。

辅助检查

2018-06-15 B超:左侧胸壁锁骨下淋巴结肿大,形态饱满;左侧腋下及腹股沟见淋巴结肿大,形态规则。后腹膜、右侧腋下、双侧颈部、双侧锁骨上未见明显异常肿大淋巴结。胆囊餐后。肝脏、胰腺、脾脏、双肾、膀胱未见明显异常。双侧输尿管未见明显扩张。腹腔未见明显异常积液。双侧胸腔未见明显积液。

入院后诊疗经过

结合患者外院痰培养见马尔尼菲篮状菌,骨髓活检及支气管新生物病理提示马尔尼菲篮状菌感染,病理切片进一步送我院病理科会诊,也确认为马尔尼菲篮状菌(图15-6),诊断为播散性马尔尼菲篮状菌感染(肺、骨髓)。对于马尔尼菲篮状菌感染,国际指南推荐首选两性霉素B,患者在外院曾先后予两性霉素B、两性霉素B脂质体及伏立康唑治疗,效果不佳。入院后给予伊曲康唑200 mg q12h负荷量静脉治疗2天后,续以伊曲康唑200 mg qd静脉治疗,外院激素逐渐减量(甲泼尼龙40 mg qd口服减至

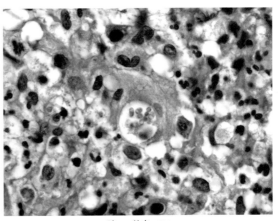

肺PAS染色×400

图15-6 肺组织病理PAS染色提示马尔尼菲篮状菌
(我院病理科会诊)

36 mg qd口服），患者无发热，无咳嗽咳痰，6月19日复查肺CT较外院病灶吸收好转（6月7日片）（图15-7）。7月4日复查血常规：白细胞23.47×10⁹/L（↑），血红蛋白116 g/L（↓），中性粒细胞89.7%（↑），淋巴细胞3.6%（↓），血小板283×10⁹/L，血沉、C反应蛋白、降钙素原正常；T.B.NK：CD3⁺（T细胞）47%（↓），CD3⁺CD4⁺（辅助性T细胞）7%（↓），CD3⁺CD8⁺（抑制性T细胞）29%，CD4⁺/CD8⁺=0.25（↓），CD19⁺（B细胞）28%（↑），CD16⁺CD56⁺（NK细胞）22%，T+B+NK（总淋巴细胞）97%。7月6日复查淋巴结B超提示左侧胸壁锁骨下淋巴结肿大，形态略饱满，较前次检查（6月15日）略缩小；复查肺CT较前片（6月19日）略吸收（图15-7）。治疗后患者病情稳定，7月9日出院，出院后序贯伊曲康唑口服液20 ml bid口服，甲泼尼龙片减量至34 mg qd口服。

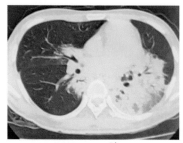 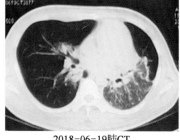 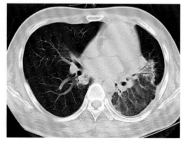

2018-06-07肺CT 　　　　2018-06-19肺CT 　　　　2018-07-06肺CT

图15-7　伊曲康唑治疗后6月19日肺CT较外院6月7日病灶吸收好转，7月6日肺CT较6月19日略吸收

出院后患者规律口服伊曲康唑口服液，激素逐渐减量，2018年7月20日患者劳累后出现右侧胸痛，伴有发热，T_{max} 38.5℃，胸痛，伴咳嗽、咳痰、胸闷、气急，时有黄痰，痰中带血，伴腹泻，每日2～3次水样便。7月22日至我院急诊查血常规白细胞9.91×10⁹/L，中性粒细胞92.9%；查体：满月脸，浅表淋巴结未及，双肺呼吸音粗糙，左下肺闻及湿啰音，右下肺未闻及呼吸音，心率145次/分，肝脾肋下未及，双下肢无水肿。7月23日再次收入院，入院体温39℃，留取血培养，血常规：白细胞7.49×10⁹/L，中性粒细胞93.5%，血小板93×10⁹/L；血沉64 mm/h，C反应蛋白＞200 mg/L，降钙素原1.35 ng/ml；胸部CT平扫：两肺纹理增多，双肺散在炎症，右肺下叶实变（图15-8）。入院后予伊曲康唑200 mg qd静脉抗真菌治疗，甲泼尼龙减量至

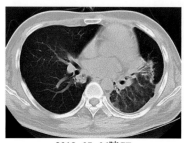 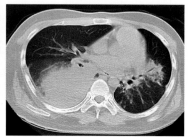

2018-07-06肺CT 　　　　　　2018-07-23肺CT

图15-8　肺CT平扫（2018-07-23）两肺纹理增多，双肺散在炎症，右肺下叶实变

32 mg qd口服,因血培养回报革兰阴性菌感染,加用亚胺培南/西司他丁1瓶q8h静脉抗感染治疗。7月26日血培养:洋葱伯克霍尔德菌(药敏:S哌拉西林、亚胺培南、头孢他啶、美洛配能,I环丙沙星,R阿米卡星、庆大霉素)。治疗后患者体温逐渐恢复正常,炎症指标及血小板也逐渐恢复(图15-9)。考虑患者合并多种感染,予甲泼尼龙快速减量。

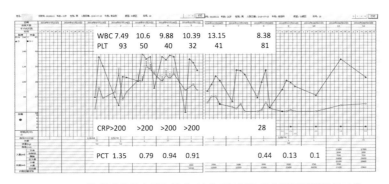

图15-9　血培养洋葱伯克霍尔德菌,治疗后体温及炎症指标逐渐恢复正常

　　2018年7月30日患者体温正常,咳嗽咳痰好转,但出现胸闷气促并逐渐加重,不能平卧,咳血性痰。8月1日行床旁胸片提示两肺感染,右侧胸腔大量积液,行床旁胸腔穿刺,穿出血性脓液(图15-10),胸腔积液常规:橙色,浑浊,李凡它试验(++++),红细胞66 800×10⁶/L,有核细胞80 870×10⁶/L,中性粒细胞75%,胸腔积液生化:总蛋白50 g/L,乳酸脱氢酶>20 000 U/L,腺苷脱氨酶116 U/L,并送检胸腔积液二代测序及培养。8月5日胸腔积液二代测序回报:嗜肺军团菌(序列数67 568,相对丰度89.18%)(图15-10),考虑合并嗜肺军团菌感染,加用多西环素及左氧氟沙星抗感染治疗,并进一步送检痰军团菌培养及尿军团菌抗原至上海市疾病预防控制中心检测,8月7日行右侧胸腔闭式引流,患者胸闷气促逐渐缓解。至此,患者合并马尔

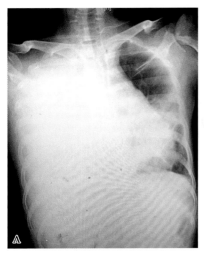
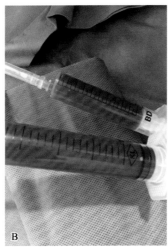
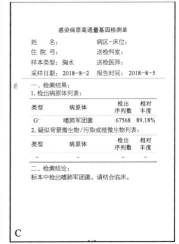

图15-10　床旁X线片见右侧大量胸腔积液(A);胸腔穿刺抽出血性脓液(B);胸腔积液送检二代测序检测到嗜肺军团菌(C)

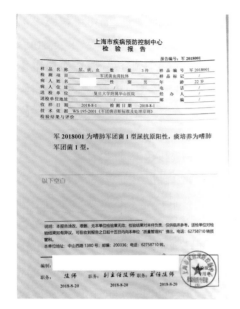

图15-11 痰培养及尿抗原送检上海市疾病预防控制中心证实为嗜肺军团菌1型

尼菲篮状菌、伯克霍尔德菌、军团菌感染，为评估整体感染情况，骨髓送检培养及二代测序，痰送检二代测序，外周血送检二代测序。痰二代测序：嗜肺军团菌（序列数12810，相对丰度75.45%），骨髓二代测序：嗜肺军团菌（序列数5，相对丰度0.59%）；8月20日上海市疾病控制中心报告：嗜肺军团菌1型尿抗原阳性，痰培养为嗜肺军团菌1型（图15-11），军团菌肺炎诊断明确。

2018年8月15日患者再次出现胸闷加重，夜间阵发性剧烈咳嗽，咳黄白痰，有时咳血痰，量不多，胸部CT平扫：右侧胸腔引流；两肺感染，右肺膨胀不全，右侧大量气胸、胸腔积液，左肺尖肺大泡。予以胸腔闭式引流接负压吸引，见气泡溢出。右侧液气胸持续负压引流，持续有血性胸腔积液流出伴气体，随访床旁胸片右侧气胸较前改善。治疗方案：伊曲康唑200 mg qd静滴＋亚胺培南/西司他丁1瓶q8h静滴＋多西环素0.1 bid口服＋环丙沙星200 mg bid静滴，甲泼尼龙片减量至14 mg qd口服。我院呼吸科及胸外科会诊均考虑患者肺部、胸腔炎症及纤维化严重，肺部复张困难，胸外科手术耐受力差，需长期带管生存。10月11日纤支镜提示气管及各支气管管腔通畅，未见肉芽肿；10月15日肺CT提示肺炎好转，右侧气液胸减少，右肺有所复张。患者病情稳定，11月2日出院。

临床关键问题及处理

• 关键问题1 马尔尼菲篮状菌的诊断和治疗

患者为青年男性，无明显诱因下出现发热伴淋巴结肿大、咳嗽、咳痰，病情逐渐进展、加重，发病至确诊病程近1年。发病初期外院按照非结核分枝杆菌治疗3个月疗效不佳，直至出现肺部病灶，PET-CT提示全身多器官累及，痰培养、骨髓病理及肺组织病理确诊为马尔尼菲篮状菌感染。

马尔尼菲篮状菌感染的临床表现没有特异性，皮肤、软组织、肺最容易累及，甚至可播散至骨髓、中枢，起病隐袭，发病早期常常误诊为结核或者肿瘤，如果早期没有得到有效的抗真菌治疗，病情迅速进展，死亡率可高达33%。本丛书已多次报道马尔尼菲篮状菌感染病例，有播散范围广的，累及部位罕见的，也有发病初期症状极不典型的，早期多有误诊。马尔尼菲篮状菌（*Talaromyces marneffei*，TM），原称马尔尼菲青霉菌（*Penicillium marneffei*，PM），是一种双相真菌，即25℃呈菌丝相，37℃呈酵母相。马尔尼菲篮状菌感染80%发生于免疫缺陷患者，在艾滋病患者中已成为继结核、隐球菌之后的第三大常见感染性疾病。流行区域全球多集中在东南亚区域，国内则在南方广东、广西、云南等地流行。近年来，非HIV/AIDS患者逐渐增多，可能与激素及免疫抑制剂的应用有关。本例患者HIV抗体阴性，进一步查HIV-RNA阴性，但检测发现CD4$^+$T细胞计数显著降低（表15-1），该患者属于特发性CD4$^+$淋巴细胞减少症。马尔尼菲篮状菌的确诊主要依靠临床标本的培养，组织病理学观察到双相型改变或者发现典型存在横隔的真菌孢子。血清学、分子生物学诊断技术发展迅速，但尚不成熟，未广泛应用。临床标本的二代测序（next-generation sequencing, NGS）则是有前景的诊断方法，我科已报道几例二代测序确诊的马尔尼菲篮状菌感染病例。诊断马尔尼菲篮状菌的关键是提高认识和警惕，尤其是免疫缺陷人群及流行地区人群。

关于马尔尼菲篮状菌的治疗，首选两性霉素B 0.5～1 mg/（kg·d）静脉滴注2周，继以伊曲康唑400 mg/d口服10周，然后伊曲康唑200 mg/d口服（HIV感染者需长期使用）。轻症患者直接伊曲康唑口服。2013年美国公布的最新AIDS机会性感染的预防和治疗指南推荐：两性霉素B脂质体，3～5 mg/（kg·d）静脉滴注2周，然后伊曲康唑200 mg bid口服10周，之后慢性维持治疗；替代方案：伏立康唑6 mg/kg q12h静脉滴注1天，然后4 mg/kg q12h静脉滴注至少3天，序贯伏立康唑200 mg bid口服，最多12周，之后慢性维持治疗。慢性维持治疗即二级预防，伊曲康唑200 mg qd口服，是否终止治疗根据CD4$^+$T细胞计数情况。本例患者外院先后给予两性霉素B、两性霉素B脂质体、伏立康唑治疗均效果不佳，给予伊曲康唑治疗后病情控制。

表15-1　患者外周血CD4$^+$T细胞计数

日　　　　期	CD4$^+$T细胞计数（/μl）
2017-09-04	932
2018-05-18	263
2018-06-14	267
2018-07-06	59
2018-08-22	40
2018-09-03	34

• 关键问题2　洋葱伯克霍尔德菌的致病性、特点及治疗

患者马尔尼菲篮状菌感染一度控制后，于2018年7月20日再次出现发热、胸痛、咳嗽、咳痰，再次入院后多次血培养到洋葱伯克霍尔德菌或伯克霍尔德菌属，痰标本及骨髓也先后培养到该菌属。洋葱伯克霍尔德菌（*Burkholderia cepacia, B. Cepacia*, BC）于1949年首次由美国植物病理学家Burkholder自腐烂的洋葱根部分离出来而得名，原属假单胞菌，1992年归属伯克霍尔德菌属。临床所指的洋葱伯克霍尔德菌并不是一个单一的菌，而是一个复合群，称为洋葱伯克霍尔德菌复合群（*Burkholderia cepacia* complex, BCC），其中临床最常见的是

Burkholderia multivorans（GII）和Burkholderia cenocepacia（GIII）。BCC属于非发酵的需氧革兰阴性杆菌，是机会致病菌，在欧美国家多见于肺囊性纤维化（cystic fibrosis, CF）和慢性肉芽肿病（chronic granulomatous disease, CGD），近年来也见于接受大量广谱抗生素治疗、免疫抑制剂使用、介入性医疗操作的患者。BCC感染是肺囊性纤维化患者肺移植术后死亡的独立危险因素，也是免疫低下患者医院感染的重要病原菌。

BCC感染可引起肺部感染、泌尿生殖道感染、皮肤软组织感染、血流感染、中枢神经系统感染，本丛书曾报道一例二尖瓣置换术后洋葱伯克霍尔德菌感染性心内膜炎。BCC感染主要发生在免疫低下人群，尤其在重症监护室（ICU）内。美国退伍军人管理局的数据表明，BCC血流感染的最常见来源是中心静脉导管（41%）和肺炎（20%），大多数病例是医院获得性感染（62%），30天死亡率为25%。该患者检测到BCC血流感染时CD4$^+$T细胞计数59/μl，细胞免疫严重缺陷，患者第一次入院时曾外院带入深静脉导管，入院时拔除。

BCC感染治疗比较困难，因为BCC对包括多黏菌素在内的多种抗菌药物天然耐药，耐药机制包括产生β-内酰胺酶或主动外排泵系统、外膜上膜孔蛋白的改变等。国内外文献报道，BCC感染最常用的抗生素是氟喹诺酮类药物、碳青霉烯类、复方磺胺甲噁唑、头孢他啶，对BCC感染不能采取经验治疗，应依据药敏试验结果选择抗生素。对于危重病人，推荐联合用药。本例患者药敏显示：哌拉西林、亚胺培南、头孢他啶、美洛配能敏感；环丙沙星中介；阿米卡星、庆大霉素耐药；给予亚胺培南/西司他丁抗感染治疗后，患者发热及咳嗽咳痰逐渐好转。

• 关键问题3　嗜肺军团菌肺炎的流行病学、诊断和治疗

患者在马尔尼菲篮状菌感染、洋葱伯克霍尔德菌感染得以控制后再次出现嗜肺军团菌感染，胸腔积液、痰、骨髓二代测序均测到嗜肺军团菌序列，后经上海市疾病预防控制中心痰培养和尿抗原检测确诊为嗜肺军团菌感染。军团菌（legionella）是需氧革兰阴性杆菌，在常规培养基上不生长，常用BCYE琼脂培养基，其广泛存在于自然界。军团菌感染最常见的是军团菌肺炎（legionella pneumonia），80% ～ 90%由嗜肺军团菌（legionella pneumophila, Lp）引起，Lp有16个血清型，以血清1型（Lp1）最常见。人类感染军团菌主要是吸入了含军团菌的气溶胶，军团菌常存在于管道供水系统，如中央空调冷却塔、淋浴器、温泉、工业用冷却水、医用湿化器等。

军团菌病发病有一定季节性，夏秋季节更多见。好发于免疫低下的中老年人，危险因素包括高龄、吸烟、酗酒、糖尿病、慢性肺病、终末期肾病、器官移植、免疫抑制等；儿童军团菌病罕见。根据传播特点，可分为社区获得性感染、医院获得性感染、旅游相关性感染。国内缺乏军团菌感染的流行病学数据，多中心的流行病学调查显示，Lp在我国社区获得性肺炎（CAP）中的检出率为5.1%。

军团菌肺炎诊断的金标准是从临床标本中培养和分离到军团菌；尿液抗原检测是最常用的诊断检测方法，然而对非嗜肺军团菌检测的灵敏度较差；急性期的血清学抗体检测不具备诊断价值。本例患者采用二代测序方法3天内即检测到嗜肺军团菌，与痰培养及尿抗原检测结果一致，提示病原体的分子生物学检测可能是今后病原体快速检测的重要方向。军团菌肺

炎的治疗以大环内酯类和氟喹诺酮类为首选,有临床研究提示左氧氟沙星优于大环内酯类。本例患者先后给予左氧氟沙星、环丙沙星联合多西环素治疗。

背景知识介绍

特发性CD4⁺T淋巴细胞减少症

特发性CD4⁺T淋巴细胞减少症(idiopathic CD4⁺T-cell lymphocytopenia, ICL)是一种少见的外周血CD4⁺T淋巴细胞持续性耗竭,无HIV或人类嗜T淋巴细胞病毒(HTLV)感染的证据,临床表现却类似获得性免疫缺陷综合征(AIDS)的疾病。最早1989年报道,1992年由美国疾病预防和控制中心(CDC)命名,诊断标准为:① 两次以上检查外周血CD4⁺T细胞绝对计数小于300/μl,或外周血CD4⁺T细胞占T细胞总数的百分比小于20%;② 除外HIV感染;③ 除外其他已知病因或治疗相关因素引起的免疫功能抑制。目前,该病的病因、流行病学和发病机制的研究仍在探索阶段。

ICL的临床表现可分为3类:① 无症状;② 表现为消瘦、鹅口疮、紫癜、慢性腹泻及非典型性肺炎等;③ 类似AIDS的临床表现,包括机会感染、肿瘤等。已报道的感染有隐球菌、分枝杆菌、组织胞浆菌、耶氏肺孢子菌等,还可合并自身免疫性疾病。该病临床表现无明显特异性,临床上感染同时伴外周血CD4⁺T淋巴细胞减少,在排除HIV感染后,应考虑ICL。ICL的治疗主要包括预防和治疗机会性感染及促进CD4⁺T细胞数量增加。有报道可使用胸腺肽通过诱导T细胞分化、提高IL-2的产生和受体表达、增强外周血γ干扰素的产生等调节免疫功能,与AIDS比,该病预后相对良好。

本例患者为免疫缺陷患者先后感染马尔尼菲篮状菌、伯克霍尔德菌、军团菌的少见病例,病情来势凶猛,缺乏特异性临床表现,病原菌的培养和鉴定对疾病的诊断极为重要。随着感染科疾病谱的变化,对免疫力低下或免疫缺陷人群,感染科医生应有足够的警惕和认识,对感染部位的标本多次送检及采用多种检测方法进行检测,尽快分离到病原菌,结合药敏结果选择治疗方案。

(刘袁媛　翁珊珊　朱贝迪　夏小学　梁道斌　朱利平)

参·考·文·献

[1] 金嘉琳,胡越凯,徐斌,等.非人类免疫缺陷病毒感染马尔尼菲青霉菌9例临床特征分析及文献复习[J].微生物与感染,2017,12(6):333-339.

[2] Zhu YM, Ai JW, Xu B, et al. Rapid and precise diagnosis of disseminated *T.marneffei* infection assisted by high-throughput sequencing of multifarious specimens in a HIV-negative patient: a case report [J]. BMC infectious diseases, 2018, 18 (1): 379.

[3] Kaplan JE, Benson C, Holmes KK, et al. Guidelines for prevention and treatment of opportunistic infections in HIV-infected adults and adolescents: recommendations from CDC, the National Institutes of Health, and the HIV Medicine Asociation of the Infectious Diseases Society of America [J/OL]. MMWR Recomm Rep, 2009, 58 (RR–4): 1–207. https://www.cdc. gov/mmwr/preview/mmwrhtml/r5804a1.htm.

[4] Guidelines for Prevention and Treatment of opportunistic Infections in HIV-Infected Adults and Adolescents [EB/OL]. http://aidsinfo.nih.gov/guidelineson 5/7/2013.

[5] Liao C H, Chang H T, Lai C C, et al. Clinical characteristics and outcomes of patients with Burkholderia cepacia bacteremia in an intensive care unit [J]. Diagnostic Microbiology and Infectious Disease, 2011, 70(2): 260–266.

[6] EI Chakhtoura NG, Saade E, Wilson BM, et al. A 17-year nationwide study of burkholderia cepacia complex bloodstream infections among patients in the United States Veterans Health Administration [J]. Clin Infect Dis, 2017, 65(8): 1253–1259.

[7] 路凤, 金银龙. 军团菌病的流行概况 [J]. 国外医学：卫生学分册, 2008, 35 (2)：78–83.

[8] Phin N, Parry-Ford F, Harrison T, et al. Epidemiology and clinical management of Legionnaires' disease [J]. Lancet Infect Dis, 2014, 14: 1011–1021.

[9] Centers for Disease Control (CDC). Unexplained CD4+T-lymphocyte depletion in persons without evident HIV infection—United States [J]. MMWR Morb Mortal Wkly Rep, 1992, 41(30):541–545.

[10] Vargas J, Gamboa C, Negrin D, et al. Disseminated Mycobacterium mucogenicum infection in a patient with idiopathic CD4+ T lymphocytopenia manifesting as fever of unknown origin. Clin Infect Dis, 2005, 41(5):759–760.

16

播散性组织胞浆菌病诱发的噬血细胞性淋巴组织细胞增生症

题 记

播散性组织胞浆菌病在本系列书中已经有多次报道,有兴趣的读者可以翻看2012年和2015年的相关病例。本次介绍的这个病例,主要是讨论如果播散性组织胞浆菌病严重到触发了噬血细胞性淋巴组织细胞增生症(HLH),怎么样处理才更合理,是否需要使用地塞米松,是否需要用环孢素和依托泊苷。虽然这个病例只是个例,但其诊治的曲折值得大家一起探讨、反思。

病史摘要

入院病史

患者,男性,30岁,公交车司机,安徽省安庆人,2018年5月31日收入我科。

主诉

发热伴畏寒寒战、三系细胞下降1个月。

现病史

患者2018-05-01起无明显诱因出现发热,T_{max} 40.0℃,无明显规律性,伴有畏寒、寒战,无头痛、头晕,无胸闷、胸痛、气促,无恶心、呕吐,无腹痛、腹泻。5月2日就诊于当地医院,血常规示白细胞 2.53×10^9/L,中性粒细胞73.9%,红细胞 3.47×10^{12}/L,血红蛋白质90 g/L,血小板 83×10^9/L。尿常规: 蛋白质(+),大便潜血(+)。血生化示白蛋白27.2 g/L,三酰甘油1.5 mmol/L,谷丙转氨酶59.4 U/L,谷草转氨酶84.5 U/L,碱性磷酸酶494 U/L,γ-谷氨酰转移酶101 U/L。降钙素原2.62 ng/ml,血沉56 mm/h,铁蛋白测定大于2 000 ng/ml。肿瘤指标示CA125 48.57 U/ml。腹部彩超示"肝脾肿大,胆囊壁毛糙增厚,盆腔积液"。心脏彩超未见异常。予抗感染及对症支持治疗2天(具体不详),无明显好转。

5月4日转至上级医院,复查血常规白细胞 2.35×10^9/L,血小板 70×10^9/L,血红蛋白79 g/L,

中性粒细胞70.2%。血生化检查基本同前，血疟原虫阴性，血弓形虫、风疹病毒、巨细胞病毒、单纯疱疹病毒、EBV、结核、肺炎支原体抗体检测均阴性。肺CT平扫示"双肺少许炎症伴双侧胸腔少量积液；左肺上叶小结节；肝右叶钙化灶；胆囊炎；右肾小结石；脾稍大；盆腔少量积液"。血培养示人葡萄球菌人亚种，考虑"血流感染"，给予美罗培南+左氧氟沙星抗感染治疗，症状无明显好转，仍有高热，且出现咳嗽、咳白色黏痰，可咳出。

5月9日转诊至外院血液科，复查血常规及肝功能较前相仿，C反应蛋白、降钙素原仍升高，铁蛋白>2 000 ng/ml，自身免疫抗体阴性，G试验>1 000 pg/ml，血培养阴性。完善骨髓穿刺检查，涂片示"血小板减少伴巨核细胞成熟障碍；全片见少量吞噬功能增强的网状细胞"，骨髓流式未见明显异常，骨髓液45种白血病融合基因及相关基因检测均阴性。颈部彩超示左侧颈部淋巴结肿大。PET/CT示"①肝脏体积增大，两侧颌下、颈部、肝门部、后腹膜多发肿大淋巴结，均伴葡萄糖代谢增高，考虑血液系统疾病可能，建议颈部淋巴结穿刺活检；②鼻咽部局部葡萄糖代谢增高，考虑炎症可能；③两侧上颌窦炎，两侧胸腔积液；肝右后叶钙化灶，脾大，胆囊结石可能，右肾小结石；腹盆腔积液"。结合患者病史及辅检，考虑"噬血细胞综合征"，先后给予比阿培南、莫西沙星、万古霉素、头孢哌酮/他唑巴坦抗感染，激素及免疫抑制剂抗炎（5月15日予甲泼尼龙40 mg q12h，5月19日予甲泼尼龙40 mg q8h，5月22日予地塞米松10 mg q12h，5月25日予环孢素125 mg bid）及其他对症支持治疗（图16-1）。患者诉使用激素1周后曾体温转平数天，后再次发热，每日T_{max} 38℃左右，仍有咳嗽咳痰，且三系仍进行性下降。

故于5月30日来我院急诊就诊，复查血常规示：白细胞0.45×10⁹/L，血小板15×10⁹/L，血红蛋白67 g/L，红细胞2.64×10¹²/L。考虑为"发热待查；噬血细胞综合征"，给予美罗培南抗感染、卡泊芬净抗真菌、人免疫球蛋白20 g qd、地塞米松15 mg qd、白蛋白10 g qd等抗炎及对症支持治疗。为进一步明确发热原因，5月31日收入我科住院。

患病以来患者精神不好，萎靡，胃纳不可，睡眠好，大小便正常，有体重明显下降，自发病以来体重下降约20斤。

既往史

既往体健，2018年3月因腹泻就诊当地医院查血常规未见异常，胃镜示浅表性胃炎，肠镜示小肠炎性息肉，当地医院住院治疗症状好转。余无殊。

体格检查

体温35.6℃，脉搏78次/分，呼吸19次/分，血压118/60 mmHg，身高170 cm，体重65 kg。神志清楚，精神萎靡，发育正常，营养好，回答切题，自动体位，查体合作，平车推入病房，全身皮肤及巩膜未见黄染，有肝掌，双侧颈部可触及肿大淋巴结，约0.5 cm×0.5 cm，质地中等，无压痛。未见皮下出血点，头颅无畸形，眼睑正常，睑结膜未见异常，巩膜无黄染。双侧瞳孔等大等圆，对光反射灵敏，耳郭无畸形，外耳道无异常分泌物，无乳突压痛。外鼻无畸形，鼻通气良好，鼻中隔无偏曲，鼻翼无扇动，两侧副鼻窦区无压痛，口唇无发绀，咽后壁可见一溃疡。双腮腺区无肿大，颈软，无抵抗，颈静脉无怒张，气管居中，甲状腺无肿大。胸廓对称无畸形，胸骨无压痛；双肺呼吸音清晰，未闻及干、湿性啰音。心率78次/分，律齐；腹平坦，腹壁软，全腹无压痛,无肌紧张及反跳痛,肝脾可触及肿大,均约肋下5指,质地中等,有叩击痛,肠鸣音3次/分。肛门及外生殖器未查,脊柱、四肢无畸形,关节无红肿,无杵状指(趾),双下肢轻度水肿。肌力正常,肌张力正常,生理反射正常,病理反射未引出。

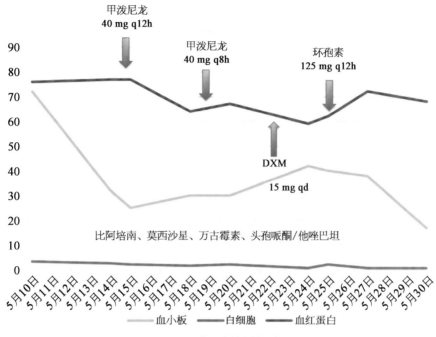

图16-1 患者入院前病情概略图

实验室检查
- 血常规:血红蛋白66 g/L(↓),血小板14 ×10⁹/L(↓),白细胞0.41 ×10⁹/L。
- 肝功能:谷丙转氨酶61 U/L,谷草转氨酶30 U/L,碱性磷酸酶229 U/L,γ-谷氨酰转移酶193 U/L,总胆红素23.3 μmol/L,乳酸脱氢酶554 U/L,白蛋白27 g/L。
- DIC:活化部分凝血酶原时间34.6秒,D-二聚体11.94 mg/L,纤维蛋白(原)降解产物32.1 μg/ml,纤维蛋白原2.5 g/L,凝血酶原时间12.2秒,国际标准化比值1.07。
- ProBNP 1 114 ng/ml。
- 三酰甘油:1.97 mmol/L。肾功能、电解质、血糖、心肌酶谱、心肌标志物及二便常规基本正常。
- 感染相关检查:HIV、RPR、肝炎三对半、T-SPOT.*TB*、血隐球菌乳胶凝集试验均无明显异常。C反应蛋白71.5 mg/L(↑),血沉24 mm/h,降钙素原2.11 ng/ml。G试验388.18 pg/ml(↑)。
- 肿瘤标志物:CA125 35.29 U/ml(↑),CA199 4.75 ng/ml(↑),NSE 24.29 ng/ml(↑)。
- 免疫相关检查:自身抗体/抗可溶性抗原/抗中性粒细胞胞浆抗体/抗心磷脂抗体均阴性,铁蛋白 > 2 000 ng/ml,补体C3 0.724 g/L(↓),C4正常;血免疫球蛋白IgG 18.5 g/L(↑),IgM 0.35 g/L(↓);血 λ-轻链2.33 g/L(↑),尿-κ-轻链44.1 mg/L(↑),尿-λ-轻链36.5 mg/L(↑)。

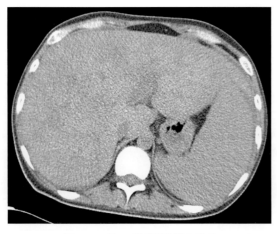

图16-2　肺CT附见肝脾肿大明显

淋巴细胞亚群CD六项：NK^+ 2.84%（↓），余正常。血免疫固定电泳无殊。

辅助检查

• 肺CT扫描：双肺少许炎症伴双侧胸腔积液，心包积液，随访；附见：肝脾肿大，结合临床及其他检查（图16-2）。

• 超声波：肝脾肿大。盆腔少量积液。胆囊餐后表现。胰腺、脾脏、双肾、双侧输尿管、膀胱、后腹膜未见明显异常。左侧颈中部部分淋巴结形态较饱满。右侧颈部、双侧锁骨上、双侧腋下、双侧腹股沟区未见明显异常肿大淋巴结。

临床关键问题及处理

• 关键问题1　患者发热伴三系进行性下降，噬血细胞综合征诊断是否成立，是由什么原因引起的

噬血细胞性淋巴组织细胞增生症（HLH，又称噬血细胞综合征）是由失控的免疫反应过度激活后引起的疾病，临床上相对少见，但死亡率较高。根据引起HLH的原因不同可分为原发性和继发性两种类型。原发性HLH多在出生后1年内出现，部分可有相应的家族史，常常由NK和T细胞脱颗粒介导的细胞毒作用相关的基因突变引起。继发性HLH是指无已知基因突变的情况下出现的HLH，多在合并EB病毒感染或其他类型感染、成人Still病、系统性红斑狼疮等其他风湿性疾病、恶性肿瘤包括淋巴瘤和急性白血病等情况下发生。HLH患者的临床表现和实验室检查以极端的炎症反应为特点，主要表现为高热、肝脾肿大、显著的全血细胞减少、高LDH水平、高铁蛋白以及高三酰甘油。目前公认的HLH诊断标准由国际组织细胞协会制定，凡有HLH相关分子生物学异常或符合以下8条标准中的5条，HLH的诊断即可成立（表16-1）。

表16-1　国际组织细胞协会2004版HLH诊断标准

符合下述第1或第2项即满足HLH诊断：
1.分子诊断符合HLH：在目前已知的HLH相关致病基因发现病理性突变
2.符合以下8条指标中的5～8条：
a.发热
b.脾大
c.血细胞减少（累及外周血两系或三系）：

（续表）

血红蛋白 < 90 g/L

血小板 < 100 × 10⁹/L

中性粒细胞 < 1.0 × 10⁹/L

d. 高三酰甘油血症（≥ 3 mmol/L）和/或低纤维蛋白原血症（≤ 1.5 g/L）

e. 骨髓或脾脏或淋巴结找到噬血细胞

f. NK 细胞活性降低或缺失（依据本地实验室参考值）

g. 血清铁蛋白 ≥ 500 μg/L

h. sCD25（即可溶性 IL-2 受体）升高，≥ 2 400 U/L

　　该患者病程中持续高热、肝脾肿大明显，血常规三系下降明显，铁蛋白 > 2 000 ng/ml，外周血淋巴细胞亚群分析 NK 细胞比例明显降低，基本符合 HLH 诊断标准。考虑患者既往体健，为成年发病，继发性 HLH 可能，感染或淋巴瘤引起不能除外。为此，入院后重复行血培养检查，回报示大肠埃希菌及屎肠球菌。入院次日再次行骨穿，完善骨髓涂片、外周血涂片、骨髓流式细胞学、骨髓培养、骨髓二代测序等检查。骨穿当日追踪涂片结果（图 16-3），提示"骨髓象增生减低，以粒巨核系为著。骨髓巨噬细胞及中性粒细胞均可见吞噬大量病原体，以巨噬细胞最多见"，外周血可见中性粒细胞吞噬病原体。后骨髓流式回报未见明显异常，骨髓活检示"10 个髓腔，造血细胞约占 40%，巨核细胞易见，各系造血细胞未见明显异常，请结合临床，网状染色（ - ）。"均无淋巴瘤及其他血液系统肿瘤依据。同时借外院首次骨穿涂片重新阅片，亦可见巨噬细胞吞噬大量类似病原体。故考虑患者噬血细胞综合征为感染诱发可能性大。

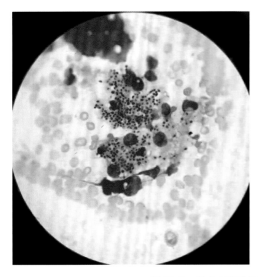
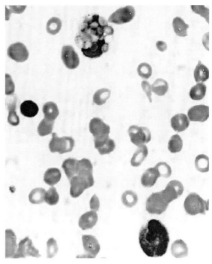

图 16-3 患者入院时骨髓涂片及血涂片

• 关键问题2　该患者考虑何种病原体感染？需与哪些感染性疾病相鉴别？进一步诊疗方案如何制定

患者骨髓涂片见巨噬细胞内吞噬大量病原体，为卵圆形、直径2～4 um真菌孢子结构，周围可见清晰荚膜结构；借阅患者外院骨穿涂片，镜下见相同病原体。结合患者临床病史，符合组织胞浆菌病感染特点。尚应与以下可引起发热、肝脾肿大，且在骨髓涂片能发现相应病原体的感染性疾病进行鉴别。

（1）疟疾：属于蚊媒传播疾病，由疟原虫属引起的，包括间日疟原虫，卵形疟原虫，三日疟原虫和恶性疟原虫。发病前多有明确的疫区旅行史及蚊虫叮咬史。临床特点为周期性发烧，有3天或4天的周期，取决于感染的亚种。患者常感畏寒、寒战，接着是高热，紧接着出现大汗，伴有关节疼痛，剧烈头痛，严重贫血和反复呕吐。慢性感染中可以出现脾脏和肝脏的扩大。恶性疟原虫可引起脑出血，导致全身抽搐，昏迷和死亡。外周血涂片或骨髓涂片可在红细胞内发现疟原虫，其镜下特点表现为：经吉姆萨或瑞氏染色后疟原虫核染红色、胞质染蓝色；除环状体期外，在胞质中都有棕褐色的疟色素；被寄生的红细胞出现红色点状物。

（2）黑热病：又称利什曼病，分为内脏利什曼病和皮肤利什曼病两种类型。该病主要流行于印度、东非、南美洲等地区，在我国西北与西南一些省份亦有流行。其中引起内脏利什曼病的病原体为杜氏利什曼原虫，白蛉为其媒介昆虫，主要通过雌性白蛉叮咬传播。感染后患者可出现长期不规则发热伴畏寒、寒战、肝脾肿大、进行性贫血、肤色加深、淋巴结肿大及消耗症状。少部分病例急性起病。骨髓涂片或淋巴结、脾脏穿刺液经吉姆萨染色镜检，可见细胞质呈蓝色，细胞核和动基体呈紫色的无边毛体。

（3）球孢子菌病：为地方性流行病，流行于美国西南部、墨西哥、中美洲、南美洲沙漠地区或气候干燥地区。流行区外的散发病例多有流行区旅行生活史或接触过来自流行区的污染物品史。致病菌球孢子菌为双相真菌，感染后多数表现为良性、自限性急性呼吸道感染，少数呈慢性播散型感染，可累及皮肤、肺、骨骼、脾脏、骨髓、脑等器官。临床标本直接涂片镜检可见圆球形、厚壁、直径20～200 μm，不出芽、内含直径2～5 μm内孢子的球囊。SDA培养基25℃培养2～7天可见有菌丝、白色绒毛状菌落，逐渐变为灰白色，中央有丛状菌丝。培养物涂片可见分枝、分隔的菌丝，关节菌丝和大量长方形桶状关节孢子，关节孢子间有间隔。

（4）马尔尼菲篮状菌感染：该病为艾滋病患者最为常见的机会性真菌感染之一，但近年来也不乏免疫正常者感染的病例报道。临床表现包括发热、皮疹、体重减轻、皮肤及软组织脓肿、肝脾肿大、淋巴结肿大等，皮肤、骨髓、肺、肝等多个器官可受累。马尔尼菲篮状菌为双相真菌，25℃或室温时SDA培养基菌落生长快速，呈短绒状，随菌龄增长，菌落可变成灰粉色到棕色，而37℃培养则生成粗糙、奶油色的酵母样菌落。人体来源标本镜下检查可见酵母样细胞球形或椭圆形（2～6 μm），呈裂殖而不是芽殖，或形成腊肠细胞或长方形的关节孢子菌，同时也可见大量短的菌丝体，血培养涂片可见有隔真菌丝。

为此，我们进一步完善外周血疟原虫涂片、黑热病血清抗原检测，均阴性。最为重要的是，对该患者进行血、尿的组织胞浆菌抗原检测，结果均回报阳性；骨髓液及血浆二代测序（表

16-2)示荚膜组织胞浆菌,序列数分别为5 646条及190条;我院首次骨穿骨髓液培养(真菌瓶)3周后亦回报阳性结果,镜下鉴定为组织胞浆菌(图16-4)。至此,患者诊断明确,考虑为"组织胞浆菌病;血流感染;噬血细胞综合征"。

表16-2　骨髓液二代测序报告

属			种		
中文名	拉丁文名	检出序列数[b]	中文名	拉丁文名	检出序列数[b]
组织胞浆菌属	*Histoplasma*	5646	荚膜组织胞浆菌	*Histoplasma capsulatum*	5646
芽生菌属	*Blastomyccs*	51	皮炎芽生菌	*Blastomyccs dcrmatitidis*	51
球孢子菌属	*Coccidioidcs*	4	粗球孢子菌	*Coccidioidcs immitis*	4

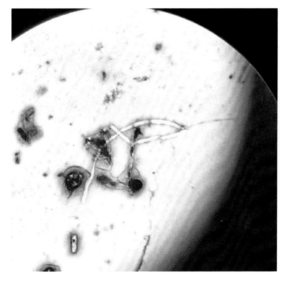

图16-4　骨髓培养示组织胞浆菌

基于上述分析,入院后我们立即调整治疗方案:停环孢素,并逐步停用丙种球蛋白,地塞米松予减量,抗感染方案调整为"美罗培南1.0 g q8h+万古霉素1.0 g q12h+伊曲康唑200 mg qd"静脉滴注。即使我们如此迅速准确地对患者病情做出了综合判断,然而患者后续治疗过程仍是一波三折(图16-5)。

治疗1周左右,随访患者血常规无明显改善,激素继续减量的同时,6月6日起加予两性霉素B脂质体联合抗真菌治疗(6月6日10 mg qd,6月7日 20 mg qd,6月8日起30 mg qd)。6月11日复查血常规,血小板仍进行性下降,仅为9×10^9/L,且肝功能损害较前加重,碱性磷酸酶428 U/L(↑),γ-谷氨酰转移酶267 U/L(↑),总胆红素39.5 μmol/L(↑),直接胆红素20.4 μmol/L(↑)。考虑到AMB脂质体的肝毒性及骨髓抑制作用,6月2日起暂停用。同时患

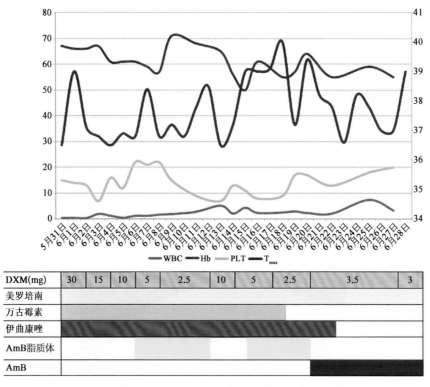

DXM(mg)	30	15	10	5	2.5	10	5	2.5	3.5	3
美罗培南										
万古霉素										
伊曲康唑										
AmB脂质体										
AmB										

图16-5　我院治疗0～4周患者治疗方案调整及血象、体温变化

者D-二聚体升高明显，并出现皮肤瘀点、瘀斑，有噬血细胞综合征基础上合并慢性DIC可能，故加予低分子肝素抗凝，地塞米松每日剂量再次加量至10 mg。后续2天随访肝功能及D-二聚体较前好转，但血小板低下无明显改善，且患者发热症状一度好转后再次反跳。考虑原发病未控制，故6月15日起再次加用两性霉素B脂质体抗真菌，并于6月19日换为两性霉素B脱氧胆酸盐25 mg qd ivgtt治疗，同时停用伊曲康唑。血流感染方面，万古霉素及美罗培南治疗后患者血培养迅速转阴，因患者出现全身皮疹，考虑万古霉素相关，故于6月17日停用。

然而让人失望的是，经过上述综合治疗20余天，患者血小板仍维持在（10～15）×10⁹/L，无好转，发热症状仍反反复复。不仅患者和家属开始焦虑不安，治疗组里每一位医生也都陷入了沉思。

• 关键问题3　感染诱发噬血细胞综合征，血象缓解不明显，如何应对

噬血细胞综合征的治疗目标除原发病的治疗外，应尽快抑制危及生命的过度炎症反应。根据国际公认的HLH-2004方案，往往需糖皮质激素、依托泊苷（VP-16）、环孢素A等多种免疫抑制剂与丙种球蛋白的联合使用。该患者噬血细胞综合征虽由组织胞浆菌感染诱发，但经过充分抗真菌治疗，血象缓解极为缓慢，此时是应启动特异性免疫抑制治疗方案还是继续加强抗真菌治疗呢？

正在我们对患者的抗真菌治疗方案及效果心存疑虑，对下一步治疗一筹莫展时，检验科顾剑飞老师精心制作的一张趋势图让我们重拾信心：患者外周血涂片吞噬病原体的中性粒细

胞数比例明显下降(图16-6),此时复查血二代测序结果也显示组织胞浆菌序列数明显下降,由病初的190条下降至治疗3周时的8条。6月28日抗真菌治疗4周时复查骨穿,骨髓涂片吞噬病原体数量明显减少,多以残存空荚膜结构为主。骨髓液二代测序序列数降至100条。而体格检查时患者肿大的肝脾回缩明显,由病初肋下5指缩至肋下2指。这些证据都在告诉我们,患者抗真菌治疗有效,总体病情正在好转!

因此,后续我们继续给予患者两性霉素B抗真菌及美罗培南抗感染治疗,地塞米松亦逐步减量至每日2～4 mg。治疗7周时患

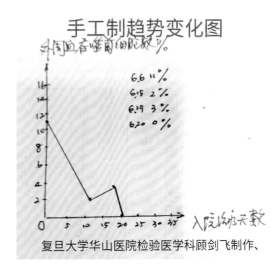

图16-6 外周血涂片吞噬病原体的中性粒细胞变化趋势图

者体温基本控制,予停美罗培南,复查骨髓液二代测序转阴,后续单予两性霉素B抗真菌。随访患者血常规,三系逐步回升,至治疗10周左右,白细胞恢复至$(3～4)×10^9$/L,血红蛋白回升至$(100～120)$g/L,血小板升至$80×10^9$/L。患者一般情况恢复良好,于8月底停用两性霉素B,换用伊曲康唑静脉治疗数天,病情无反跳,8月31日出院(图16-7)。

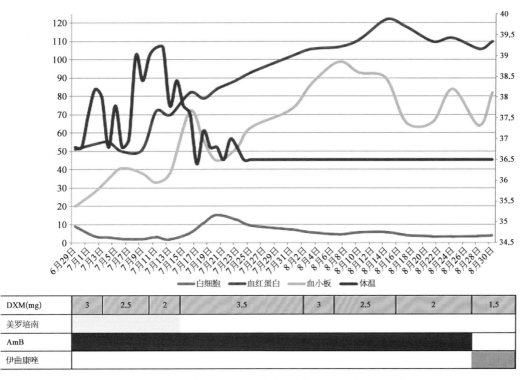

图16-7 我院治疗第5～13周患者治疗方案调整及血象、体温变化

患者自出院后遵医嘱予伊曲康唑200 mg q12h及甲泼尼龙8 mg qd口服治疗。甲泼尼龙逐渐减量，服用至2018年10月底停药。伊曲康唑口服3月，11月下旬因恶心、呕吐等不良反应自行停用。2018年9月底及11月底分别入院复查，血常规除血小板略低（80×10⁹/L）外基本恢复正常，骨穿涂片偶可见吞噬空荚膜巨噬细胞。自停用后患者未再服用抗真菌药物，当地定期监测血常规，逐步恢复正常，电话随访，目前病情稳定，无复发。

背景知识介绍

组织胞浆菌病（histoplasmosis）是由荚膜组织胞浆菌引起的真菌感染。该菌系土壤腐生菌，鸟粪和蝙蝠粪是重要的病菌载体。通过吸入真菌孢子污染的土壤而引起感染，也可经皮肤、胃肠黏膜感染。人群普遍易感，尤以免疫缺陷者、幼儿、老年患者最为常见。

该病分布多有一定的地域性，主要集中于北美洲及中美洲，是美国中部及东部地区最常见的地方性真菌病。目前在世界许多地区如欧洲、非洲、东南亚等地都有散发病例存在。我国首例患者系输入性病例，于1955年发现并报道。后续时有散发病例报道，部分病例为非输入性病例。

荚膜组织胞浆菌在免疫正常人群多引起隐性感染，患者可无任何症状，仅有抗原检测阳性。但在免疫缺陷或低下患者可引起单纯急性或慢性肺部感染，甚至出现肺、肝、脾、肾、脑、骨髓、淋巴组织等多器官病变，造成播散性感染，部分病例病情严重，预后凶险。

根据流行病学、临床表现及实验室检查等进行综合分析，凡在流行区或到过流行区，尤其是近期内有密切接触鸟粪、鸡粪接触史者，出现发热、咳嗽、贫血、肝脾大和全身淋巴结肿大者需高度怀疑组织胞浆菌。尤其是有细胞免疫缺陷，如HIV患者、免疫抑制剂使用者，应视为高危人群。

本病确诊主要靠直接镜检、培养及病理检查。该菌为双相真菌，外周血涂片、骨髓涂片、淋巴结病理或皮损刮取物等经瑞氏染色，在油镜下可见位于单核细胞内或巨噬细胞内圆形或卵圆形、直径2～4 μm孢子，一端较尖，一端较圆，周围有似荚膜的亮圈。该菌生长缓慢，SDA培养基上室温培养2～4周可形成白色或黑褐色绒毛状菌落。37℃呈酵母样菌落。血清学检查包括组织胞浆菌素皮肤试验、补体结合试验及抗原检测。其中抗原检测应用较多，可用于流行病学调查、隐性感染人群筛查及治疗反应监测。

根据2007版IDSA组织胞浆菌病诊疗指南，对于流行地区高危人群可予伊曲康唑口服预防。免疫正常无症状感染者一般无需治疗。在急性或慢性肺部组织胞浆菌病，治疗首选两性霉素B脂质体或两性霉素B脱氧胆酸盐治疗1～2周，继之以伊曲康唑巩固维持，总疗程12周。对于轻中度播散型组织胞浆菌病，予伊曲康唑治疗1年；而重度播散型感染患者，应使用两性霉素B脂质体或脱氧胆酸盐治疗1～2周后，继续予伊曲康唑抗真菌治疗满一年；免疫低下难以纠正的患者可终生维持治疗。个体预后一般与感染严重程度及免疫状态密切相关，住院患者中该病死亡率约8%。

表 16-3　Townsend 2015 年总结回顾既往文献报道的组织胞浆菌病诱发的
噬血细胞综合征 27 例的临床特点

作　　者	年份	基础疾病	CD4 T细胞计数	治 疗 方 案	预后
		HIV	NR	氟康唑	生存
Majluf-Cruz	1993	HIV	NR	两性霉素B	生存
		HIV	NR	无	死亡
Keller	1994	慢性黏膜念珠菌病	N/A	两性霉素B	生存
Koduri	1995	无	N/A	两性霉素B/甲泼尼龙	死亡
		HIV	36	ART/两性霉素B/丙球 ×2 d	死亡
		HIV	4	ART/两性霉素B/丙球 ×2 d	死亡
		HIV	6	ART/两性霉素B/丙球 ×2 d	死亡
Koduri	1995	HIV	22	ART/两性霉素B/丙球 ×2 d	生存
		HIV	32	ART/两性霉素B	生存
		HIV	44	ART/两性霉素B	生存
Chemlal	1997	HIV	34	NR	NR
Kumar	2000	无	N/A	无	死亡
		HIV	NR	无	死亡
Rao	2002	慢性淋巴细胞白血病	N/A	两性霉素B	生存
Masri	2003	心脏移植	N/A	两性霉素B	生存
Gil-Brusola	2007	HIV	39	无	死亡
Guiot	2007	HIV	66	两性霉素B脂质体 ×36 d →伊曲康唑	生存
Sanchez	2007	HIV	NR	两性霉素B ×6 周	生存
Wang	2007	慢性肾功能不全/真菌性心内膜炎	N/A	无	死亡
Phillips	2008	结节病,长期唐皮疹激素治疗	N/A	NR	生存
De Lavaissiere	2009	HIV	NR	ART/丙球 ×2 d/两性霉素B ×4 周→伊曲康唑	生存
Lo	2010	肾移植	N/A	两性霉素B脂质体 ×2 周→伊曲康唑;免疫抑制剂减量	生存
		肾移植	N/A	两性霉素B ×1 周→伊曲康唑;免疫抑制剂减量	生存
Van Koeveringe	2010	慢性淋巴细胞白血病	N/A	两性霉素B	生存
Vaid	2011	HIV	153	抗真菌及 ART	死亡
Chandra	2012	HIV	NR	酮康唑	生存

缩写:ART,抗逆转录病毒治疗;N/A 不适用;NR 未报道

2015年Townsend等人报道了2003—2013年收治的11例组织胞浆菌病诱发的噬血细胞综合征病例，其中6例为免疫低下患者（5例HIV及1例肾移植）；播散性感染占9例，另外2例为肺部感染；9例患者接受了两性霉素B脂质体序贯伊曲康唑的抗真菌治疗，1例使用伊曲康唑抗真菌，另一例抗真菌方案不详；5例患者接受了包括丙种球蛋白、糖皮质激素的病人中，4例死亡；而5位未接受免疫抑制治疗的患者仅1例死亡。同时该文章总结了既往报道的类似病例27例（表16-3），14例接受抗真菌治疗而无额外免疫抑制治疗的患者中13例生存，1例死亡；6例接受抗真菌治疗及糖皮质激素或丙种球蛋白治疗的患者中4例死亡；5例未接受抗真菌治疗的患者均死亡；另有2例治疗方案及预后不详。上述研究提示对于此类疾病，额外的免疫抑制治疗似乎并不能使患者获益。2019年4月，新版噬血细胞综合征国际指南发布，其中特别指出，由胞内如结核杆菌、利什曼原虫、立克次体等感染引起的噬血细胞综合征往往不需要过强的免疫抑制治疗，而对特异性的抗感染治疗应答良好。我们收治的此例患者成功救治，也恰好印证了这一点，对于组织胞浆菌感染导致的骨髓抑制甚至是噬血现象，及时有效的抗真菌才是治疗的重中之重。

播散性组织胞浆菌病既可以发生在有免疫缺陷的患者中，如合并HIV感染、移植后状态等，也可以发生在免疫功能正常的人。对于重症播散性病例，两性霉素B始终是各个指南的首选推荐治疗药物，但鉴于两性霉素B的副作用（血象和肝肾毒性等），当播散性组织胞浆菌病合并有HLH时，患者既有三系下降，明显的出血和继发感染，又有肝功能受损和黄疸，这种情况下临床医生可能对于是否继续坚持使用两性霉素B会产生犹豫。但一旦明确了所有症状的源头就是组织胞浆菌感染，坚持强有力的抗感染治疗辅助以输血制品以及相应支持治疗，才能取得理想的效果。本病例治疗的曲折过程和回顾相关的文献似乎都证明了这个观点。

（王睿莹　杨飞飞　顾剑飞　刘　红　王新宇　张继明）

参 · 考 · 文 · 献

[1] La Rosée P, Carin HA, Melissa H, et al. Recommendations for the management of hemophagocytic lymphohistiocytosis in adults. [J] .Blood, 2019, doi: 10.1182/blood.2018894618.

[2] Histoplasmosis. Centers for Disease Control and Prevention. https://www.cdc.gov/fungal/diseases/histoplasmosis/statistics.html.

[3] Limper-Andrew H, Antoine A, Le Thuy , et al. Fungal infections in HIV/AIDS. [J] .Lancet Infect Dis, 2017, 17: e334-e343.

[4] Flavio Q-T, Hassan F A, Falci D R, et al. Neglected endemic mycoses. [J] .Lancet Infect Dis, 2017, 17: e367-e377.

[5] Kauffman C A. Histoplasmosis: a clinical and laboratory update. [J] . Clin. Microbiol Rev, 2007, 20: 115-132.

[6] Joseph W. Current diagnosis of histoplasmosis. [J] .Trends Microbiol, 2003, 11: 488-494.

[7] 周庭银,章强强.临床微生物学诊断与图解 [M] .4版.上海：上海科学技术出版社,2017.

[8] Joseph W L, Freifeld A G, Kleiman M B , et al. Clinical practice guidelines for the management of patients with histoplasmosis: 2007 update by the Infectious Diseases Society of America. [J] . Clin. Infect Dis., 2007, 45: 807−825.

[9] Leigh T J, Satish S, John H, et al. Histoplasmosis-Induced Hemophagocytic Syndrome: A Case Series and Review of the Literature [J] .Open Forum Infect Dis, 2015, 2: ofv055.

17

接受免疫抑制治疗患者合并皮肤隐球菌及嗜血分枝杆菌感染

题记

免疫缺陷患者继发感染已成为一个重要的话题。这不仅涉及我们既往常见的HIV感染、器官移植等患者，随着现有医疗水平的提高，越来越多激素、免疫抑制剂、单克隆抗体的应用更扩大了该类人群范围。另外，病原体的种类也具有其复杂性，有时必须考虑复合感染或多病原同时感染的可能。本篇介绍了一例长期接受激素治疗患者发生的皮肤软组织感染，从不同部位病灶获得的病原体诊断不同，免疫抑制状态因原发病不能迅速解除，导致治疗方案更为复杂。

————————— 病史摘要 —————————

入院病史

患者，男性，59岁，江苏省常熟市人，2018年11月5日入我院治疗。

主诉

右大腿红肿热痛1个月，发热1周。

现病史

患者1个月前无明显诱因下出现右大腿屈侧大片红斑，边界不清，伴红肿热痛，呈持续性胀痛，无放射痛，无发热，无皮肤破溃。2018年10月30日至当地医院就诊，具体检查结果不详，诊断为"皮肤软组织感染"，予头孢曲松静滴无明显好转，遂于11月1日收入当地医院。血常规：白细胞17.78×10⁹/L（↑），中性粒细胞91.3%（↑）；B超示"右侧股后皮下混合性低回声团，右下肢动静脉血流通畅"。予青霉素480万 U ivgtt bid+奥硝唑0.5 g ivgtt bid治疗4天后，皮疹及红肿热痛症状未见明显好转。11月4日上午出现发热，测体温38.2℃，11月5日收入我院皮肤科。入院后完善相关检查，血常规：白细胞20.47×10⁹/L（↑），中性粒细胞94.1%（↑），C反应蛋白147 mg/L（↑），降钙素原0.14 ng/ml（↑），血沉17 mm/h（↑），CD4/CD8 0.33（↓），

T.SPOT.*TB*（－），血培养（－），HIV、RPR（－）。B超示："右大腿背侧皮下软组织水肿增厚，考虑炎症，脂肪层与肌层之间弱回声，稠厚脓肿可能"。11月6日起予哌拉西林/他唑巴坦4.5 g q8h ivgtt×14天（11月6日—11月19日），辅以布洛芬口服止痛治疗。11月12日、11月13日两次请外科行皮下脓肿穿刺（见图17-1），两次送检脓液培养结果为：新型隐球菌。11月15日完善血隐球菌荚膜抗原乳胶凝集试验：滴度1∶5 120。行腰穿送检脑脊液：脑脊液蛋白质692 mg/L（↑），潘氏试验弱阳性（±），脑脊液隐球菌荚膜抗原乳胶凝集试验（－）。经入院后诊治，患者11月12日起体温平，右大腿皮疹及疼痛较前好转，但复查B超："右大腿及臀部软组织内脓肿较上次检查明显增大"，为进一步诊治转入复旦大学附属华山医院感染科。

既往史

诊断为"线状IgA大疱病"2年，予以口服激素治疗，目前甲泼尼龙10 mg/12 mg qod序贯口服治疗。5个月前曾诊断为"感染性肉芽肿"（右肩部、左手腕），目前予以复方多黏菌素B+鱼石脂外涂治疗。否认外伤史及手术史。诊断"高脂血症、骨质疏松"1年余，目前予普伐他汀40 mg qn，阿伦膦酸钠70 mg qw口服治疗。

外伤史

患者自诉约1年前曾有右膝部外伤史，外伤后右膝逐渐出现褐色黄豆大皮疹，高出皮面。

入院查体

右大腿屈侧弥漫性红斑，约18 cm×18 cm，压之可褪色，皮下可触及硬结，无波动感，皮温高，压痛明显。右后背可见一处暗褐色丘疹，中央有溃疡（图16-1）。左前臂可见多处暗褐色色素沉着。右膝1处深褐色结节，高出皮面，表面光滑，其旁三处褐色斑疹，界清，不高出皮面，中央色素较浅。

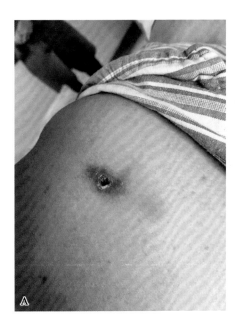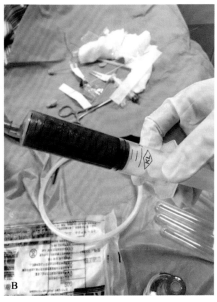

图17-1　A.背部皮疹形态；B.右大腿抽取脓液性状

临床关键问题及处理

• 关键问题1　患者的多处病灶可否用"一元论"解释

患者原发病为线状IgA大疱病，长期予以激素治疗，极易继发感染。其在5个月前曾诊断为"感染性肉芽肿"（右肩部、左手腕），但具体病原体不详，经过治疗后此次入院体检时仍可发现新鲜病灶，且皮疹形态、起病表现与右大腿病灶表现不一致。因此，虽然皮肤软组织隐球菌感染诊断明确，但下肢、前臂等部位皮损的性质仍需进一步明确，需警惕患者有多重感染可能。患者于11月9日行左前臂皮肤活检，病理结果回报："表皮突消失，真皮内成纤维细胞增殖，其间可见较多淋巴、浆细胞浸润，灶性区域可见多核巨细胞，另见粟丘疹样结构，未见水疱，考虑为感染性肉芽肿。"11月13日左前臂活检组织二代测序结果：嗜血分枝杆菌。11月22日PET/CT：右侧大腿后外侧及左侧臂部皮下软组织内不规则低密度影，FDG代谢不均匀增高，右侧肩背部、右侧膝关节外侧皮肤FDG代谢点状增高灶，结合病史，考虑为感染性病变可能大（图17-2）。至此，患者感染病原体基本明确，右侧大腿皮肤软组织隐球菌感染，以及皮肤嗜血分枝杆菌感染。

• 关键问题2　病原体明确以后，应该如何治疗

（1）皮肤及软组织隐球菌感染：患者有激素应用史，肺部CT平扫、PET/CT、腰穿等检查

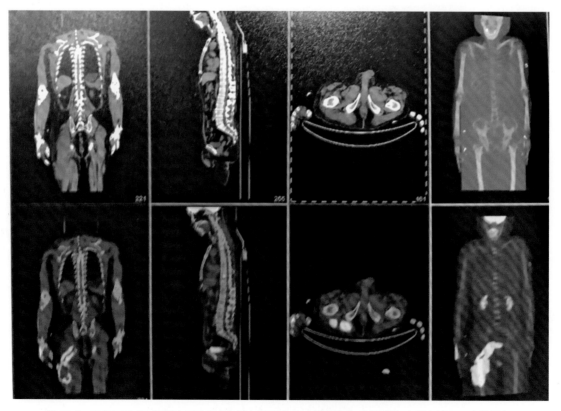

图17-2　患者PET-CT成像图，可见患者右侧大腿病灶FDG代谢增高，左侧手臂，肩背多处FDG点状增高

结果都提示感染部位局限于皮肤软组织。近年来对于包括免疫功能正常患者在内的非HIV/AIDS相关隐球菌脑膜炎治疗仍存在一定的争议，IDSA在2010年重新修订的隐球菌病治疗指南中推荐参照HIV/AIDS相关隐球菌性脑膜炎的治疗方案。我国近年来非HIV/AIDS相关隐球菌性脑膜炎治疗经验也显示，高剂量氟康唑（600～800 mg/d）具有较好疗效，联合氟胞嘧啶治疗疗效更佳。美国及中国对隐球菌感染诊治的指南和专家共识简介如下。

1）美国IDSA隐球菌处理临床实践指南（非中枢神经系统非肺部隐球菌病）（表17-1）：感染除外中枢感染、没有真菌血症、感染部位局限，没有免疫抑制状态，可以氟康唑400 mg/d口服治疗6～12个月（B-Ⅲ）；隐球菌血症或播散性隐球菌病（至少2个非连续部位感染，或隐球菌抗原效价≥1：512高真菌负荷）按中枢神经系统感染治疗。

2010年IDSA指南中的特殊人群包括HIV感染者、器官移植患者、非HIV感染非器官移植患者，未对应用激素等免疫抑制治疗的患者提出相应诊治建议。

该患者应用激素治疗，不算免疫抑制患者，但其血乳胶凝集试验结果为1：5 120，属于高滴度，因此需要按照中枢神经系统感染治疗。

表17-1　美国IDSA推荐的非中枢神经系统隐球菌病治疗推荐

患　　者	初始治疗方案	疗程	证据
免疫抑制患者及免疫正常轻至中度隐球菌肺炎患者	氟康唑（400 mg/d）	6～12个月	B-Ⅲ
免疫抑制患者*及免疫正常重症隐球菌肺炎患者	与中枢神经系统感染治疗相同	12个月	B-Ⅲ
非中枢神经系统非肺部隐球菌病			
隐球菌血症	与中枢神经系统感染治疗相同	12个月	B-Ⅲ
除外中枢神经系统感染，无真菌血症，感染部位局限，无免疫抑制状态	氟康唑（400 mg/d）	6～12个月	B-Ⅲ

* 需通过腰椎穿刺除外中枢神经系统感染。

2）美国IDSA隐球菌处理临床实践指南（隐球菌脑膜炎）见表17-2。

表17-2　非HIV感染、非器官移植受者隐球菌脑膜炎治疗方案

方　　案	疗程	证据
诱导治疗		
AmBd［0.7～1.0 mg/（kg·d）］联合氟胞嘧啶［100 mg/（kg·d）］	≥4周[a,b]	B-Ⅱ
AmBd［0.7～1.0 mg/（kg·d）］[c]	≥6周[a,b]	B-Ⅱ
AmB脂质体［3～4 mg/（kg·d）］或ABLC［5 mg/（kg·d）］联合氟胞嘧啶[d]	≥4周[a,b]	B-Ⅲ

（续表）

方　　案	疗程	证据
AmBd［0.7～1.0 mg/（kg·d）］联合氟胞嘧啶［100 mg/（kg·d）］[e]	2周	B-Ⅱ
巩固治疗：氟康唑（400～800 mg/d）[f]	8周	B-Ⅲ
维持治疗：氟康唑（200 mg/d）[b]	6～12个月	B-Ⅲ

a 没有神经系统并发症的脑膜炎患者，无其他疾病且无免疫抑制，并且治疗2周后脑脊液培养阴性，诱导治疗疗程可以4周。在后2周的治疗中LFAmB可以替代AmBd。

b 诱导治疗结束后，氟康唑200 mg/d，用于预防复发，需要给予巩固治疗。

c 用于氟胞嘧啶无法耐受的患者。

d 用于AmBd无法耐受的患者。

e 用于几乎不会治疗失败的患者。这些患者的特征：早期诊断，没有无法控制的基础疾病或免疫抑制状态，初始2周的联合抗真菌治疗疗效很好。

f 如果诱导治疗仅2周，且患者肾功能正常，建议使用大剂量氟康唑（800 mg/d）。

美国IDSA对于非HIV感染或非器官移植受者的隐球菌脑膜炎治疗推荐分为诱导治疗、巩固治疗和维持治疗。诱导治疗以两性霉素B和两性霉素B脂质体为主要方案。

3）中国隐球菌脑膜炎诊治专家共识见表17-3。

表17-3　中国隐球菌脑膜炎专家共识提出的治疗方案

患者及病程	抗真菌药物 首　选	抗真菌药物 次　选	疗程
非艾滋病患者诱导期	两性霉素B［0.5～0.7 mg/（kg·d）］+氟胞嘧啶［100 mg/（kg·d）］	两性霉素B［0.5～0.7 mg/（kg·d）］+氟康唑（400 mg/d） 两性霉素B［0.5～0.7 mg/（kg·d）］ 氟康唑（600～800 mg/d）±氟胞嘧啶［100 mg/（kg·d）］ 伊曲康唑注射液（第1～2天负荷剂量200 mg，12 h 1次，第3天始200 mg，1次/d）±氟胞嘧啶［100 mg/（kg·d）］ 伏立康唑（第1天负荷剂量6 mg/kg，12 h 1次，第2天始4 mg/kg，12 h 1次）±氟胞嘧啶［100 mg/（kg·d）］	≥4周
巩固期	氟康唑（600～800 mg/d）±氟胞嘧啶［100 mg/（kg·d）］ 两性霉素B［0.5～0.7 mg/（kg·d）］±氟胞嘧啶［100 mg/（kg·d）］	伊曲康唑口服液（200 mg，12 h 1次）±氟胞嘧啶［100 mg/（kg·d）］ 伏立康唑片（200 mg，12 h 1次）±氟胞嘧啶［100 mg/（kg·d）］	≥6周
艾滋病患者诱导期	同非艾滋病患者诱导期	同非艾滋病患者诱导期	≥4周
巩固期	同非艾滋病患者巩固期	同非艾滋病患者巩固期	≥6周
维持期 [*]	氟康唑200 mg/d	伊曲康唑400 mg/d	≥1年

注：* 艾滋病患者除了诱导期和巩固期外，还需有维持期，如果进行抗逆转录病毒治疗的患者CD4[+]T细胞计数 > 100个/μl，并且连续3个月人类免疫缺陷病毒RNA低于检测下限或非常低，可以停止维持治疗（抗真菌疗程至少12个月）；如果CD4[+]T细胞计数 < 100个/μl，需重新开始维持治疗。

我国的隐球菌脑膜炎专家共识提到，诱导期首选两性霉素B+氟胞嘧啶，次选方案则增加了三唑类药物。

4）热病对于非HIV感染的隐球菌脑膜炎的治疗推荐：非HIV感染的隐球菌脑膜炎治疗诱导期可选用两性霉素B+氟胞嘧啶或大剂量氟康唑（800～1 200 mg）+氟胞嘧啶治疗。

（2）嗜血分枝杆菌皮肤感染治疗方案及疗程：嗜血分枝杆菌属于慢生长分枝杆菌，因为其需要特殊的培养基（含铁例如枸橼酸铁铵，氯高铁血红素，血红蛋白）及环境（培养温度30℃），嗜血分枝杆菌很难生长。

嗜血分枝杆菌在免疫抑制人群中可引起皮肤溃疡、滑膜炎、骨髓炎、肺部感染、播散性感染，同时也是引起儿童颈部淋巴结炎的常见病因。

热病推荐治疗方案为：环丙沙星750 mg po bid+利福布丁300 mg po qd+克拉霉素500 mg po bid×（12～24）个月。嗜血分枝杆菌对于异烟肼、乙胺丁醇、吡嗪酰胺天然耐药。

入院后诊治经过

患者明确诊断后予以抗隐球菌病治疗（氟康唑400 mg q12h）以及抗嗜血分枝杆菌治疗（利奈唑胺600 mg q12h+克拉霉素500 mg bid+莫西沙星400 mg qd）。因脓肿仍较大且已液化，11月23日行B超引导下右侧大腿脓肿穿刺引流术，脓液培养提示"新型隐球菌"。脓液引流后情况改善。其间患者因出现消化道症状，停用"克拉霉素"；因出现骨髓抑制倾向，停用利奈唑胺，将方案调整为莫西沙星+利福平+氟康唑+氟胞嘧啶。但患者左前臂及右膝皮疹较前增多，颜色较前变红，并于双下肢及左前臂多处出现新发红色皮疹，界限清楚，不高于皮面（图17-3）。再次行左前臂及左下肢皮疹活检：表皮略向下延伸，真皮内团块状淋巴结，组织细胞浸润伴少数浆细胞，局部见多核巨细胞，皮下脂肪组织抬高，局部可见纤维瘢痕组织增生，切片内考虑感染性肉芽肿，抗酸染色：肉芽肿区域内见少数染色阳性杆菌。活检组织（左臂及左下肢）二代测序均为嗜血分枝杆菌。考虑嗜血分枝杆菌感染再发，调整用药方案：氟康唑400 mg qd po+氟胞嘧啶1.5 qid po，以及利福布丁0.3 g qd po+克拉霉素片500 mg bid po+莫西沙星片0.4 g qd po后出院，随访皮疹未再反复。

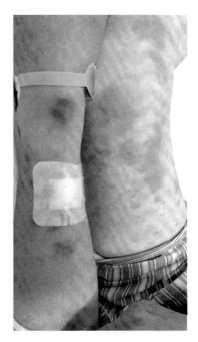

图17-3　患者治疗后的新发皮疹

背景知识介绍

嗜血分枝杆菌属于慢生长非结核分枝杆菌（NTM），是一种耐酸杆菌（AFB），属于环境中常见的非结核性分枝杆菌，可以定植并偶尔感染人类和动物。嗜血分枝杆菌能在免疫抑制的宿主中（包括艾滋病病毒感染/艾滋病患者）、移植受者和接受生物制剂（如抗肿瘤坏死因子制剂）中引起局部或播散性感染。

嗜血分枝杆菌的生长要求与众不同，喜欢较低的生长温度（30℃），对铁的补充有独特的要求，因此称为"嗜血"。由于培养条件苛刻，临床上可能很多嗜血分枝杆菌病例未能被及时识别。嗜血分枝杆菌与麻风分枝杆菌具有许多相似点，包括含有大量二十二碳氨基酸，类似的酚类糖脂抗原表达，系统发育也颇为类似。因此与麻风分枝杆菌一样，嗜血分枝杆菌患者经治疗后亦可也出现类似于免疫免疫反应。

嗜血分枝杆菌最早于1978年在一例皮肤感染患者中被发现，它的较低温度生长条件，可能可以解释它对引起上肢和下肢损伤的偏好。与结核分枝杆菌引起的感染不同，由于培养困难，嗜血分枝感染的病例数可能大大被低估。按照既往报道，好发人群主要集中于免疫抑制者及儿童。在HIV感染，肾、骨髓、心脏移植后或经治淋巴瘤或类风湿性关节炎等免疫抑制患者中，嗜血分枝杆菌常引起皮肤病变，临床表现多种多样，从局限病变到全身播散病变均可出现，形态多为皮肤溃疡，亦可表现为红斑、丘疹、斑块、结节、坏死性脓肿或慢性溃疡、紫癜和环状病变等。皮肤病变最常见于四肢，尤其是关节处，少见于躯干和面部。红斑或紫罗兰色丘疹和/或结节起初通常无痛，亦可进展为脓肿或溃疡。皮肤和关节感染者较肺部受累者预后佳。在儿童中，嗜血分枝杆菌感染通常表现为颈部淋巴结炎。

诊断依赖于阳性的培养结果。因NTM在环境中的广泛存在可能导致患者样本在处理过程中被DNA片段污染，阳性的PCR结果解读需要十分谨慎。

目前尚无治疗嗜血分枝杆菌感染的标准指南。但专家们普遍认为，治疗方案应该联合多种抗生素（包括克拉霉素、环丙沙星和利福霉素）并持续12～24个月。同时应根据患者的疾病表现和机体免疫抑制程度调整用药方案。

点 评

免疫缺陷患者感染的特点是临床表现不典型，机会感染和常见致病感染均可发生，有时病情隐匿，有时进展很快，病原体可以是社区获得性的，也可以是医院获得性的，可能为泛耐药病原体，也可以出现多种病原体同时感染。由于免疫抑制状态难以解除，导致抗感染治疗效果差，反复发作。因此，对于免疫缺陷患者的感染，治疗上需要首先明确感染病原体的性质和种类，如果患者感染病灶的性状存在显著的差异或者无法用一种病原体感染解释时，应警惕多种病原体感染的可能，应积极采取多种病原体诊断方法，活检具有重要意义。

（虞胜镭　徐　斌　卢　清）

参·考·文·献

[1] Perfect JR, Dismukes WE, Dromer F, et al, Clinical practice guidelines for the management of cryptococcal disease: 2010 update by the infectious diseases society of america [J] , Clin Infect Dis, 2010, 50(3): 291−322.

[2] 中华医学会感染病学分会. 隐球菌性脑膜炎诊治专家共识. 中华内科杂志, 2018, 57 (5)：317−322.

[3] Franco-Paredes C, Marcos LA, Henao-Martínez AF, et al. Cutaneous mycobacterial infections [J] . Clin Microbiol Rev, 2018, 32(1): e00069−18.

[4] Lindeboom JA, van Coppenraet LE B, van Soolingen D, et al. Clinical manifestations, diagnosis, and treatment of mycobacterium haemophilum infections [J] . Clin Microbiol Rev, 2011, 24(4): 701−717.

18

非洲归来出现臀部包块——一例输入性盘尾丝虫病

随着国际旅行和劳务输出的增长，原本在非流行国家很少会遇到的感染性疾病变得越来越多见。这类疾病既可以在患者归来后即刻出现症状，例如常见的疟疾和登革热，也可能延迟到数年出现，且表现为非典型症状，造成非流行国家的临床医生诊断困难。近年来由于非洲丝虫病（包括盘尾丝虫病和罗阿丝虫病）在非洲的成功控制，国内已经很少报告输入性病例。因此，其临床表现通常容易被临床医生忽视。

病史摘要

入院病史

患者，男，51岁，浙江人，2017年12月8日收入我院感染科。

主诉

左侧臀部包块3月余。

现病史

患者3个月前无明显诱因出现左侧臀部黄豆大小的包块，局部无疼痛、红肿、波动感，包块活动度差，不易推动。患者无发热、咳嗽、恶心、呕吐、盗汗、关节疼痛、头痛等症状，未予处理。此后出现红色皮疹，伴瘙痒，初期为双大腿，后全身泛发，能自行缓解，未重视。近期患者自觉左臀部包块稍有长大，2017年11月5日于当地县医院就诊，血常规、尿常规、粪常规、肝肾功能、肿瘤标志物均未见明显异常。遂转诊至上级三甲医院，B超示左侧臀部皮下低回声区（27 mm×15 mm×18 mm）炎症性可能，左侧臀部皮下水肿。患者遂于2017年11月17日行局麻下左臀部肿块切除术，术后病理提示：寄生虫感染性炎性增生结节，见寄生虫虫体。患者为进一步治疗，2017年11月30日于复旦大学附属华山医院就诊，血常规、血沉、粪便找寄生虫虫卵未见异常，嗜酸性粒细胞352×10⁶/L；寄生虫病研究所查寄生虫抗体示曼氏裂头蚴抗体阳性。

患病以来患者精神好,胃纳可,睡眠好,大小便正常,无体重明显下降。

既往史

既往体健。曾有右眼外伤史。否认结核病、高血压、糖尿病史。否认输血史。否认药物过敏史。

个人史

2015年2月开始在刚果(金)疫区工作(挖金船管理员),生活1年,初入刚果(金)时有双手对称性水疱疹,自愈,居住期间有反复蚊虫叮咬史。否认化学性物质、放射性物质、有毒物质接触史。否认吸毒史、吸烟史。饮酒10年,常饮啤酒,平均3瓶啤酒/天,未戒。否认冶游史。

婚育史

已婚已育。

入院查体

体温36.8℃,心率72次/分,呼吸18次/分,血压113/82 mmHg,神志清楚,精神可,营养发育正常,自主体位,步入病房,查体合作,对答切题。浅表淋巴结未触及。左侧臀部术后瘢痕,愈合良好,未见红肿、渗出、流脓。心肺无殊,腹部平软,全腹无压痛、反跳痛,肝脾肋下未及,双下肢不肿。

入院后实验室检查

- 血常规:白细胞7.41×10⁹/L,红细胞5.2×10¹²/L,血红蛋白154 g/L,中性粒细胞65.6%,淋巴细胞25.1%,单核细胞5%,嗜酸性粒细胞3.9%,嗜碱性粒细胞0.4%,血小板270×10⁹/L,嗜酸性粒细胞286×10⁶/L;血沉2 mm/h;降钙素原0.02 ng/ml;C反应蛋白 < 3.03 mg/L。肝肾功能、电解质、凝血功能:正常。尿常规:正常;粪常规:正常,粪便找虫卵:阴性。血涂片找疟原:未找到。

入院时辅助检查

- 2017年12月11日胸部CT扫描:右上肺小结节,考虑纤维硬结灶可能;两下肺少许纤维灶。
- 2017年12月14日手术部位超声提示:左侧臀部切口处皮下低弱回声团块,符合术后改变。

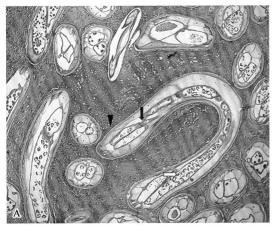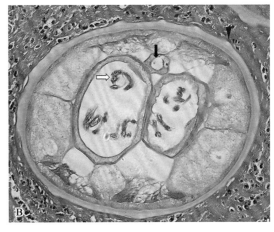

图18-1 手术后病理镜检。A.苏木精和伊红染色显示数条盘尾丝虫成虫,包括一个完整的纵切面的成年雌性成虫(×40倍);B.横剖面示盘尾丝虫被炎症细胞包围(×400倍)。诊断的关键特性包括表皮环(黑色三角),双子宫分支包含盘绕微丝蚴(白色箭头)和小肠(黑色箭头)

• 腹部超声提示：脂肪肝。胆囊、胰腺、脾脏、双肾未见明显异常。

临床关键问题及处理

• 关键问题1　该患者的诊断是什么，如何进一步明确诊断

患者为慢性病程，主要表现为臀部无痛性包块，曾有一过性腿部及全身红色皮疹，伴瘙痒，血常规、生化指标均未见明显异常，超声结果提示为炎症性病变伴皮下水肿；患者起病前曾有刚果（金）工作的经历，且期间有反复蚊虫叮咬史，考虑寄生虫感染可能大。结合患者术后病理镜下所见，考虑丝虫感染的可能性比较大。常见的人感染丝虫有盘尾丝虫和罗阿罗阿丝虫。那么如何证实呢？

首先，可以通过病理的镜下观察寻找一些诊断的证据（图18-1）。苏木精和伊红染色发现成虫被纤维结节包裹。诊断的关键特征有角皮层具有明显的横纹，表皮环、包含卷曲的微丝蚴的成对子宫分支、肠道，这些病理特征符合盘尾丝虫的虫体特征。由于盘尾丝虫有夜间释放微丝蚴入血的特点，我们3次在夜间对该患者抽血进行微丝蚴检查，但结果均为阴性。为了进一步明确诊断，我们对患者手术的组织病理进行脱蜡和DNA提取，用盘尾丝虫特异性PCR序列引物进行扩增，最终证实了该诊断。

盘尾丝虫感染的临床表现在流行区居民和旅行者中存在差异。相比出生居住于盘尾丝虫流行区的患者，旅行至当地的感染者更常见皮肤微丝蚴和眼内感染。因此，旅行史是非常重要的临床诊断依据，尤其输出劳工因为在疫区的驻留时间较长，是重要的易感人群。但是也有短期停留2～6周而出现感染的报道。我们对患者进行了头颅磁共振增强成像未见明显异常；腰穿脑脊液检查未见明显异常：脑脊液澄清无色，红细胞 1×10^6/L，白细胞 1×10^6/L，糖3.5 mmol/L，氯（干式法）120 mmol/L，蛋白质（干式法）442 mg/L；眼科相关检测未见明显异常。

至此，该患者的诊断明确：盘尾丝虫皮肤感染。类似病例需要与罗阿丝虫感染、曼森线虫感染、非洲锥虫病、血吸虫病、皮肤利什曼病等疾病相鉴别。罗阿丝虫感染的皮肤损伤特征为面部和四肢一过性局部皮下肿胀（Calabar水肿），需要仔细除外合并罗阿丝虫感染。皮肤利什曼病最初可以表现为结节状，后续发展成弥漫性。播散性真菌感染也会导致皮肤结节状病变。

• 关键问题2　明确感染的丝虫类型和是否累及中枢神经系统为何如此重要

明确感染的类型对于杀虫药物的选用和治疗方案的制订均有影响。盘尾丝虫病和罗阿丝虫感染都是地方病，流行的地区类似，应该在给予伊维菌素之前排除血液罗阿丝虫微丝蚴感染的证据。伊维菌素不是治疗罗阿丝虫感染的首选药物，虽然其对罗阿丝虫的微丝蚴具有活性，但对成虫不具有活性。并且如果系罗阿丝虫感染或合并感染，用伊维菌素治疗可以促进罗阿丝虫的微丝蚴进入中枢神经系统，导致脑病，并且可能造成严重神经系统后遗症和死亡，特别是在高水平微丝蚴血液感染的个体中。

• 关键问题3 该如何治疗患者

盘尾丝虫感染的主要治疗药物是伊维菌素（ivermectin），伊维菌素可以杀死微丝蚴而不是成虫。沃尔巴克体属（*Wolbachia*）是盘尾丝虫体内重要的共生菌，抗沃尔巴克体属治疗通常采用多西环素。一些专家建议患者服用一剂伊维菌素，序贯以6周多西环素的治疗方案。

经过全面评估和结节切除，患者也没有微丝蚴感染的依据。考虑到药物的可及性，我们未予患者寄生虫药物治疗，经过一年的密切随访，患者无任何新发症状。

背景知识介绍

盘尾丝虫病主要在撒哈拉沙漠以南的非洲地区流行，在阿拉伯半岛（也门）和美洲（巴西和委内瑞拉）也有小范围内的流行，被世界卫生组织列为重点防治的热带病之一。近年来，得益于盘尾丝虫病的控制，盘尾丝虫的输入性病例也在日趋减少。

盘尾丝虫（*Onchocerca volvulus*）的传播主要通过蚋属（*Simulium* spp），俗称黑蝇。盘尾丝虫病患者由含有丝虫感染期幼虫的蚋叮人吸血而感染，幼虫寄生于人体皮下组织内，可引起严重的眼部损害甚至失明，又称河盲症。

根据寄生虫的密度不同，临床表现可能出现在感染后数月甚至数年，可能在离开流行区后才出现，如病例中的患者就有比较长的潜伏期。盘尾丝虫病最常见的皮肤表现是剧痒的丘疹样病变，而更长期的皮肤病变可以包括萎缩、角化过度和色素沉着异常。皮肤结节最常见于髋部。盘尾丝虫幼虫侵入皮下组织蜕皮后发育为成虫，成虫致病的主要表现是在皮肤组织中。一开始患者出现数毫米大小的皮下结节，随着炎症反应的不断刺激，虫体周围逐渐纤维化使皮肤结节直径增大至数厘米。轻度感染者可能出现嗜酸性粒细胞或免疫球蛋白增多。长寿的雌性成虫可在存活长达19年，产微丝蚴9～10年，每条雌虫一生中可产生数以百万计的微丝蚴。微丝蚴可能会引起皮炎、淋巴管炎和眼部病变，甚至导致视力损害和失明。微丝蚴引起各种类型的皮肤损害主要是由于围绕死亡微丝蚴所产生的炎症反应以及抗原释放对人体组织的损伤。病变多为皮疹，初期症状为剧痒，后续可继发细菌感染导致皮肤色素沉着和苔藓样变。微丝蚴所致的淋巴结病变表现为淋巴结肿大而坚实，不痛，淋巴结内含有大量的微丝蚴。微丝蚴也可进入眼球引起眼部病变，可侵犯角膜，是盘尾丝虫病最严重的病损。

盘尾丝虫病的诊断通常是基于皮肤钻取活组织检查发现微丝蚴的存在，和切除的皮肤结节发现成虫虫体。经验丰富的寄生虫专家可根据镜下虫体的主要形态特征来诊断。然而，由于非流行区的雌性成虫如果尚未开始产生微丝蚴，常导致诊断困难。对于外周血高寄生虫血症患者可能在外周血中检出微丝蚴，但是较为罕见。血清学检测有助于明确诊断，然而在非流行国家通常未储备相应的检测试剂盒。此外，分子诊断对这类疾病也有很高的诊断价值。

盘尾丝虫病的治疗推荐药物为伊维菌素，通常认为安全有效。口服伊维菌素的剂量为12 mg，能够显著减少皮肤内微丝蚴的数量，并抑制微丝蚴所致的皮炎。一些专家建议患者服用一剂伊维菌素，序贯以6周多西环素的治疗方案，但目前（2018年）国内没有正规渠道可以获取伊维菌素成为治疗的障碍。

这是一例典型的输入性盘尾丝虫病，由于临床医生对此类输入性疾病缺乏了解，且大多数患者可能在离开流行区后数年才出现症状，增大了诊断的难度。旅行史对临床诊断至关重要。对于有非洲、美洲中部和南部工作或者旅行史的患者，伴有眼部损害和皮下结节或者皮疹的患者，应该考虑本病，但是仍需要谨慎地鉴别诊断，以便制订治疗方案。典型的病理特征和基因分子诊断可以确诊。

（阮巧玲　崔　鹏　王新宇　张文宏）

参·考·文·献

[1] Lipner EM, Law MA, Barnett E, et al. Filariasis in travelers presenting to the geosentinel surveillance network [J] . PLOS Neglected Tropical Diseases, 2007, 1(3): e88.

[2] Mc Carthy JS, Ottesen EA, Nutmna TB. Onchocerciasis in endemic and non-endemic populations: differences in clinical presentation and immunologic findings [J] . The Journal of Infectious Diseases, 1994, 170(3): 736–741.

[3] Puente S, Ramirez-Olivencia G, Lago M, et al. Dermatological manifestations in onchocerciasis: A retrospective study of 400 imported cases [J] . Enferm Infecc Microbiol Clin, 2017, 36(10): 633–639.

[4] Hoerauf A, Büttner D W, Adjei O, et al. Science, medicine, and the future: Onchocerciasis [J] . BMJ, 2003, 326(7382): 207–210.

19

误诊为热射病、横纹肌溶解的皮肌炎

题 记

皮肌炎为发热待查常见病因之一,以皮炎、肌炎及间质性肺炎等为主要特征。本病例在疾病早期长达数月误诊,入院后确诊,但后续治疗效果不佳。希望通过该病例能为临床医生提供皮肌炎的典型表现,在后续临床工作中能认识该病,早期诊断、早期治疗。

病史摘要

入院病史

患者,女性,18岁,江西新余人,于2019年1月17日入院。

主诉

发现颜面部水肿、肌无力5个月,伴发热4个月。

现病史

患者于2018年8月下旬食用小龙虾后开始出现眼睑水肿,无发热、乏力、肌肉酸痛等不适,于9月6日就诊于新余市某医院五官科,查血常规示:白细胞计数5.19×10^9/L,单核细胞百分比13.3%;尿常规示细菌391.50/μl,考虑"眼睑炎"给予"眼药水、凝胶"及口服药对症处理(具体药物不详)。眼睑水肿未见好转与恶化。9月17日入学军训长跑后于当天出现发热,体温37.5℃,伴有头晕、肌肉酸痛,校医院予以药物(三九感冒灵等)治疗后体温正常,并予以热毛巾热敷眼睑。热敷后眼睑无水泡等破坏,但后续出现眼睑水肿破溃化脓(图19-1)。并逐渐出现乏力、纳差、恶心、呕吐及颜面部水肿。

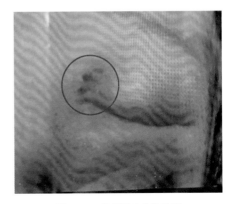

图19-1 患者眼睑水肿破溃

10月2日就诊于当地医院,谷丙转氨酶249 U/L,谷草转氨酶876 U/L,乳酸脱氢酶1 274 U/L,肌酸激酶12 942 U/L,肌酸激酶同工酶327 U/L,诊断为"横纹肌溶解症",给予对症处理后症状未见明显缓解。10月6日转至当地另一医院肾内科,予以心电监护、丹参酮改善循环、补充白蛋白、托拉塞米利尿、甲泼尼龙抗炎治疗。10月7日出现体温测不出,夜间大汗,双下肢乏力明显。10月8日饮水呛咳后出现晕厥,呼吸困难加重,转入ICU,诊断考虑：① 热射病；② 横纹肌溶解症；③ 感染性休克；④ 急性呼吸衰竭；⑤ 肝功能不全；⑥ 肾功能不全。给予气管插管接呼吸机辅助呼吸,并行纠正休克、抗感染、血液滤过等对症支持治疗。10月8日总入量7 675 ml,总出量265 ml,后续尿量无改善,于10月16日行血浆置换。10月24日患者出现手臂内侧、大腿内侧及腹部皮肤水泡形成。经过治疗,患者病情较前稍缓解,11月4日试脱机,11月6日9:00拔除气管插管,但12:00再次插管接呼吸机辅助呼吸。后11月12日患者病情较前缓解,予以脱机,11月16日拔除气管插管。12月27日查CT提示：支气管炎改变,右肺下叶及左肺下叶感染；盆腹腔积液；肝右叶点状钙化灶；胆囊结石；皮下气肿明显。患者病程中,反复出现发热,予以抗感染药物治疗,体温有波动,并予以间断性予以血液滤过治疗(病程中体温及抗感染药物使用详见图19-2)。

出院前水肿减轻,尿量较前增多,仍有反复发热,胸闷,咳嗽、咳痰频繁,痰中有血丝,伴吞

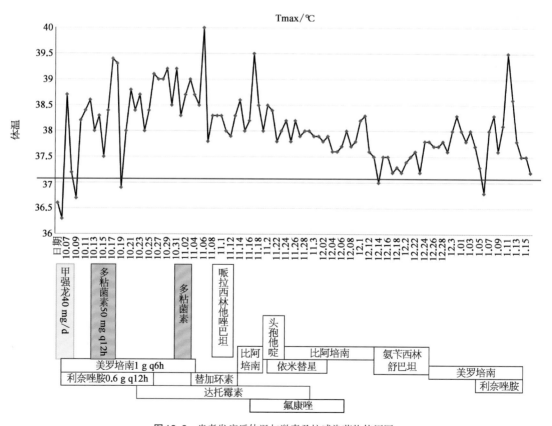

图19-2 患者发病后体温与激素及抗感染药物使用图

咽困难，四肢酸痛，手背指关节伸侧面皮疹，双侧腋下、腹股沟大水泡有波动感，有液体渗出，伴皮肤白色萎缩纹。右侧髋部及骶尾部褥疮。眼睑部溃疡已愈合。为进一步治疗转入我科。

患病以来患者精神、睡眠、饮食均较差，尿少，体重下降约10 kg。

既往史

既往史：无特殊。

个人史：出生于江西新余市。否认疫区、否认疫情接触史。否认化学性物质、放射性物质、有毒物质接触史。否认吸毒史。否认吸烟史。否认饮酒史。否认冶游史。

家族史：否认家族遗传病史。否认家族肿瘤史。

月经史：初潮14岁，4～6天/28～30天，末次月经时间：2018年9月26日。

婚育史：未婚、未育。

入院查体

体温36.8℃，脉搏95次/分，呼吸20次/分，血压140/85 mmHg。

神志清楚，平车推入病房，未见皮下出血点，可见白色萎缩纹，手背指关节伸侧可见皮疹、腋下、腹股沟可见包块样水泡，伴白色条索状萎缩纹。右侧髂后皮肤3 cm×3 cm×3 cm褥疮，骶尾部2 cm×2 cm×2 cm褥疮（图19-3）。双眼上睑白色瘢痕，睑结膜未见异常，巩膜无黄染。双侧瞳孔等大等圆，对光反射灵敏。胸廓对称无畸形，胸骨无压痛；双肺呼吸音粗糙，可闻及干、湿性啰音。心率95次/分，律齐；腹平坦，腹壁软，全腹无压痛，无肌紧张及反跳痛，肝脾肋下未触及，肝肾脏无叩击痛，肠鸣音4次/分。双下肢无水肿。肌力减退，肌张力减退，生理反射正常，颈抵抗（－），病理反射未引出。

初步诊断

① 横纹肌溶解综合征；② 多器官功能障碍综合征（MODS）；③ 急性肾衰竭；④ 肝功能不全；⑤ 凝血功能异常；⑥ 肺部感染；⑦ 胆囊结石；⑧ 褥疮。

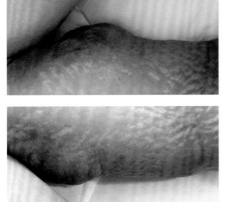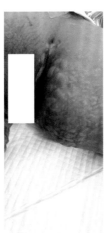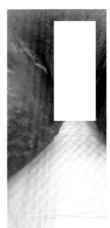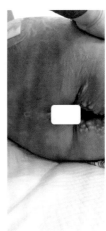

图19-3　患者腋下、大腿内侧及骶部皮肤

实验室检查

入院前实验室检查见表19-1。

表19-1 患者实验室检查结果

	WBC （×10⁹/L）	Hb （g/L）	PLT （×10⁹/L）	GPT （U/L）	GOT （U/L）	SCr （μmol/L）	CPK （U/L）	肌红蛋白 （ng/ml）
2018-10-08	40.16	136	52	240	1 296	147	1 727	161
2018-10-10	38.37	83	38	198	1 074	68.8		> 900
2018-10-13	32.72	72	106	285	1 716	98.6	70 600	> 900
2018-10-17	34.6	71	63	109	652	163.1		> 900
2018-10-19	35.11	65	82	104	718	239.9	24 800	> 900
2018-10-21	22.16	78	81	79	531	103.2	16 720	> 900
2018-10-23	15.97	64	75	55	389	131.8	3 929	
2018-10-25	14.91	64	49	32	320	261.3	4 239	> 900
2018-10-28	15.98	57	30	25	276	167	2 472	
2018-11-01	18.81	64	223	51	294	126.11	1 487	
2018-11-03	15.23	66	269	63	327	98	1 215	
2018-11-13	8.58	64	372	64	197	61.6	579	
2018-11-19	11.18	64	282	61	131	41.4	614	
2018-11-27	14.26	83	265	56	125	25.1	552	513
2018-11-29	13.09	80	224	62	143	23.4	720	
2018-12-03	12.36	79	147	57	143	28.2	785	659
2018-12-09	9.38	78	138	40	122	30.9		
2018-12-24	13.28	86	134	56	85	27.0		149
2018-12-31	13.92	81	199	27	78	32.1	251	
2019-01-04	14.93	83	201	29	95	20.0		< 20
2019-01-11	21.05	79	122	65	198	13.1	288	
2019-01-14	13.72	74	153	133	345	18.9		

WBC：白细胞（×10⁹/L），Hb：血红蛋白（g/L），PLT：血小板（×10⁹/L），GPT：谷丙转氨酶（U/L）；GOT：谷草转氨酶（U/L）；SCr：肌酐（μmol/L）；CPK：肌酸激酶（U/L）；肌红蛋白（ng/ml）

入院后实验室检查及辅助检查结果

- 乙肝、丙肝等标志物阴性；巨细胞病毒IgG抗体阳性。
- T-SPOT.*TB*阴性。
- 血沉正常；降钙素原：0.21 ng/mL（↑）；铁蛋白：> 2 000.00 ng/ml（↑）。
- 抗心磷脂抗体阴性；抗线粒体抗体阴性；抗核抗体1∶1 000。
- 血常规：白细胞计数9.5×10^9/L（↑），血红蛋白68 g/L（↓），中性粒细胞%74.8%。
- 凝血功能：D-二聚体5.35 mg/L（↑），纤维蛋白原定量1.2g/L（↓），国际标准化比值1.14，纤维蛋白原降解产物11 μg/ml（↑）。
- 生化：血清钠131 mmol/L（↓），谷丙转氨酶98 U/L↑，总胆红素14 μmol/L，谷草转氨酶144 U/L（↑），碱性磷酸酶158 U/L（↑），γ-谷氨酰转移酶80 U/L（↑），乳酸脱氢酶499 U/L（↑），肌酐22 μmol/L（↓）。
- 心肌标志物：肌钙蛋白T 0.25 ng/ml（↑），肌红蛋白64.34 ng/mL↑，CK-MB mass 4.06 ng/ml（↑），NT-pro BNP 310.1 pg/ml（↑）。
- 血脂全套：胆固醇：2.77 mmol/L（↓），三酰甘油2.64 mmol/L（↑），高密度脂蛋白胆固醇0.31 mmol/L（↓）。
- 肿瘤标志物：糖类抗原125 102.2 U/ml（↑）。
- 风湿：补体C3片段0.74 g/L（↓），血免疫球蛋白E 597.6 ng/ml（↑），血免疫球蛋白G 19.5 g/L（↑）。
- 腹部B超示：肝肿大、肝弥漫性病变；胆囊、胰腺、脾脏、双肾未见明显异常；后腹膜大血管周围未见明显异常肿大淋巴结。双侧颈部、左侧锁骨上及双侧腹股沟淋巴结肿大，右侧锁骨上及双侧腋下未见明显异常肿大淋巴结；双侧腋下及腹股沟区患者所指处皮下软组织水肿，炎性表现，请结合临床；双侧锁骨下动脉、腋动脉、肱动脉、桡动脉、尺动脉及同名伴行静脉未见明显异常。
- 心脏超声未见异常。
- 胸部CT平扫示：两肺散在炎症，左肺下叶后基底段感染实变，治疗后复查；右肺散在条索影，右肺下叶后基底段陈旧性病灶。附见肝脏密度减低，请结合临床。
- 头颅MRI增强未见明显异常，随访。
- 下肢MRI平扫示：双侧大腿肌群T2信号增高，炎性改变可能；双侧大腿软组织水肿；双侧小腿肌群T2信号增高，炎性改变可能；双侧小腿软组织水肿；左胫骨近段骨岛可能；请结合临床（图19-4）。

临床关键问题及处理

患者为年轻女性，病程中有食用小龙虾病史，且有军训长跑病史，外院曾根据上述病史诊断为热射病、横纹肌溶解，但经历长达1月余血液透析治疗、4月余ICU治疗，患者仍病情重。

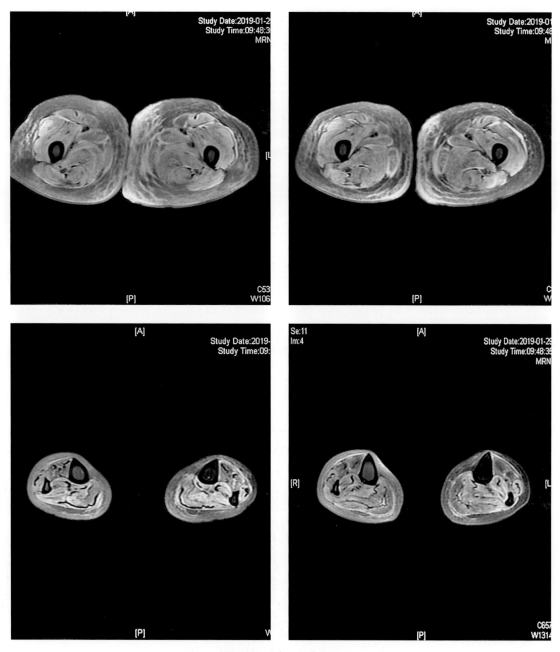

图19-4　患者双下肢MRI

• 关键问题　患者的诊断是否有误

患者以颜面部水肿、眼睑破损起病，后续伴有肌无力、肌酸激酶及肌红蛋白明显等升高，诊断不能除外皮肌炎。下肢MRI可见大腿肌群及小腿肌群均可见炎性改变，故予以行肌肉活检检查，明确诊断。

血特发性炎性肌病抗体检查结果见图19-5。

检测结果：

检测方法	检测项目：结果				参考区间
BLOT	MTO 41-89.85				阴性
	抗Mi-2α抗体IgG	阴性	抗Mi-2β抗体IgG	(+)	
	抗TIF1γ抗体IgG	+	抗MDA5抗体IgG	++	
	抗NXP2抗体IgG	++	抗SAE1抗体IgG	阴性	
	抗Ku抗体IgG	阴性	抗PM-Scl100抗体IgG	阴性	
	抗PM-Scl75抗体IgG	阴性	抗Jo-1抗体IgG	阴性	
	抗SRP抗体IgG	(+)	抗PL-7抗体IgG	阴性	
	抗PL-12抗体IgG	(+)	抗EJ抗体IgG	阴性	
	抗OJ抗体IgG	阴性	抗Ro-52抗体IgG	阴性	

图19-5 患者血肌炎抗体结果：抗NXP2抗体IgG(++)、抗MDA5抗体IgG(++)、抗SRP抗体IgG(+)、抗Mi-2β抗体IgG(+)、抗TIF1γ抗体IgG(+)

肌肉活检结果见图19-6。

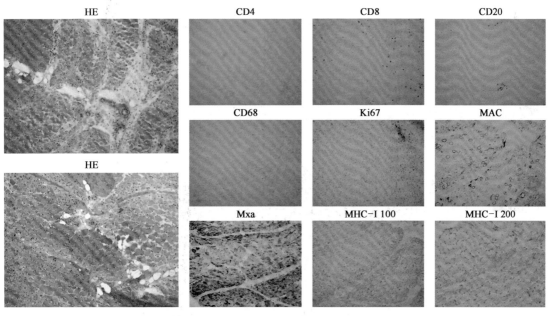

图19-6 患者肌活检病理。HE：见肌纤维横切面，肌束膜及肌内膜明显增生伴肌束膜脂肪浸润，广泛淋巴细胞浸润，肌细胞中度大小不等，形态欠规则，可见束周萎缩肌纤维及束周肌纤维变性，可见凿空纤维。未见核内移增多。MGT：未见RRF或RV。NADH：除变性肌纤维外，肌原纤维网结构大致正常。SDH：未见RBF或SSV。PAS：未见异常沉积。ORO：未见明显脂滴沉积。ATPase(pH 4.6 & pH 9.6)：1型、2型纤维镶嵌排列，2型纤维萎缩倾向

免疫组化：R-Dys(+)，MHC-I(广泛上调，束周明显)；MAC(广泛肌纤维膜、毛细血管沉积)；MxA(+)；CD4(-)，CD8(+)，CD20(+)，CD68(+)，P62(-)，Ki-67未见增高。

结论：(左股四头肌)束周萎缩伴MxA及MHC-I上调，可符合皮肌炎病理改变。

结合患者血肌炎特异性抗体阳性及肌活检结果，诊断明确为皮肌炎。

诊疗经过

患者考虑诊断为皮肌炎，在肌活检病理确诊前予以糖皮质激素甲泼尼龙40 mg qd治疗，

治疗后患者体温转正常,并转至神经内科继续治疗。至神经内科继续甲泼尼龙40 mg qd治疗,但4天后患者出现上消化道出血,即予以停用糖皮质激素,后续患者出现血小板骤降后抢救无效,死亡。

背景知识介绍

皮肌炎和多发性肌炎

皮肌炎(DM)和多发性肌炎(PM)是一种特发性炎症性肌病,其特征是近端骨骼肌无力和肌肉炎症。与PM不同,DM与多种特征性皮肤表现有关。一般人群中DM和PM的联合发病率为每年2/100 000,女性与男性的比例约为2∶1,成人的发病率峰值出现在40～50岁之间。

（一）临床表现

DM和PM主要表现为肌肉无力,DM会有皮肤表现,间质性肺病、吞咽困难和多发性关节炎也很常见。恶性肿瘤的风险可能会增加,特别是在DM患者中。

（1）肌肉无力:肌肉无力是DM和PM最常见的特征。本病累及横纹肌,受累肌肉常呈对称性分布,以肢体近端肌群无力为临床特点。受影响的肌肉通常包括三角肌和髋屈肌,颈部屈肌无力也很常见。

（2）皮肤发现:典型皮肤表现可见于DM(图19-7),包括Gottron斑丘疹或Gottron征和向阳疹,是DM特征性皮疹。

• Gottron斑丘疹是红紫色的丘疹,在掌指关节(MCP)和指间关节(IP)的伸肌(背部)对称出现。Gottron征是指除手以外的其他部位,尤其是肘部、膝盖或脚踝,关节伸肌表面出现红色至紫罗兰色的斑疹、斑块或丘疹。

• 向阳疹是上眼睑的一种红斑到紫罗兰色的皮疹,有时伴有眼睑水肿。

• 面部红斑:类似于SLE中的疾病性红斑的面部中部红斑。与系统性红斑狼疮相比,DM患者常累及鼻唇沟。

• 其余多见的皮疹包括:背部上部(披肩标志)、颈部和上胸部的V形紫红色皮疹;大腿侧面红紫色皮疹即"皮套征";全身性红皮病;毛细血管甲床红斑;头皮脂溢性皮炎或银屑病;皮肤钙质角质层;"机械手",表现为手掌和手指侧面的过度角化、裂开皮肤等。

（3）肺部表现:至少10%的DM和PM患者并发间质性肺病(ILD)。

（4）恶性肿瘤:恶性肿瘤发生率增加,DM患者的风险更大。

（5）食管、心脏受累与心肌炎也可见于DM或PM。

（二）辅助检查

皮肌炎患者辅助检查可发现异常:① 肌酶升高;② 自身抗体包括ANA、特异性肌炎抗体阳性,80%患者ANA阳性;③ 肌酐和尿血红蛋白升高。血沉可正常。

皮肌炎特异性自身抗体包括:

（1）氨酰基转移tRNA合成酶抗体(抗合成酶抗体):包括抗Jo-1。抗合成酶抗体是最常见

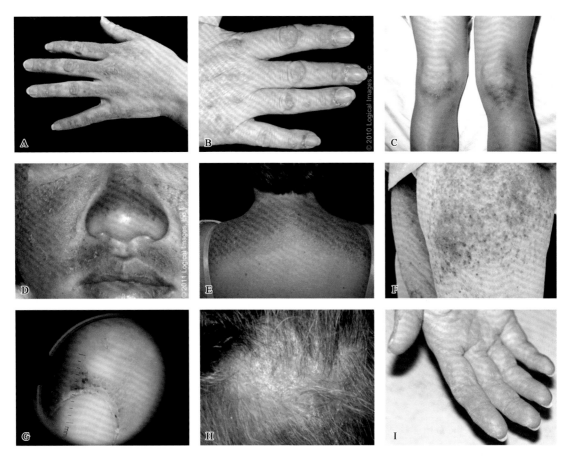

图19-7 DM皮肤表现(引自Up to Date网站)。A、B. Gottron斑丘疹;C. Gottron征;D.面部红斑;E.披肩征;
F.皮套征;G.毛细血管甲床红斑;H.头皮脂溢性皮炎;I.机械手

的肌炎特异性自身抗体,约20%的特发性炎性肌病患者抗Jo-1阳性。抗Jo-1抗体针对组氨酸基-tRNA合成酶,组氨酸基-tRNA合成酶是一类在蛋白质合成过程中催化特定氨基酸与同源tRNA结合的酶。这些抗体与一些临床表现密切相关,包括间质性肺病(ILD)、雷诺现象、关节炎和机械手。

(2)信号识别粒子(SRP)抗体:SRP参与新合成蛋白质向内质网易位。PM患者中大约5%抗SRP抗体阳性。抗SRP抗体与严重的肌病和侵袭性疾病有关,大剂量糖皮质激素和免疫抑制剂治疗效果差。

(3)核螺旋酶Mi-2抗体:抗Mi-2抗体针对参与转录激活的螺旋酶。在DM患者中,约7%的高加索人和30%的中美洲人有抗Mi-2抗体。与相对急性的DM发作有关,传统上与典型的披肩征或V征有关,并且可能对治疗反应良好。

(4)在皮肌炎患者中检测到抗Ro、抗La、抗Sm或抗核糖核蛋白(RNP)抗体表明皮肌炎与其他系统性风湿性疾病相关或重叠。

DM患者肌肉活检组织病理学特点:毛细血管和束周肌纤维受损,主要的炎性浸润位于肌周区域，包括CD4$^+$T细胞，其中30%～90%是浆细胞样树突状细胞，还包括巨噬细胞和B细胞。

（三）诊断标准

目前临床上对DM/PM的诊断主要采用Bohan等1975年提出的诊断标准。

• 对称性近端肌无力。

• 血清肌酶升高，特别是肌酸肌酶升高。

• 肌电图异常。

• 肌活检异常。

• 特征性皮肤损害（皮疹）。

判定标准：确诊DM应符合第5条加1～4条中的任何3条。

拟诊DM应符合第5条及1～4条中的任何2条。

可疑DM应符合第5条及1～4条中的任何1条标准。

（四）治疗

（1）急性期（初始）治疗：糖皮质激素用于治疗DM和PM。急性期，起始剂量为泼尼松1～2 mg/kg，2～4周，后续逐渐减量，维持最小有效剂量治疗9～12个月。重症患者，推荐使用高剂量糖皮质激素治疗，静脉用甲泼尼龙500 mg/d，3～5天。

经过糖皮质激素治疗后，肌酶正常和肌力完全恢复可以考虑激素逐渐减量。糖皮质激素减量，可以参照以下方案：泼尼松1 mg/kg维持6周，可每周减量10 mg，至40 mg/d 1周；后续每周减量5 mg，至20 mg/d 1周；后续每周减量2.5 mg，至10 mg/d 1周；后续每2周减量1 mg，至5 mg/d。减量过程中发生糖皮质激素肌病或疾病反复时，需及时调整用量。

可以加用免疫抑制剂以减少皮质激素用量，尤其是重症患者。

（2）免疫抑制剂治疗：免疫抑制剂首选硫唑嘌呤和氨甲蝶呤。

合并间质性肺病、有基础肝脏病或不能戒酒的患者，推荐加用硫唑嘌呤，加用硫唑嘌呤前需检测硫唑嘌呤甲基转移酶（TPMT）基因多态性。起始剂量为50 mg/d，并可逐渐加量至2.5 mg/（kg·d），并需定期检测血常规。

氨甲蝶呤的起始剂量为每周15 mg，如果2～3个月后仍应答不充分，可以加量至每周25 mg。

（五）预后

DM患者合并下列临床特点提示预后会比较差。

• 症状出现后延迟治疗，时间超过6个月。

• 存在吞咽困难。

• 呼吸肌无力。

• 间质性肺病。

• 合并恶性肿瘤。

• 心脏受累。

皮肌炎合并消化道出血

本例患者诊断皮肌炎明确,予以糖皮质激素治疗后出现消化道出血,致救治无效死亡,检索文献后发现皮肌炎合并消化道出血并不多见,2017年文献报道共8例,临床特点见表19-2。合并消化道出血的患者死亡风险大,本例消化道出血可能为糖皮质激素不良反应,也可能是皮肌炎并发症。

表19-2 成人皮肌炎合并消化道出血8例临床特点分析

病 史 特 点	病 例 数
性别(女/男)	6/2
年龄	18～63岁
病程	10天～6年
消化系统症状	
黑便	5
吞咽困难	4
腹痛	3
呕血	3
便血	3
咯血	1
内镜检查明确出血部位	7
胃十二指肠多发溃疡	2
食管多发憩室	2
咽后壁溃疡	1
结肠黏膜多发糜烂	1
食管、胃、十二指肠及结肠多发溃疡	1
胃多发黏膜脱失样溃疡	1
组织病理	4
小血管炎	1
肌纤维炎性细胞浸润	1
黏膜弥漫性炎症反应及黏膜层、黏膜下层血管扩张	2
糖皮质激素和/或免疫抑制剂、静脉用免疫球蛋白治疗	7
预后	4
死亡	3
出血停止,随访(6个月～4年)无复发	1
出血停止,后续未随访	

点 评

　　皮肌炎与多发性肌炎为发热待查常见病因之一，但临床表现不典型时易发生误诊。本例患者发病前有食用小龙虾、高温下军训及长跑，导致该患者长达数月误诊，造成治疗效果不佳，预后差。希望通过该病例，能对临床医生强化皮肌炎典型表现，提醒临床医生工作中注意这些特点，能及时联想到皮肌炎诊断，及时进行肌肉MRI和肌肉活检，并送检血皮肌炎特异性抗体检查，从而尽快确诊该病，尽早开始治疗，减少误诊。

（于　洁　蔡　爽　罗苏珊　李　宁　张继明）

参·考·文·献

[1] Dalakas MC, Hohlfeld R. Polymyositis and dermatomyositis [J]. Lancet, 2003, 362(9388): 971-982.

[2] Amato AA, Barohn RJ. Evaluation and treatment of inflammatory myopathies [J]. Journal of Neurology, Neurosurgery & Psychiatry, 2009, 80(10): 1060-1068.

[3] Drake LA, Dinehart SM, Farmer ER, et al. Guidelines of care for dermatomyositis. American Academy of Dermatology [J]. Journal of the American Academy of Dermatology, 1996, 34(5): 824-829.

[4] Sunderkötter C, Nast A, Worm M, et al. Guidelines on dermatomyositis — excerpt from the interdisciplinary S2k guidelines on myositis syndromes by the German Society of Neurology [J]. JDDG: Journal der Deutschen Dermatologischen Gesellschaft, 2016, 14(3): 321-338.

[5] 张梦然, 张玫. 成年人皮肌炎合并消化道出血和穿孔八例分析 [J]. 中国医师进修杂志, 2017, 40 (7): 601-603.

20

以粒细胞缺乏为主要临床表现的
干燥综合征

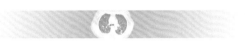

干燥综合征是一种主要累及外分泌腺体的慢性炎症性自身免疫病,临床上除出现口干、眼干外,尚有其他多系统累及。本例患者临床以粒细胞缺乏为主要表现,最终确诊为干燥综合征,相对少见。

------------------------------ 病史摘要 ------------------------------

入院病史
患者女性,35岁,浙江杭州人,职员,2018年12月7日收入我科。

主诉
因"反复发热伴粒细胞减少5个月"入院。

现病史
患者入院前5个月因照顾"疱疹性咽峡炎"患者后,出现发热,体温最高40℃,发热时伴畏寒、寒战,头痛、咽喉肿痛及全身肌肉关节酸痛,热退时伴大汗,首次发热伴右侧大腿内侧一过性红色皮疹,次日消退,无恶心、呕吐、腹痛、腹泻、皮肤黄染,自服泰诺,体温未退,2018-07-13至外院就诊,血常规:白细胞及中性粒细胞低,血柯萨奇病毒抗体阳性,给予左氧氟沙星静滴3天,口服8天,体温降至正常。体温平1周后再次发热,最高37.8℃,于8月初入某三甲医院血液科住院,血常规:白细胞1.7×10⁹/L,中性粒细胞12.0%,淋巴细胞42.2%,单核细胞44.6%,血红蛋白110 g/L,血小板175×10⁹/L;肝肾功能电解质未见明显异常,C反应蛋白17.4 mg/L。行骨髓涂片示:成熟单核细胞比例增高(7.5%),可见幼稚单核细胞(1.5%),巨核细胞数量中等,产血小板的功能差;骨髓流式:未见明显异常原始或异常幼稚细胞群;骨穿活检示:幼稚细胞异常增生,肿瘤性病变可能大,考虑T淋巴细胞异常增多,须排除淋巴瘤组织肿瘤侵犯。进一步完善PET/CT：双侧锁骨区多发稍大淋巴结，SUV_{max} 2.9，右侧一枚大小1.0 cm×0.9 cm，肝脏、脾脏稍大，脾脏、骨髓SUV_{max} 2.5～2.7；其余全身未见明显异常。行右侧颈部淋巴结活检，病理：淋巴结组织细胞增生性病变，伴大片钙盐沉着和胆固醇结晶形成。予头孢菌素、青霉素、小剂量甲泼尼龙治疗（具体治疗方案不详），体温降至正常。出院后体温又反复升高，先后3次入住血液科，行骨髓穿刺+活检3次，结果同前，考虑粒细胞减少原因不详。后因查血类风湿因子383.0 IU/ml，抗核抗体1∶160，可溶性核蛋白抗体阳性，SSA阳性，免疫球蛋白G 3 217.0 mg/dl，建议至风湿免疫科就诊，风湿科门诊考虑病毒感染引起免疫过激，建议感染科就诊。2018-10-25至外院感染科住院，血常规：白细胞1.6×10⁹/L，中性粒细胞0.6%，血红蛋白110 g/L；血沉56 mm/h，C反应蛋白31.19 mg/L，复查骨髓穿刺+活检，基本同前；患者仍有发热，并出现咳嗽咳痰，痰中带血丝，胸部CT提示两肺上叶微小结节，考虑慢性炎症，左下肺感染伴左侧胸腔积液，心包少量积液；考虑肺部感染，给予哌拉西林/他唑巴坦、利巴韦林、氟康唑（大扶康）、莫西沙星（拜复乐）抗感染，升白细胞对症治疗（具体方案不详），体温降至正常，肺部感染恢复。2018-11-18予莫西沙星片400 mg qd、甲泼尼龙（美卓乐）12 mg qd带药出院。11月22日再次出现发热，服用美卓乐治疗5日后体温降至正常，11月27日就诊我院我科门诊，予停用美卓乐，并建议肿瘤医院会诊外院淋巴结切片、骨髓活检病理片，肿瘤医院会诊意见：（骨髓）骨髓造血细胞增生活跃，三系造血细胞均存在，其间见较多增生淋巴细胞，结合免疫表型诊断淋巴瘤依据不足。（右颈）淋巴结组织细胞增生性病变，伴大片钙盐沉着和胆固醇结晶形成，大致为反应性增生。为进一步明确反复发热及粒细胞缺乏原因，收入我科住院。

患病以来患者精神好，胃纳可，睡眠好，大小便正常，无体重明显下降。

既往史

2008年曾行"甲状腺全切+颈部淋巴结清扫术"，术后病理提示甲状腺乳头状癌，术后恢复可。

入院查体

体温36.5℃，神志清楚，发育正常，自主体位，查体合作，对答切题。全身皮肤黏膜未见异常，无肝掌，全身浅表淋巴结无肿大。皮肤巩膜无黄染，皮肤黏膜未见瘀点瘀斑及皮疹。双侧瞳孔等大等圆，对光反应灵敏，耳郭无畸形，外耳道无异常分泌物，无乳突压痛。外鼻无畸形，鼻中隔无偏曲，副鼻窦区无压痛，口唇无发绀，双腮腺区无肿大。颈软，无抵抗，颈静脉无怒张，气管居中，甲状腺无肿大。胸廓对称无畸形，胸骨无压痛；双肺呼吸音清晰，未闻及干、湿性啰音。心率80次/分，律齐；腹平坦，腹壁软，全腹无压痛，无肌紧张及反跳痛，肝脾肋下未触及，肝脏及双肾区叩击痛（－），肠鸣音3次/分。肛门及外生殖器未见异常，脊柱、四肢无畸形，关节无红肿，无杵状指，双下肢无水肿。双侧四肢肌力正常，病理反射未引出。

入院实验室检查

- 血常规：白细胞1.43×10⁹/L，红细胞3.9×10¹²/L，血红蛋白97 g/L，中性粒细胞2/20，淋巴细胞15/20，多核细胞3/20，血小板111×10⁹/L。
- 尿常规：血尿（+），红细胞3 801.4/μl，白细胞5.9/μl。

• 粪隐血：阴性；血沉40 mm/h；铁蛋白282.2 ng/ml。

• 肝功能：谷丙转氨酶16 U/L，谷草转氨酶，23 U/L，总胆红素4.5 μmol/L，碱性磷酸酶72 U/L，γ-谷氨酰转移酶10 U/L，白蛋白40 g/L，球蛋白45 g/L；肾功能：尿素氮3 mmol/L，肌酐46 μmol/L。

• 凝血功能：国际标准化比值1.03，凝血活酶时间11.8秒，活化部分凝血活酶时间32.5秒，纤维蛋白原3.3 g/L，D-二聚体0.41 mg/L，纤维蛋白降解产物1 μg/ml，凝血酶时间18秒。

• 血清蛋白电泳：总蛋白85 g/L，白蛋白44.1%，α_1球蛋白3.7%，α_2球蛋白6.5%，β球蛋白9.3%，γ球蛋白36.4%；血/尿免疫固定电泳：未见单克隆球蛋白。

• 肿瘤标志物均为阴性；C3 0.97 g/L，C4 0.15 g/L；HLA-B27阴性。

• 淋巴细胞亚群：淋巴细胞群31.42%，CD3$^+$78.87%，CD4$^+$38.34%，CD8$^+$37.01%，NK$^+$12.67%，CD19$^+$7.19%。

• 自身抗体：ANA（+），滴度1：3 200，颗粒型；ENA抗体谱：Ro-52（+），SS-A（+），SS-B（-），cANCA（+），MPO：5.2 RU/ml，pANCA（-），PR32.6 RU/ml。

• 肝炎二对半：HBsAg0.00（-）IU/mL，HBsAb96.8（+）IU/L，HBeAg 0.28（-）s/co，HBeAb1.4（-）s/co，HBcAb1.8（+）s/co，anti-HCV 0.1（-）s/co。

• EBV DNA：低于检测下限；CMV DNA：低于检测下限；G试验：73.61 pg/ml。

• 血IgA 1.41 g/L，血IgE < 45.12 ng/ml，血IgG24.4 g/L，血IgM1.19 g/L。

• 多次查血培养均为阴性。

入院辅助检查

• B超：甲状腺全切术后，左侧颈部Ⅳ区、双侧腋下、双侧腹股沟淋巴结肿大，反应性可能。左侧锁骨上淋巴结，随访。右侧颈部、锁骨上未见明显异常肿大淋巴结。双侧腮腺未见明显异常。左肾小囊肿，脾大。肝脏、胆囊、胰腺、右肾：未见明显异常。后腹膜大血管旁未见明显异常肿大淋巴结。

• 骨髓涂片：可见16.5%颗粒型淋巴细胞。

• 骨髓流式、TCR重排、染色体检查未见明显异常。

• 骨髓活检病理：骨髓活检示10余个髓腔，造血细胞约占80%，巨核细胞可见，增生性骨髓像，结合形态及酶标，提示单核系细胞增生，细胞未见左移，请结合临床。网状染色（-）。

临床关键问题及处理

• 关键问题1　患者病程中以粒细胞减少为主要表现伴反复发热，首先我们需要鉴别粒细胞减少的可能原因

（1）感染相关性中性粒细胞减少：重症感染特别是革兰阴性杆菌感染或病毒感染如水痘病毒感染、呼吸道合胞病毒感染及流感病毒感染、巨细胞病毒、EB病毒感染等，可引起中性粒细胞减少，通常始于感染前几天，直至病毒血症结束。本例患者起病初虽有"疱疹病毒"感染

患者密切接触史，但从起病至入住本科室已持续5个多月，急性病毒感染引起粒细胞减少可排除；慢性病毒感染如巨细胞病毒及EB病毒感染，但入院后行EBV DNA及CMV DNA检测均为低于检测下限，依据不足。

（2）药物相关性中性粒细胞减少症：多种药物可引起中性粒细胞减少，可见于细胞毒药物、吩噻嗪类药、半合成青霉素类、非甾体类药、抗甲状腺药物等，通常于药物使用2～3个月内出现，通常可持续至停药后10天左右。患者起病初期有相关非甾体类药使用史及病程中抗感染药物，但停药后粒细胞减少无好转，药物相关性中性粒细胞减少症，依据不足。

（3）免疫性中性粒细胞减少症：免疫性中性粒细胞减少症系一组因中性粒细胞抗体介导的粒细胞减少，分为特发性自身免疫性中性粒细胞减少症及继发性中性粒细胞减少症。特发性自身免疫性中性粒细胞减少多于婴儿时期发病。继发性自身免疫性粒细胞减少症或称为与其他自身免疫性疾病相关的自身免疫性中性粒细胞减少症，最常见于风湿性疾病，结合本患者有口干、眼干症状，查自身抗体提示：ANA 1∶3200，Ro-52（＋），SS-A（＋），需要考虑干燥综合征可能，可进一步唇腺活检以明确。

（4）肿瘤性疾病：血液系统肿瘤（如慢性淋巴细胞白血病、淋巴瘤、巨球蛋白血症及大颗粒淋巴细胞白血病），或者某些实体性肿瘤如胸腺瘤及肾母细胞瘤等可引起粒细胞减少症，本例患者前期PET/CT检查及相关骨髓检查未发现明确的血液系统或其他实体肿瘤的依据，可随访。

• 关键问题2　患者以反复发热伴粒细胞减少为主要表现，发热与粒细胞减少为一元论，还是为粒细胞缺乏基础上继发感染引起发热

患者于起病初有与"疱疹病毒"患者密切接触史，后发现粒细胞减少长达5个月，其间多次查粒细胞明显降低，最低时粒细胞绝对计数为0，其间有反复多次发热伴呼吸道症状，胸部CT提示有肺部感染性病灶，予抗感染及丙种球蛋白等治疗后体温能降至正常，但病程中有数次患者发热予抗感染治疗后体温下降，但须同时予激素治疗体温方能降至正常，提示患者发热有粒细胞缺乏继发感染引起，但同时有原发病因素参与其中。

• 关键问题3　患者入院后处理及诊断

患者入院时体温正常，白细胞明显下降，入院后完善相关骨髓检查未见血液系统疾病。病程中出现发热，咳嗽伴血小板进行性下降，胸部CT提示双肺多发炎症（图20-1），予亚胺培南/西司他丁钠（泰能）联合莫西沙星静滴抗感染、丙种球蛋白20 g静滴5天加强支持治疗，结合患者入院后查ANA1∶3200，SSA+阳性，考虑自身免疫性疾病如干燥综合征引起粒细胞减少不能排除，完善唇腺活检后每天予甲泼尼龙40 mg静滴及羟基氯喹口服，辅以护胃、补钙、补钾等治疗，患者体温平，复查血小板、白细胞较前恢复。但复查胸部CT示病灶较前进展，2次复查G试验＞1 000.00 pg/ml（↑），考虑合并肺部真菌感染，并予米卡芬净抗真菌治疗，抗生素降阶梯为头孢哌酮钠/舒巴坦（舒普深），经治疗后患者白细胞好转，肺部CT示炎症较前吸收（图20-2），唇腺活检病理：灶淋巴细胞为主的炎症细胞浸润（均＞50个灶），可符合干燥综合征，请结合临床。考虑为"干燥综合征，继发免疫性粒细胞减少症，肺部感染"予带药出院，门诊随访。

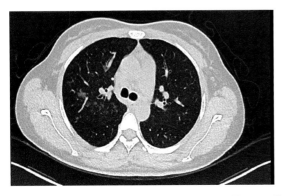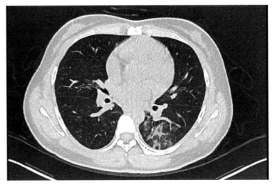

图20-1 抗感染治疗前

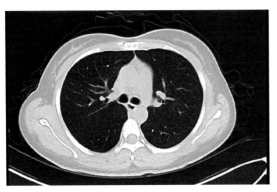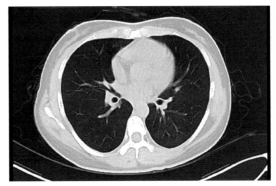

图20-2 抗感染治疗后

背景知识介绍

免疫性中性粒细胞减少症

免疫性中性粒细胞减少症（immune neutropenia）系一组因中性粒细胞抗体介导的粒细胞减少和粒细胞缺乏症。中性粒细胞表面抗原分两类：一类为中性粒细胞与其他细胞共有的抗原，如HLA等；另一类为中性粒细胞特有的抗原，目前共鉴定出10类人类粒细胞抗原（HNA），其中HNA-1（Fcγ Ⅲ b受体）是中性粒细胞膜表面免疫原性最强的糖蛋白。

（一）分类

免疫性粒细胞减少症有4种类型：① 新生儿同种免疫性中性粒细胞减少症；② 原发性自身免疫性中性粒细胞减少症；③ 继发性自身免疫性中性粒细胞减少症；④ 药物免疫性中性粒细胞减少症。

（1）新生儿同种免疫性中性粒细胞减少症：新生儿同种免疫性中性粒细胞减少症是由胎母白细胞抗原型别不合引起，例如HNA-1a阴性表型母亲孕期接触HNA-1a阳性表型胎儿的中性粒细胞，则产生针对胎儿中性粒细胞的同种抗体，并经胎盘转运至胎儿体内导致胎儿/新生儿发生中性粒细胞破坏，表现出中度至重度粒细胞减少。

（2）原发性自身免疫性中性粒细胞减少症：原发性自身免疫性中性粒细胞减少症系由于中性粒细胞自身抗体使中性粒细胞破坏增加所致。其抗体为针对HNAs抗原，大部分主要针对粒细胞FcγⅢb受体抗原。发病年龄从婴幼儿到成人，但好发于3岁以下的婴幼儿，起病年龄多为5～15个月，约95%在2～3岁时能缓解。

（3）继发性免疫性中性粒细胞减少症：继发性免疫性中性粒细胞减少症是成人最常见的自身免疫性中性粒细胞减少症。常继发于某些自身免疫性疾病如继发于系统性红斑狼疮（见于50%病例），类风湿关节炎［Felty综合征（Felty syndrome，系类风湿关节炎、脾大、粒细胞缺乏三联症）］、干燥综合征、免疫性甲状腺疾病、胸腺瘤、T细胞大颗粒淋巴细胞增多症（常伴粒缺）等，中性粒细胞减少机制可因抗粒细胞抗体、细胞介导的破坏及抑制G-CSF抗体。

（4）药物免疫性中性粒细胞减少症：药物免疫性中性粒细胞减少症通常通过两种机制导致粒细胞减少，一种如氨基比林、青霉素及抗甲状腺药物等通过半抗原进入体内与白细胞蛋白结合形成全抗原，引起人体产生抗体，导致粒细胞破坏，需要药物持续存在才会发生作用；另一种作为全抗原，诱导循环免疫复合物产生，免疫复合物与粒细胞结合导致粒细胞破坏。

（二）免疫性粒细胞缺乏症治疗

（1）减少感染发生：治疗免疫性粒细胞减少症，除病因治疗外，关键是因粒细胞缺乏导致感染。中性粒细胞减少患者发生感染的概率和中性粒细胞减少的程度和持续时间呈正相关；粒细胞缺乏患者，当体温超过38℃，在感染危险度和耐药评估后应立即给予经验性抗生素治疗，其原则是覆盖可引起严重并发症或威胁生命的最常见和毒力较强的病原菌；对于高危患者，推荐预防用药，可选择氟喹诺酮类和复方磺胺甲噁唑，不建议预防性应用第三代头孢菌素，推荐从中性粒细胞缺乏开始应用至粒细胞大于0.5×10^9/L或出现明显的血细胞恢复证据。

（2）提升白细胞治疗：人重组粒细胞集落刺激因子（rh G-CSF）已被证实确实有提升中性粒细胞的疗效，可用于各种类型严重免疫性粒细胞缺乏症的治疗，常用剂量为5～10 μg/（kg·d），皮下注射至粒细胞达0.5×10^9/L停用。

（3）病因治疗：药物免疫性粒细胞减少症首先停用有关药物。自身免疫性粒细胞减少症，无论是原发或继发，均可应用肾上腺糖皮质激素。新生儿同种免疫性粒细胞减少静脉大剂量丙种球蛋白输注也有较好效果；Felty综合征如脾功能亢进明显也可切脾。

点评

干燥综合征是一种主要累及外分泌腺体的慢性炎症性自身免疫病。临床上除由唾液腺和泪腺功能受损而出现口干，眼干外，约有2/3的患者出现系统损害，如皮肤、骨骼肌肉及肝、肾等。约1/4的干燥综合征患者有正细胞正色素性贫血，30%的患者白细胞低于正常值，2%的患者有粒细胞缺乏。本例患者起病初有"疱疹病毒感染患者"密切接触史，后因发热发现粒细胞减少甚至粒细胞缺乏，病程长达5月余，外院考虑血液系统肿瘤，反复骨髓相关检查及淋巴结活检，未能明确原因，入本院后发现ANA及SSA抗体阳性，最终行唇腺活检，而明确诊断。由于本例患者口干、眼干等症状不明显，以粒细胞缺乏为主要临床表现，影响了临床医师对本病的诊断；患者为干燥综合征，却以粒细胞缺乏为主要表现，临床需长期密切随访淋巴瘤的发生。

（杨飞飞　陈　澍　黄玉仙）

参·考·文·献

[1] 林果为,王小钦.免疫性粒细胞减少症 [J].中国实用内科杂志,2006,26 (7)：487-489.

[2] 冯建华.儿童中性粒细胞减少症研究 [J].中国当代儿科杂志,2017,19 (4)：484-488.

[3] Capsoni F, Sarzi-Puttini P, Zanella A. Primary and secondary autoimmune neutropenia [J]. Arthritis Res Ther, 2005, 7: 208-214.

[4] Zhai W, Zhang X, Wei J, et al. A prospective observation study of antibiotic therapy in febrile neutropenia patients with hematological malignances from multiple centers in northeast china [J]. Int J Infect Dis, 2015, 37: 97-103.

[5] Gafter G, Fraser A, Paul M, et al. Antibiotic prophylaxis for bacterial infections in a febrile neutropenic patient following chemotherapy [J]. Cochrane Database Rev, 2012, 1: CD004386.

21

误诊为结核感染的 POEMS 综合征

题记

  一位长期双下肢乏力麻木伴多浆膜腔积液的患者，由于血 T-SPOT.TB 试验阳性，外院拟诊为结核感染，给予诊断性抗结核治疗。然而看似逻辑无误的处理却并未见效，患者由于种种不适症状辗转于各个科室却屡屡碰壁、求医不得，无奈之下走进了复旦大学附属华山医院感染科。门诊专家凭借简明扼要的问诊和"火眼金睛"的查体，短时间内便基本明确了诊断方向。本例介绍一例被误诊为结核感染的 POEMS 综合征，希望通过其教科书般的典型临床表现和重要检查结果，加深广大感染科医生对此罕见疾病的印象，并拓宽大家对"发热伴多浆膜腔积液"症候群的鉴别思路。

病史摘要

入院病史

患者，男，52岁，安徽省阜阳市人，2019年1月21日收入我科。

主诉

双下肢乏力、麻木1年余伴多浆膜腔积液4个月。

现病史

患者1年余前无明显诱因下出现双下肢乏力，麻木感明显，行走时加重，无间歇性跛行，出现双上肢麻木感，腹胀，偶有胸闷，无心慌、心悸，无腹痛、腹泻及皮疹，无尿频、尿急、尿痛，无明显发热或畏寒、寒战，无夜间盗汗、咳嗽、咳痰，无关节疼痛，无皮疹等其他不适。2018年9月就诊于当地某三甲医院，9月12日血 T-SPOT.TB 试验阳性（ESAT-6抗原孔0点，CFP-10抗原孔8点）。入院后血常规示白细胞减少，于9月14日行骨髓穿刺，骨穿报告示"增生活跃骨髓象，未见明显异常细胞"。查腹部B超提示脾大（162 mm×54 mm）、腹腔及盆腔积液，心超示心包积液；9月27日复查B超提示双侧胸腔积液，腹、盆腔积液较前加重，故诊断"多浆膜腔积液待查"，进一步完善腹水相关检查未见明显异常，提示漏出液，腹水脱落细胞学未见异型细胞。结合 T-SPOT.TB 结果，考虑结核感染可能大，遂予 "HRZE" 四联诊断性抗结核治疗，同时予口服泼尼松抗炎、减少渗出，并予利尿、降尿酸及控制血压等对症处理，2018 年 10 月随访 B 超提示腹、盆腔积液较前减少。诊断性抗结核治疗 2 个月后，发现肝功能损伤，停用吡嗪酰胺，继续利福平 0.15 g tid、乙胺丁醇 1.0 g qd、异烟肼 0.3 g qd 三联口服抗结核治疗至今，同时泼尼松逐渐减量至停用。但患者四肢麻木及乏力症状未见明显改善，为进一步明确诊断至我院门诊就诊。2019 年 1 月 18 日患者在本院行肌电图检查示 "多发周围神经病之电生理表现，累及四肢运动、感觉神经、轴索损害及脱髓鞘为重"。1 月 19 日至我科门诊，进一步追问病史，发现患者既往有男性乳腺增生手术史，查体见患者皮肤黝黑、双下肢明显凹陷性水肿，故拟诊 "POEMS 综合征"，于 1 月 21 日收住入院。患病以来患者精神可，胃纳、睡眠尚可，小便正常，大便排便困难，近 1 年来体重下降 7 ～ 8 kg。

既往史及个人史

2017 年 7 月、2018 年 6 月曾于当地分别行右侧、左侧乳腺增生切除手术，术后病理均提示良性乳腺增生。近半年发现血压升高，最高 150/100 mmHg 左右，目前口服依那普利片 10 mg qd、吲达帕胺片 25 mg qd 治疗，血压控制可。否认长期吸烟及饮酒史。否认家族性遗传病史及结核病密切接触史。余个人史及流行病学史无特殊。

入院查体

体温 36.6℃，脉搏 80 次 / 分，呼吸 20 次 / 分，血压 134/72 mmHg。神志清，精神可，对答切题。无贫血貌，口唇无发绀，全身皮肤黑色素沉着，四肢远端尤为明显，杵状指，甲床发白，皮肤及巩膜未见黄染，皮肤及睑结膜、口腔黏膜未见瘀点、瘀斑。双侧颈部、腋下及腹股沟可扪及多发淋巴结肿大，黄豆大小，质稍硬，活动度可，无粘连，无压痛。双肺呼吸音略粗，未及明显干湿啰音。心率 80 次 / 分，律齐，未及瓣膜区杂音及额外心音。腹部稍膨隆，未见腹壁静脉曲张，全腹软，无压痛及反跳痛，Murphy 征（－），肝肋下未及，脾肋下 2 指，质软无触痛，移动性浊音阳性，肝肾区无叩击痛。四肢关节无畸形，双下肢中度凹陷性水肿。颈软无抵抗，双下肢感觉减退，脑膜刺激征阴性，病理反射未引出。

临床关键问题及处理

- 关键问题 1　建立初步诊断后，如何有条理地完善支持诊断的证据链

POEMS 综合征是一种被列入罕见病名录的多系统疾病。仅从字面意义理解，是包含了多发性周围神经病变（polyneuropathy）、器官肿大（organomegaly）、内分泌病变（endocrinopathy）、M 蛋白（monoclonal protein）阳性和皮肤改变（skin changes）五大特征的一组临床症候群，其涵盖的临床特征却远不止这五点。虽然隶属于单克隆浆细胞病范畴，但该病与骨硬化性骨髓瘤、Castleman 病之间互有关联，且由于其涉及的各种临床表现复杂而又多变，需要非常谨慎地甄别所获得的临床证据。因此，根据梅奥诊所 2003 年发表的基于 99 例诊

断POEMS综合征病例的临床数据，国际骨髓瘤工作组（International Myeloma Working Group,
IMWG）分别于2009年及2014年制订并更新了诊断POEMS综合征的强制性标准、主要标准
和次要标准。

（1）强制性标准（必备）：

• 多发性周围神经病变（脱髓鞘为典型病变）。

• 单克隆浆细胞增殖性疾病（血/尿免疫固定电泳见单克隆免疫球蛋白，几乎均为λ轻
链；或对Castleman病患者的骨髓/淋巴结行免疫组化染色/流式检测证实有单克隆λ浆细胞
增殖）。

（2）主要标准（至少符合1项）：

• 骨硬化性骨病变（X线或CT可见孤立或多发骨硬化病灶，最常见于骨盆、脊柱、肋骨和
近端四肢，见图21-1；FDG PET/CT更为敏感）。

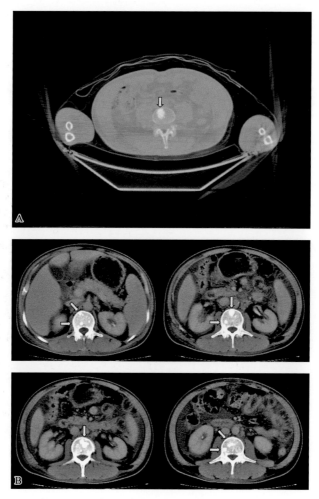

图21-1　CT显示患有POEMS综合征的患者椎体中的骨硬化性骨病变（黄色箭头指示处）。
A.文献中影像学表现；B.本例患者影像学表现

- Castleman 病（巨大淋巴结增生 / 血管滤泡性淋巴结增生）。

- 血管内皮生长因子（VEGF）水平升高（血清 / 血浆 VEGF 测得值至少是正常上限的 3 ～ 4 倍，随访该指标可用于评估治疗反应）。

（3）次要标准（至少符合 1 项）：

- 器官肿大（脾肿大、肝肿大或淋巴结肿大，淋巴结活检可发现 Castleman 病或反应性增生）。

- 血管外容量超负荷（难治性外周水肿、胸腔积液或腹水，甚至心包积液）。

- 内分泌异常（排除糖尿病或甲状腺功能减退症的肾上腺、甲状腺、垂体、性腺、甲状旁腺或胰腺疾病）。

- 皮肤改变（色素过度沉着、多毛症、肾小球样血管瘤 / 毛细血管扩张、多血质、手足发绀症、面部潮红、硬皮样改变、雷诺现象、白甲征、杵状指等）。

- 视乳头水肿（中枢神经系统亦可受累，表现为脑脊液蛋白质水平升高）。

- 血小板 / 红细胞增多症（血小板 $> 450 \times 10^9$/L 或血红蛋白 > 160 g/L）。

（4）其他症状和体征：

- 肾脏疾病：可伴有急性和慢性肾功能衰竭、肾病综合征。

- 心血管疾病或卒中：可导致动脉和静脉血栓形成，从而造成坏疽、缺血、脾梗死、脑梗死、心肌梗死、心力衰竭、心肌病或 Budd-Chiari 综合征等。

- 肺部受累：可出现肺动脉高压、限制性肺病、呼吸肌无力、肺弥散功能降低等。

该患者为中年男性，慢性病程，以不明原因的周围神经病变、难治性多浆膜腔积液和显著的双下肢水肿为发病特点，查体见全身皮肤色素明显沉着、脾大及多发淋巴结肿大，加之既往有不明原因的男性乳腺增生手术史，需高度怀疑"POEMS 综合征"可能。因外院已予诊断性抗结核治疗近 4 个月，疗效欠佳，故入院后我们停用了抗结核治疗，暂予甲钴胺营养神经，加巴喷丁改善麻木，呋塞米及螺内酯利尿，非布司他降尿酸及降压药控制血压等对症处理，同时积极完善相关评估检查以搜集支持"POEMS 综合征"诊断的证据链。根据上述 IMWG 制订的诊断标准，我们知道该罕见病的诊断至少需要多发性周围神经病变的临床特征，单克隆浆细胞增殖性疾病的病理学结果，以及在体格检查、影像学或实验室评估中存在至少一项主要标准和一项次要标准。因此，我们对该患者进行了完整的病史询问（特别是神经症状、皮肤变化、血管外容量超负荷及提示内分泌失调的症状）和详细的体格检查（包括眼底检查、神经系统检查、器官肿大评估、皮肤检查、外周水肿、多浆膜腔积液等）。辅助检查初筛的重点则包括血常规、血生化指标、血清及 24 小时尿免疫固定电泳、血游离轻链、VEGF 检测、内分泌激素、肌电图、骨显像、B 超、心超、CT、肺功能检查等，同时需进一步完善骨穿、骨髓活检、骨髓流式检测及肿大淋巴结组织活检等有创检查。我们将该患者的临床表现、体格检查及辅助检查结果对照 POEMS 综合征诊断标准一一列于表 21-1，供诸位读者比对其教科书级别的诊断证据链。

住院期间患者有 < 38℃间断低热，自觉腹胀逐渐加重，无腹痛腹泻，1 月 30 日出现右眼

表21-1 本例患者诊断POEMS综合征的证据链

	IMWG诊断标准	本例患者临床表现及辅助检查结果
强制性标准（必备）	（1）多发性周围神经病变（脱髓鞘为典型病变）	四肢麻木1年余伴双下肢远端明显乏力、刺痛，踩棉花感，活动后加重，排便费力。查体示四肢腱反射减弱，双足背屈肌力Ⅲ⁺级，双膝以下针刺觉减退。本院肌电图示多发周围神经病之电生理表现，累及四肢运动、感觉神经，轴索损害及脱髓鞘为重
	（2）单克隆浆细胞增殖性疾病（几乎均为λ轻链）	本院及外院查血清免疫固定电泳均发现单克隆免疫球蛋白（IgA-λ轻链型M蛋白）。血游离λ-轻链：342.50 mg/L（↑），血游离κ-轻链：66.50 mg/L（↑），FKAP/FLAM：0.19（↓）。骨髓涂片及印片考虑增生性骨髓象，片上可见2.5%不典型淋巴细胞（形态有浆细胞分化趋势），浆细胞比例增多，可见幼稚浆细胞及浆细胞簇（见图21-2）。骨髓病理示2个髓腔内见浆细胞弥漫片状分布，因Kappa、Lambda染色不理想，请结合临床除外浆细胞增生性病变（见图21-3）。本院骨髓流式检测未染浆细胞克隆，余未见明显异常造血淋巴细胞群
主要标准（至少一项）	（1）骨硬化性骨病变	全身骨显像示双侧肘关节、双侧膝关节、双侧踝关节显像剂摄取增高，符合"POEMS综合征"表现（见图21-4）
	（2）Castleman病	（左颈部淋巴结）组织病理：淋巴滤泡数量增多，生发中心萎缩，以毛细血管取代，滤泡周围见洋葱皮样结构，滤泡间区毛细血管增生，Castleman Disease不能除外（见图21-5）
	（3）血管内皮生长因子（VEGF）水平升高（至少是正常上限的3～4倍）	查血VEGF：> 800 pg/ml（↑）（ELISA法，参考值0～142 pg/ml）
次要标准（至少一项）	（1）器官肿大（脾肿大、肝肿大或淋巴结肿大）	查体及B超见脾肿大，双侧颈部及锁骨上、腋窝、腹股沟淋巴结肿大，双肾偏大，右肾肥大肾柱。CT示后腹膜多发稍肿大淋巴结。肝脏不大
	（2）血管外容量超负荷（难治性外周水肿、胸水、腹水或心包积液）	明显腹胀。查体示腹部移动性浊音阳性、四肢凹陷性水肿（见图21-6）。影像学示双侧胸腔积液、腹腔积液、盆腔积液、少至中等量心包积液。pro-BNP：1 359 pg/ml（↑）
	（3）内分泌异常（肾上腺、甲状腺、垂体、性腺、甲状旁腺、胰腺）	1年内2次男性乳腺良性增生手术史。甲状腺功能减退（需左甲状腺素钠片口服替代），雌二醇：263 pmol/L（↑），脱氢表雄酮：1.41 μmol/L（↓）。未见肾上腺、垂体、甲状旁腺、胰腺受累
	（4）皮肤改变（色素过度沉着、多毛症、肾小球样血管瘤/毛细血管扩张、多血质、手足发绀症、面部潮红、硬皮样改变、雷诺现象、白甲征、杵状指等）	半年来全身皮肤黑色素明显沉着，四肢远端为著，杵状指，白甲征，硬皮样改变，面部发红（见图21-7）
	（5）视乳头水肿	眼底检查示双侧视乳头水肿（见图21-8）
	（6）血小板增多症/真性红细胞增生症	血小板168×10⁹/L，红细胞4.25×10¹²/L，血红蛋白123 g/L（↓）
其他		一年内体重下降7～8 kg。半年内血压升高至150/100 mmHg。血沉：37 mm/h（↑）。逐渐进展的肾功能不全（肌酐由入院时107 μmol/L升高至132 μmol/L）。血栓性疾病倾向［抗β2-糖蛋白1抗体：34.4 RU/ml（↑），D-二聚体：7.54 μg/ml（↑）］。肺功能示中度限制性通气功能障碍、小气道重度限闭、肺弥散功能重度减低

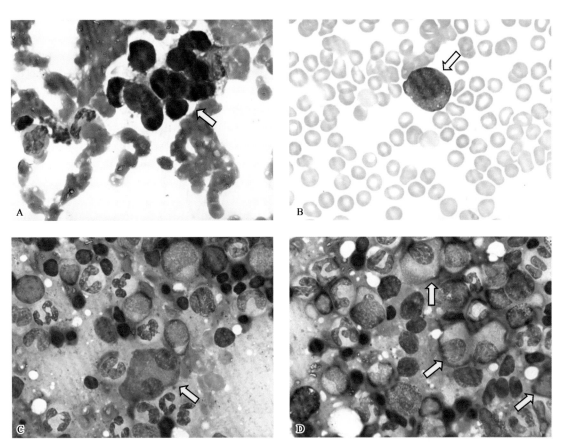

图21-2　A.患者骨髓涂片（1 000倍，Wright染色）可见簇状浆细胞（黄色箭头）；B.患者骨髓涂片（1 000倍，Wright染色）可见形态向浆细胞分化中的不典型淋巴细胞（黄色箭头）；C.患者骨髓印片（1 000倍，Wright染色）可见双核型幼稚浆细胞（黄色箭头）；D.患者骨髓印片（1 000倍，Wright染色）可见较多浆细胞（黄色箭头）

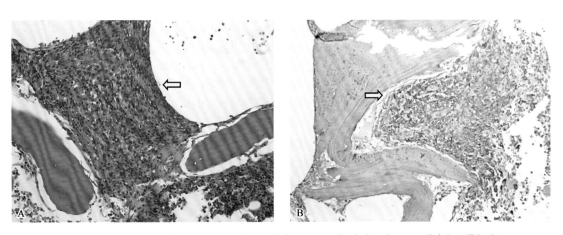

图21-3　患者骨髓活检病理片。A.（200倍，HE染色）、B.（200倍，免疫组化CD138染色标记浆细胞）
示骨髓腔内见浆细胞弥漫片状分布（黄色箭头）

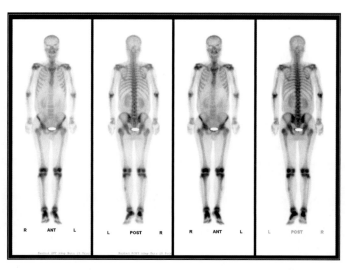

图21-4　患者全身骨显像示双侧肘关节、双侧膝关节、双侧踝关节显像剂摄取增高，符合POEMS综合征表现

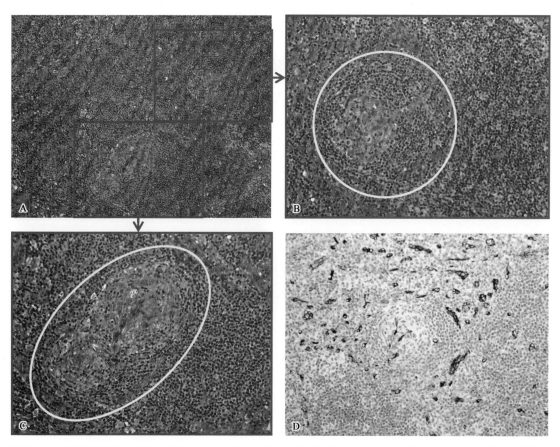

图21-5　患者左颈部淋巴结组织病理片。A.（100倍，HE染色）；C.（200倍，HE染色）；B.（200倍，HE染色）示淋巴滤泡数量增多，生发中心萎缩，以毛细血管取代，滤泡周围见洋葱皮样结构（黄色圈）；D.（200倍，免疫组化CD34染色标记血管内皮细胞）示滤泡间区毛细血管增生，符合Castleman病典型病理特征（明显的淋巴滤泡、生发中心萎缩、广泛的血管增生及滤泡间区域浆细胞呈不同程度的增生）

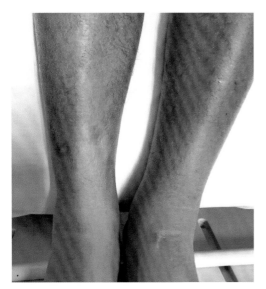
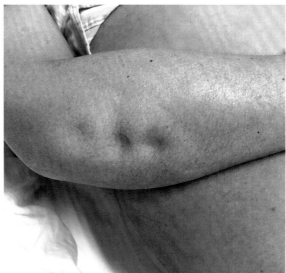

图21-6　患者四肢可见明显凹陷性水肿

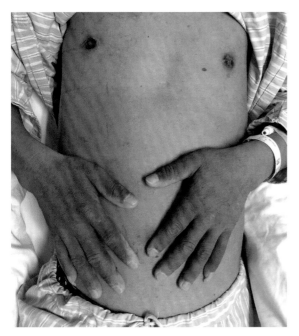
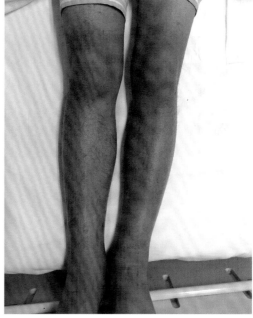

图21-7　患者全身皮肤黑色素明显沉着(四肢远端为著),杵状指,白甲征,硬皮样改变

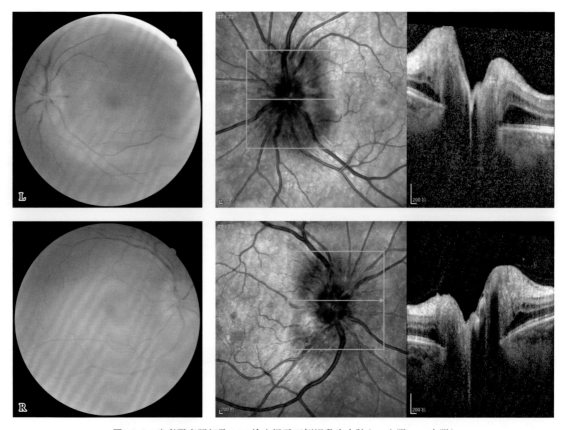

图21-8　患者眼底照相及OCT检查提示双侧视乳头水肿（L：左眼；R：右眼）

睑、双上肢软组织明显凹陷性水肿，伴双下肺呼吸音减低，予加强利尿处理。排除禁忌后于2019年1月31日及2月3日分别行腹腔穿刺引流清亮黄色腹水1 000 ml及2 000 ml，腹水送检常规生化无明显异常，提示漏出液，腹水T-SPOT.*TB*试验阴性，腹水Xpert MTB/RIF检测阴性，腹水病原学检查、肿瘤标志物及脱落细胞学检查均阴性，进一步除外结核感染导致多浆膜腔积液的可能，亦暂无其他肿瘤性疾病导致多浆膜腔积液的证据。该患者POEMS综合征诊断明确，经神经内科、血液科、内分泌科等多学科会诊评估，于2019年春节前出院，后续拟转至血液科进一步行自体骨髓干细胞移植或化疗。

• 关键问题2　诊断POEMS综合征时应考虑哪些鉴别诊断

　　并非所有的POEMS综合征患者都有如本病例般经典的临床表现，也并非所有符合上述标准的患者都患有POEMS综合征。临床医生应意识到"非典型"病例的存在也许才是常态，早期诊断该疾病可能很困难，种种异常的临床特征至少应彼此具有时间上的关联而没有其他可归因的病因。例如对于缺乏多发性周围神经病变或单克隆免疫球蛋白证据的患者，应当密切监测随访以发现更多符合诊断标准的症状而非盲目启动治疗。缺乏骨硬化性骨病变和Castleman病证据时则只能建立POEMS综合征的疑似诊断。但若"非典型"病例的临床症状有明显恶化，例如患有严重的难治性腹水，则可考虑启动与经典病例类似的治疗。梅奥诊所和北京协和医院血液科的临床队列研究数据表明,从症状发作到诊断POEMS综合征的中位时间约为13~18个月。最初被误诊为其他各类疾病的患者不在少数,例如各类浆细胞病或慢性炎性脱髓鞘性多发性神经病变(CIDP)。因此,诊断POEMS综合征需要长期细致的动态评估,并与下列易被误诊的疾病相互鉴别。

(1)多发性骨髓瘤(multiple myeloma, MM):多发性周围神经病变在经典的多发性骨髓瘤中并不常见。提示MM的特征包括存在溶骨性骨病变但没有硬化性骨病变、贫血、高钙血症、肾衰竭、病理性骨折以及骨髓中高百分比的浆细胞。在极少数情况下,MM可能与活动性造血区域中弥漫性骨硬化性骨病的存在相关(POEMS则为局灶性骨硬化病变)。

(2)孤立性骨浆细胞瘤(solitary plasmacytoma of bone, SPB):SPB患者一般只有一个溶骨性骨病变,而POEMS患者则是硬化性骨病变。但两种疾病的骨病变活组织检查都有单克隆浆细胞浸润。SPB没有贫血、高钙血症、肾功能不全等系统性症状、体征。骨损伤中成骨细胞成分的存在和/或POEMS综合征的其他次要标准可用于鉴别这两种疾病。

(3)意义未明的单克隆丙种球蛋白病(monoclonal gammopathy of undetermined significance, MGUS):该病是一种典型浆细胞病,但缺乏其他系统症状。MGUS可以伴有多发性周围神经病变,通常与抗神经抗原的抗体相关。POEMS综合征的其他次要标准可用于鉴别这两种疾病。

(4)Waldenström巨球蛋白血症(Waldenström macroglobulinemia, WM):该病为淋巴浆细胞性淋巴瘤,并有IgM单克隆丙种球蛋白病,且可能并发多发性神经病。WM患者的骨髓和/或淋巴结病理可见异常的淋巴浆细胞浸润,同时缺乏POEMS综合征的其他次要标准,可用于鉴别这两种疾病。

(5)原发性淀粉样变性(primary amyloidosis):该病也是一种浆细胞病,常表现为单克隆丙种球蛋白病、皮肤病变和多发性神经病。淀粉样变性的诊断需要对脂肪、骨髓、胃肠道、肾脏、心脏、腓肠神经等相关组织进行病理活检,显示存在典型的淀粉样蛋白原纤维。这在POEMS综合征中是看不到的。

(6)冷球蛋白血症(cryoglobulinemia):混合冷球蛋白血症(Ⅱ型)也可能存在周围神经病变和单克隆丙种球蛋白病。它通常与潜在的淋巴瘤,病毒感染(如HCV、HIV)或慢性炎症状态(如结缔组织疾病)相关。鉴别诊断主要在于血清冷球蛋白的实验室结果以及特征性的症状、体征。

(7)慢性炎性脱髓鞘性多发性神经病变(chronic inflammatory demyelinating polyradiculoneuropathy, CIDP):该病与POEMS综合征均以亚急性运动显性脱髓鞘性多发性周围神经病变为特征。神经传导检测和肌电图可以有效地区分POEMS综合征与CIDP。

• 关键问题3　如何建立"发热伴多浆膜腔积液"临床症候群的诊疗思路

POEMS综合征患者在病程中也可出现一些非特异症状,如疲劳、体重减轻、发热、骨关节疼痛、血沉增快、贫血等,会使临床医生考虑到其他一些累及全身的系统性疾病如淋巴瘤、血管炎或结核感染等。该病例在就诊过程中曾一度因为间断低热伴难治性多浆膜腔积液被外院误诊为结核感染而接受了长达近4个月的抗结核治疗。因此，"发热伴多浆膜腔积液"临床症候群的诊疗思路也尤为考验感染科医生的功力。

多浆膜腔积液是一种常见的临床现象，患者在病程中可同时或相继出现一个以上浆膜腔的积液如胸腔积液、腹腔积液、盆腔积液或心包积液，其病因复杂，诊断困难。但鉴别诊断的首要核心问题是通过对积液性质的常规化验，首先判断其属于"漏出液"还是"渗出液"。漏出液发生的机制一般是毛细血管内静水压增高、低白蛋白血症造成血浆胶体渗透压降低或肾排钠排水减少造成水钠潴留，而渗出液则是由于微血管通透性增高或淋巴回流受阻导致的。如何通过对浆膜腔积液的常规、生化检验判断其漏出液或渗出液性质，笔者在此不做赘述。但从两者不同的发生机制进行思考，漏出液病因多为各种肾病、充血性心力衰竭、严重营养不良、肝硬化失代偿期及静脉栓塞等非炎症疾病，而渗出液病因则多为结核感染、局部病原体感染甚至脓肿、结缔组织病、肺栓塞等造成的局部炎症疾病。恶性肿瘤是多浆膜腔积液最常见的病因，但因有多种机制参与发病，其导致的积液性质常介于漏出与渗出之间，难以明确判断，此时反复进行病理脱落细胞学的检查就显得尤为重要。浆膜腔积液还可进行乳酸脱氢酶、腺苷脱氨酶、肿瘤标志物、免疫学指标以及病原学等方面的检测，另外需要结合外周血检查的结果以帮助鉴别诊断。根据患者的年龄、全身发病情况、受累浆膜腔数量、有无下肢水肿、治疗反应等，常见的恶性多浆膜腔积液、结核性多浆膜腔积液、结缔组织病多浆膜腔积液各有一定的规律特征，也不作为本篇讨论重点展开。在POEMS综合征患者中，促炎症细胞因子和血管内皮生长因子VEGF的慢性过量产生是该病的主要特征。VEGF是血管通透性增加的有效诱导剂，因此该病患者在发病过程中常有显著进展的不明原因的难治性多浆膜腔积液（漏出液）和严重的外周水肿。故感染科医生今后对"发热伴多浆膜腔积液"临床症候群的患者也应注意筛查有无POEMS综合征相关的一些临床特征，以免误诊为结核感染、结缔组织病或淋巴瘤。

后 记

笔者在后续电话随访中得知，该患者在我科明确诊断POEMS综合征后，于2019年春节后自行前往北京某医院血液科就诊，接受了基于硼替佐米、环磷酰胺和地塞米松的VCD化疗方案治疗，症状曾一度好转。令人意外的是，家属告知2019年3月患者因突发急性心梗猝死。推测POEMS综合征病情进展导致冠状动脉炎症进而发生了急性动脉血栓形成事件，亦不能除外患者病情进展至晚期导致的心肺功能衰竭是其死因。"良性"疾病最终的"恶性"结局不禁令人扼腕叹息。

背景知识介绍

POEMS综合征

（一）POEMS综合征的历史

POEMS综合征的历史可追溯到Scheinker在1938年发表的一例尸检病例个案报道，其临床特征被描述为具有感觉运动周围神经病变、色素过度沉着、脑脊液蛋白升高和单发的浆细胞瘤。1956年，Crow 又报道了两名患者有类似的周围神经病变、色素过度沉着、脑脊液蛋白质升高和新骨形成的浆细胞瘤。直到1980年，Bardwick 等人创造了以首字母缩略词 "POEMS" 代表其五大核心临床特征（多发性神经病变、器官肿大、内分泌紊乱、单克隆M蛋白、皮肤改变）的综合征，这种疾病历史上也曾被称为骨硬化性骨髓瘤、Crow-Fukase 综合征、PEP综合征（浆细胞恶液质、内分泌病、多发性神经病变）或 Takatsuki 综合征。直到现在，POEMS综合征、骨硬化性骨髓瘤和Castleman病之间复杂的相互关系仍在研究之中。POEMS综合征之所以被列为罕见病，正是由于其复杂多变的多系统临床表现导致无法评估其确切的发病率。类似其他浆细胞肿瘤，POEMS综合征通常发生在50～60岁人群，梅奥诊所历经近40年收集的POEMS综合征临床队列分析中，其发病中位年龄为51岁（30～83岁），63%为男性。

（二）POEMS综合征的治疗进展

遗憾的是，POEMS综合征迄今仍没有标准治疗方法，现有文献中尚没有随机对照临床试验结果。治疗方案取决于POEMS综合征患者的硬化性骨病变是局限的还是广泛的。通常建议有1～3个孤立性骨病变并且没有骨髓受累证据的患者，首选40～50 Gy剂量的靶向放射治疗，接受初始放疗后病情进展的患者仍可以通过单纯化疗或化疗联合自体造血细胞移植得到成功治疗。如果患者有严重症状并且患有广泛的骨硬化病变，或骨髓穿刺活检有骨髓受累的证据，则建议采用与多发性骨髓瘤相似的全身治疗方案（例如化疗或自体造血细胞移植）。对于患有广泛性骨硬化病变的年轻患者和患有快速进展性神经病变的患者，应考虑使用高剂量马法兰化疗联合自体造血细胞移植。通过这种方法，大约75%的患者会对治疗产生一定应答。可能限制POEMS综合征患者接受自体造血细胞移植的并发症包括肾功能不全，肺动脉高压，毛细血管渗漏综合征和活动性感染。

全身性化疗是伴有广泛的骨硬化病变或骨髓受累的POEMS综合征患者首选的治疗方案。鉴于马法兰联合地塞米松（MDex方案）用于轻链淀粉样变性化疗的疗效和低毒性，早期梅奥诊所的POEMS临床队列数据和北京协和医院血液科的前瞻性研究数据均表明，使用MDex方案化疗治疗POEMS综合征可达到40%左右的缓解率；根据骨髓瘤患者的临床数据，基于来那度胺（Lenalidomide，商品名Revlimid）或硼替佐米（Bortezomib，商品名Velcade）的新化疗方案已逐渐取代了早期基于马法兰的化疗方案，但POEMS综合征中仍缺乏可以指导初始化疗方案的临床数据。目前对于大多数患者建议使用类似于治疗多发性骨髓瘤的全身化疗方案，如VCD（硼替佐米＋环磷酰胺＋地塞米松）方案或Rd（来那度胺＋地塞米松）方案。来自上海长征医院血液科的一项研究表明，VCD方案治疗POEMS综合征的应答率为76%。需注意硼替佐米有引起周围神经病变或神经性疼痛的副作用，如果监测发现化疗后患者神经病变加重，硼替佐米则需减量或停用。使用Rd方案的两项小型前瞻性研究报道了＞70%的高治疗应答率和高达60%～75%的三年内无进展率，且来那度胺不会影响那些接受自体造血细胞移植治疗患者的干细胞采集。也有一些病例报道表明使用具有抗细胞因子或抗VEGF活性的药物（如贝伐单抗）可能有助于改善该病的部分或全部症状体征。但以上治疗方案在常规用于临床之前仍需要更多的循证医学研究数据支持。

对于患有广泛的多发性骨硬化病变和/或严重症状（尤其是进行性神经病变）且具备移植适应证的年轻患者，高剂量马法兰后进行自体造血细胞移植（hematopoietic cell transplantation, HCT）是其重要治疗选择。患者心肺功能评估是决定是否可行HCT的主要因素。考虑进行HCT的患者应避免使用基于马法兰的方案进行初始化疗。大多数情况下，在HCT之前不需要进行细胞减灭化疗，可在没有诱导的情况下直接进行HCT。梅奥诊所的多项队列研究均表明，使用外周血干细胞进行自体HCT治疗的POEMS综合征患者获得了普遍的临床改善，在移植后100天即表现出周围神经病变症状的明显缓解。这些研究结果均支持自体HCT是该病最有希望的疗法之一。

除了放化疗和HCT外，POEMS综合征患者通常还需要一些辅助治疗以减轻由于神经病变、血管外容量超负荷和内分泌异常引起的症状。例如对于有明显周围神经病变的患者，需要进行物理治疗评估以改善生活质量，或使用针对疼痛性神经病变的药物治疗。由于血管外容量超负荷导致的腹水和胸腔积液可使用利尿剂，或通过胸腹腔穿刺机械引流以缓解症状。甲状腺功能减退或肾上腺功能不全患者应分别接受甲状腺素和皮质类固醇激素替代治疗，但在治疗POEMS综合征过程中需注意持续评估内分泌异常情况以预防药物过量。

如何对POEMS综合征患者进行治疗反应的评估是另一个重要的问题。该病治疗的目标是稳定或逆转器官功能障碍、消除或灭活克隆浆细胞，因此需要评估治疗后的器官反应和血液学反应。评估治疗反应的标准尚未统一，基于多发性骨髓瘤的治疗评估标准，POEMS综合征可根据血液学特征、VEGF水平、影像学检查和症状改善的变化来评估对治疗的反应。治疗期间需每月监测血清M蛋白水平，通常在开始治疗后的3～6个月进行完整的治疗评估，需监测全血细胞计数、VEGF水平、血尿免疫固定蛋白电泳及进行FDG PET/CT扫描，如治疗前有内分泌异常，还需监测内分泌疾病的标志物。一般来说，六个月内应有良好的治疗反应。神经病变通常需要大约3个月才能稳定，6个月才能开始缓解，最终治疗后2～3年可见最大改善。具体的血液学反应、VEGF反应、FDG PET/CT的放射学反应及临床反应评估标准在此不作赘述。

（三）POEMS综合征的预后

POEMS综合征具有慢性病程特征。与多发性骨髓瘤相比，该病患者存活时间可延长三倍。梅奥诊所POEMS综合征临床队列报道的总体中位生存期为13.7年，而有杵状指或血管外容量超负荷症状的患者中位生存期分别为2.6和6.6年。接受放射治疗且反应良好的患者存活率较高。有研究报道，单因素分析中可预测POEMS综合征进展的情况有血清M蛋白＞1 g/dl，尿液中存在单克隆轻链，以及未接受放射治疗。在多因素分析中，仅尿液中存在单克隆蛋白可预测其进展。自然病程之一是患者的周围神经病变进展直到卧床不起，最终因极度虚弱或终末支气管肺炎而发生死亡。梅奥诊所临床队列中最常见的死亡原因是心肺功能衰竭和感染，死于肾功能衰竭的患者则同时存在腹水和毛细血管渗漏样综合征。

点　评

　　本例患者为一例罕见却如教科书般典型的 POEMS 综合征，以长期双下肢乏力麻木伴多浆膜腔积液为临床特征。患者辗转于医院各个科室却始终不得其法，医生根据其多浆膜腔积液的表现和 T-SPOT.*TB* 试验弱阳性的结果盲目给予抗结核治疗却并未缓解患者症状。POEMS 综合征复杂多变的多系统临床表现是其诊断困难的主要原因。由于专科分工的日趋细化，临床医生面对复杂的临床症候群往往容易"一叶障目不见泰山"。内科医生在"见多识广"的知识储备之上，更需要通过完整的病史询问、详细的体格检查、全面又不失针对性的辅助检查来完善罕见病诊断的证据链。该例患者虽然得到了我们及时正确的诊断，却最终给了我们一个遗憾的结局。这提示我们对于涉及多系统的临床少见疾病，不能仅仅满足于明确诊断，如何组建有良好协作的多学科诊疗团队来指导患者的全程诊疗才是应该努力的更高目标。

（张　舒　王新宇）

参·考·文·献

[1] Dispenzieri A, Kyle RA, Lacy MQ, et al. POEMS syndrome：definitions and long-term outcome [J]. Blood, 2003, 101(7)：2496–2506.

[2] Kyle RA, Rajkumar SV. Criteria for diagnosis, staging, risk stratification and response assessment of multiple myeloma [J]. Leukemia, 2009, 23(1)：3–9.

[3] Rajkumar SV, Dimopoulos MA, Palumbo A, et al. International Myeloma Working Group updated criteria for the diagnosis of multiple myeloma [J]. Lancet Oncol, 2014, 15(12)：e538–548.

[4] Li J, Zhou DB, Huang Z, et al. Clinical characteristics and long-term outcome of patients with POEMS syndrome in China [J]. Ann Hematol, 2011, 90(7)：819–826.

[5] Kuwabara S, Dispenzieri A, Arimura K, et al. Treatment for POEMS (polyneuropathy, organomegaly, endocrinopathy, M-protein, and skin changes) syndrome [J]. Cochrane Database Syst Rev, 2012, 13(6)：CD006828. doi：10.1002/14651858.CD006828.pub3.

[6] Gavriatopoulou M, Musto P, Caers J, et al. European myeloma network recommendations on diagnosis and management of patients with rare plasma cell dyscrasias [J]. Leukemia, 2018, 32(9)：1883–1889.

[7] Dispenzieri A. POEMS syndrome：2017 Update on diagnosis, risk stratification, and management [J]. Am J Hematol, 2017, 92(8)：814–829.

[8] Li J, Zhang W, Jiao L, et al. Combination of melphalan and dexamethasone for patients with newly diagnosed POEMS syndrome [J]. Blood, 2011, 117(24)：6445–6449.

[9] He H, Fu W, Du J, et al. Successful treatment of newly diagnosed POEMS syndrome with reduced-dose bortezomib based regimen [J]. Br J Haematol, 2018, 181(1)：126–128.

[10] Nozza A, Terenghi F, Gallia F, et al. Lenalidomide and dexamethasone in patients with POEMS syndrome：results of a prospective, open-label trial [J]. Br J Haematol, 2017, 179(5)：748–755.

[11] Li J, Huang XF, Cai QQ, et al. A prospective phase II study of low dose lenalidomide plus dexamethasone in patients with newly diagnosed polyneuropathy, organomegaly, endocrinopathy, monoclonal gammopathy, and skin changes (POEMS) syndrome [J]. Am J Hematol, 2018, 93(6)：803–809.

[12] D'Souza A, Lacy M, Gertz M, et al. Long-term outcomes after autologous stem cell transplantation for patients with POEMS syndrome (osteosclerotic myeloma)：a single-center experience [J]. Blood, 2012, 120(1)：56–62.

[13] Karam C, Klein CJ, Dispenzieri A, et al. Polyneuropathy improvement following autologous stem cell transplantation for POEMS syndrome [J]. Neurology, 2015, 84(19)：1981–1987.

22

以不明原因发热为首发症状的抗肾小球基底膜肾炎

题记

抗肾小球基底膜肾炎患者多有发热症状和前驱感染,本例患者起病时肾功能正常,较难诊断。病程不足1个月发热的病因以感染性疾病多见,因此多数患者就诊时先按感染性疾病治疗。当患者出现血浆肌酐迅速升高时需要特别警惕抗肾小球基底膜肾炎。抗肾小球基底膜肾炎病情进展快,预后差,肾功能常在几天或几周内进入肾衰竭阶段,一旦确诊需争分夺秒进行治疗。

病史摘要

入院病史

患者,女性,42岁,2018年5月2日收入我科。

主诉

反复发热3周余。

现病史

2018年4月7日起无明显诱因下出现发热,伴畏寒、头痛、呕吐。发热自午后开始,夜间加重,T_{max} 39.6℃。至外院就诊,血常规白细胞$6.9×10^9$/L,中性粒细胞77.3%,单核细胞12.2%,血红蛋白115 g/L,血小板$211×10^9$/L,血沉30 Mm/h,C反应蛋白(CRP)11.3 mg/dl,铁蛋白249.6 ng/ml,降钙素原(PCT)0.12 ng/ml,肌酐87 μmol/L,ANA等自身抗体阴性,T-SPOT.*TB*、HIV、RPR阴性,胸部CT示右下肺少许炎症,考虑肺部感染,先后予头孢呋辛、头孢曲松、莫西沙星抗感染治疗后仍有发热,症状无好转,遂至我院急诊就诊,血常规:白细胞$7.24×10^9$/L,中性粒细胞78.3%,单核细胞12%,血红蛋白110 g/L,血小板$281×10^9$/L,pro-BNP 634.7 pg/ml,肌酐185 μmol/L,白蛋白28 g/L,考虑感染性发热,予头孢曲松2.0 g ivgtt治疗,患者发热仍未退,现为进一步诊治收治入院。

既往史

否认传染病史、手术史、外伤史、输血史、过敏史。

个人史

无特殊。

入院查体

心率90次/分,血压120/70 mmHg,呼吸18次/分,氧饱和度99%,神志清楚,左手指及双侧足底可见瘀点、瘀斑、颈软、咽红,双侧扁桃体(-),双肺呼吸音粗,未闻及干湿啰音,心律齐,各瓣膜听诊区未及杂音。腹软,无压痛。双肾叩击痛(-),双下肢无水肿,病理征阴性。

入院后辅助检查

• 血常规(2018-05-02):白细胞 $4.13 \times 10^9/L$,血红蛋白83 g/L(↓),红细胞$2.94 \times 10^{12}/L$(↓),血细胞比容24.8%(↓),平均血红蛋白量28.2 pg,平均血红蛋白浓度335 g/L,平均红细胞体积84.4 fl,中性粒细胞$3.20 \times 10^9/L$,中性粒细胞77.5%(↑),淋巴细胞11.1%(↓),单核细胞10.7%(↑),嗜酸性粒细胞0.5%,嗜碱性粒细胞0.2%,血小板$211 \times 10^9/L$。

• 粪常规+隐血试验(2018-05-03):阴性。

• 尿常规(2018-05-03):潜血(++),胆红素 阴性,酮体 阴性,葡萄糖 阴性,蛋白质(+),pH 5.5,亚硝酸盐 阴性,白细胞酯酶(+),尿比重1.006,红细胞1 794.3/µl(↑),白细胞 73.4/µl(↑),上皮细胞109.2/µl(↑),细菌计数92.7/µl,病理性管型 阴性。尿白蛋白/肌酐尿肌肝:6 131 µmol/L,尿微量白蛋白162.50 mg/L(↑),尿微量白蛋白/尿肌酐234.55 mg/g × Cr(↑)。

• 空腹血糖(2018-05-03):4.68 mmol/L。

• 生化(2018-05-03):谷丙转氨酶23 U/L,谷草转氨酶34 U/L,总胆红素 3.0 µmol/L,结合胆红素 1.9 µmol/L,碱性磷酸酶89 U/L,γ-谷氨酰转移酶30 U/L,总蛋白67.1 g/L,白蛋白34.6 g/L(↓),球蛋白32.5 g/L,尿素21.84 mmol/L(↑),肌酐 577 µmol/L(↑),尿酸624.5 µmol/L(↑),钾 5.3 mmol/L,钠 134 mmol/L(↓),氯92 mmol/L(↓),二氧化碳23.3 mmol/L,钙2.16 mmol/L,镁0.95 mmol/L,无机磷1.34 mmol/L,肌酸激酶20 U/L(↓),CK-MB 8 U/L,乳酸脱氢酶189 U/L,血清胱抑素C 4.27 mg/L(↑),β_2微球蛋白14.96 mg/L(↑)。

• 血沉120 mm/h(↑),C反应蛋白92.7 mg/L(↑),抗"O"< 25 IU/ml。

• 凝血功能(2018-05-03):国际标准化比率1.58(↑),凝血活酶时间 18.5秒(↑),活化部分凝血活酶时间47.9秒(↑),纤维蛋白原8 g/L(↑),凝血酶时间(TT)16.8秒,D-二聚体1.94 mg/L(↑),纤维蛋白(原)降解产物4.5 µg/ml。

• 球蛋白:IgG 13.40 g/L,IgA 2.56 g/L,IgM 1.43 g/L,IgE 90.30 IU/ml。

• 补体:C3 1.21 g/L,C4 0.29 g/L。

• 心肌标记物(2018-05-03):肌红蛋白37.16 ng/ml,肌钙蛋白0.007 ng/ml,pro-BNP 1 835.0 pg/mL(↑)。

• 自身抗体(2018-05-03):ANA胞浆颗粒型:阳性(1:100),PCNA阴性,核糖体P蛋白阴性,抗β2-糖蛋白1抗体7.7 RU/ml,SmD1阴性,SS-A/Ro60阴性,SS-A/Ro52阴性,PM-Scl

阴性，抗着丝点B抗体 阴性，dsDNA阴性，抗核小体抗体 阴性，AMA-M2阴性，Mi-2抗体 阴性，nRNP阴性，dsDNA（定性）阴性，dsDNA-IgG < 10 IU/ml，抗Ku抗体 阴性，抗组蛋白抗体 阴性，Jo-1阴性，Scl-70阴性，SS-B/La阴性，cANCA阴性，pANCA阴性，PR3 0.5AU/ml，MPO 1.2 AU/ml，抗心磷脂抗体IgM 2.3 U/ml，抗心磷脂抗体IgG 2.6 U/ml，RF < 20 IU/ml。

- 肿瘤标志物（2018-05-03）：SCC 1.0 ng/ml，AFP 0.68 μg/L，CEA 1.12 μg/L，CA125 10.75 U/ml，CA153 6.84 U/ml，CY211 1.67 ng/ml，CA724 2.80 U/ml，NSE 7.33 ng/ml。
- 血轻链（2018-05-03）：κ-轻链9.18 g/L，λ-轻链5.27 g/L，KAP/LAM 1.74。
- 尿红细胞异型率（2018-05-03）：尿红细胞异型率24.00%，红细胞满视野/HP，G1型红细胞（芽孢状畸形红细胞）0。

目前的诊断

发热待查：感染性心内膜炎？系统性血管炎？

临床关键问题及处理

- **关键问题** 患者持续3周以上的反复发热，病因是什么

患者发热持续3周以上，体温超过38.3℃，符合发热待查的诊断标准。发热的病因是目前的主要问题。患者入院后完善相关检查，血常规：白细胞 4.13×10⁹/L，中性粒细胞77.5%（↑），单核细胞10.7%（↑），血沉120 mm/h（↑），C反应蛋白92.7 mg/L（↑），结合患者发热畏寒等症状，考虑感染性疾病可能，CT示右下肺少许炎症（图22-1），但是患者既往用能够覆盖社区获得性肺炎的抗菌药物治疗效果不佳。患者的右下肺少许炎症并不能解释患者发热，患者有发热、贫血、皮肤瘀点及瘀斑和尿常规潜血阳性，因此感染性疾病中需重点考虑血流感染或感染性心内膜炎，根据肌酐清除率予美罗培南0.5 g qd抗感染治疗，辅以扩容，补充白蛋白支持治疗。

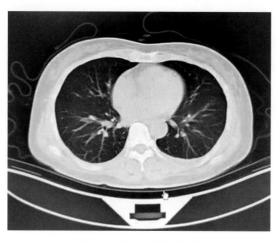

图22-1　肺CT示右下肺炎

患者仍有发热，患者肌酐由入院前185 μmol/L迅速上升至577 μmol/L，伴有尿量减少，符合急性肾损伤的诊断。急性肾损伤的鉴别诊断思路为肾前性、肾后性和肾性。患者无明显呕吐、腹泻等脱水表现，虽血白蛋白偏低（5月3日血白蛋白34.6 g/L↓），但双下肢无水肿，血压正常，有效循环血量不足依据不足，故可最先排除肾前性因素。肾后性梗阻通过双肾、输尿管、膀胱、残余尿B超即可得知。肾性因素需要考虑肾小球性、肾血管性、肾间质与肾小管性。患者入院前因肺部炎症，先后使用过头孢呋辛、头孢曲松、莫

西沙星等抗生素,这些药物均有可能造成急性间质性肾炎和肾小管坏死可能。另外,患者发热合并急性肾损伤,需要考虑感染相关及全身系统性疾病引起的肾小球肾炎。临床上链球菌感染的心内膜炎导致的感染后肾小球肾炎,虽感染控制,但因体内抗原抗体、补体等免疫反应被激活,仍会造成急性肾损伤。感染性心内膜炎菌栓脱落阻塞肾动脉亦可引起急性肾损伤。患者尿常规中红细胞满视野,临床也符合急进性肾小球肾炎表现,积极抗感染体温不退,那会不会仍存在系统性结缔组织病呢? 如ANCA阴性的血管炎抑或是Goodpasture综合征,还是仅累及肾脏的抗肾小球基底膜肾炎? 通过以上分析,目前急进性肾小球肾炎、肾小管坏死、急性间质性肾炎均有可能,需要请肾脏科会诊,评估有无肾活检指征。

确立诊断

请肾内科会诊,诊断为AKI 3期,建议完善B超、自身抗体、血尿免疫固定电泳等检查。

B超(2018-05-04):肝、胆、胰、脾未见明显异常。双侧颌下腺、双侧腮腺未见明显异常。双侧颈部、双侧锁骨上、双侧腋窝、双侧腹股沟未见明显异常肿大淋巴结。左肾125 mm×67 mm,右肾122 mm×58 mm,左侧皮质厚7 mm,右侧皮质厚7 mm,皮髓质分界欠清,集合系统无分离,双肾增大伴皮质回声增强,请结合临床。膀胱未见明显异常。双输尿管未见扩张。

心超(2018-05-04):静息状态下经胸超声心动图未见明显异常。患者心脏听诊未闻及杂音,血培养无阳性回报,心超未见赘生物,感染性心内膜炎依据不足。

患者肌酐升高较快,考虑系统性血管炎不除外,5月6日予甲泼尼龙40 mg q12h治疗,后患者体温正常,未再发热。5月7日结果回报示抗肾小球基底膜(glomerular basement membrane,GBM)抗体阳性(128.2 AU/ml↑),血免疫固定电泳:阴性,肾内科再次会诊考虑抗肾小球基底膜肾炎可能大,建议排除禁忌后行肾穿刺活检以明确。

治疗措施

由于患者少尿,尿毒症毒素迅速上升导致恶心、呕吐严重胃肠道症状。5月7日患者行右颈内静脉临时血透管置管,给予血浆置换+血液透析治疗,清除抗GBM抗体,稳定内环境。5月8日转肾内科继续诊治,考虑患者抗GBM肾炎诊断成立,未行肾穿刺,予360 mg qd甲泼尼龙冲击治疗3天,80 mg qd ivgtt 3天,减量至40 mg qd。同时隔日血浆置换(双膜法血浆置换)共6次。患者血肌酐逐渐下降,抗GBM抗体转阴,尿量增多,最终脱离透析。随后肾内科每月给予环磷酰胺(CTX)冲击治疗,共5次,累计剂量4 g。在第6次住院冲击治疗时,胸部CT示:两肺纹理增多,右肺下叶及斜裂多发结节条索灶,炎性结节? 心包、双侧胸腔少许积液。我科会诊,血隐球菌荚膜抗原乳胶凝集试验1:320,行腰穿检查脑脊液常规、生化、墨汁染色、真菌培养、隐球菌乳胶凝集试验正常,考虑为肺隐球菌病,转我科抗真菌治疗。2018年12月3日在我科查肾功能:血肌酐158 μmol/L,抗GBM抗体0.1 AU/ml,尿微量白蛋白/尿肌酐13 mg/g,予氟康唑400 mg ivgtt qd治疗。

患者病程中血肌酐最高达到618 μmol/L,根据文献报道血肌酐在442以上的抗GBM肾炎患者虽积极抢救,肾功能恢复机会不多,本例患者经过肾内科积极治疗,2018年12月3日血肌酐158 μmol/L,肾功能明显好转,实属不易。

背景知识介绍

抗肾小球基底膜病是循环中抗GBM抗体在组织沉积所引起的一种自身免疫性疾病，肾、肺为主要受累器官，因此常伴有快速进行性肾小球肾炎和肺泡出血。如病变局限在肾脏，称为抗肾小球基底膜肾炎；如肾、肺同时受累，称为Goodpasture综合征。多数抗GBM肾炎患者起病急，病情进展快，预后差，肾功能常在几天或几周内进入肾衰竭阶段，少数患者早期即死于肺出血和呼吸衰竭。发热是抗肾小球基底膜肾炎常见的临床表现，其中约有67.1%患者体温超过37.5℃，在发热的患者中有78.7%有感染病史，16%患者合并血清抗中性粒细胞胞浆抗体阳性，均为髓过氧物酶抗体（MPO，p-ANCA）阳性。在病理上，通过免疫荧光可以鉴别是抗GBM肾炎还是ANCA相关血管炎，重叠ANCA相关血管炎的患者，预后较抗GBM肾炎患者稍好，与抗GBM肾炎一旦发生肾脏病理损害，往往不可逆有关。47.3%的抗肾小球基底膜肾炎患者存在肺部感染，31.2%的患者存在上呼吸道感染，发热的患者抗肾小球基底膜抗体滴度更高，血肌酐更高，发生更多的新月体及终末期肾病。若新月体在70%以上，或者血肌酐浓度在442 μmol/L以上者，虽积极抢救，但肾功能恢复机会不多。在此类病人血中常有高滴度抗肾小球基底膜抗体或免疫复合物，若不及时清除可持续作用于肾小球，肾小球形成新月体，造成肾脏不可逆损害。

在抗肾小球基底膜肾炎的许多病例中常有发热症状和前驱感染，常按感染性发热治疗，效果不佳，并且出现肾功能迅速恶化的患者中应注意抗GBM肾炎。抗GBM肾炎进展快，预后差，肾功能常在几天或几周内进入肾衰竭阶段，一旦确诊应争分夺秒进行治疗，以尽量恢复肾功能，避免患者发展为终末期肾病而需要终生肾脏替代治疗。

（郑建铭　郑　寅　刘袁媛　李　宁）

参·考·文·献

[1]《中华传染病杂志》编辑委员会.发热待查诊治专家共识 [J] .中华传染病杂志,2017,35 (11)：641-655.

[2] Gu QH, Xie LJ, Jia XY, et al. Fever and prodromal infections in anti-glomerular basement membrane disease [J] . Nephrology (Carlton), 2018, 23(5)：476-482.

23

以全身水肿伴发热为主要表现的
TAFRO 综合征

TAFRO综合征是一类少见的全身炎症性疾病，临床以发热、血小板减低、水肿、肾功能不全、骨髓纤维化及脏器肿大为特点，属于Castleman病的一种亚型，本文介绍一例以全身水肿伴发热为主要表现的TAFRO综合征。

病史摘要

入院病史

患者，女，48岁，浙江天台人，农民，2017年12月4日收入我科。

主诉

反复水肿4年余，再发伴发热1月余。

现病史

患者4年前无明显诱因出现双眼睑及双下肢水肿，上述症状夏季劳累时容易出现，冬季稍好转，每年发作时间约2到3个月，因未影响生活、工作，未诊疗。1个月前（2017-10-18）再次无明显诱因出现干咳伴活动后气促，自觉有发热（未测体温），无畏寒、寒战、胸闷、心慌、腹胀、腹泻、尿频、尿急、关节疼痛、皮疹等不适，自服"感冒药"治疗，症状无缓解，并逐渐出现全身水肿，以双眼睑及四肢为主，双下肢水肿伴疼痛，行走困难，遂于当地医院就诊，血常规示：白细胞7.5×10^9/L，中性粒细胞67.4%，血红蛋白131 g/L，血小板177×10^9/L；肝功能：谷丙转氨酶24 U/L，碱性磷酸酶103 U/L，γ-谷氨酰转移酶55 U/L，肾功能正常。胸部CT：右肺中叶少许纤维化灶；两侧胸腔少许积液；两腋下多发淋巴结肿大。腹部B超：慢性肝病，脾大。心脏彩超：左室舒张功能减退。当地医院考虑"药源性水肿"给予左旋氧氟沙星抗感染及螺内酯减轻水肿等治疗后好转出院。出院10余天后上述症状再次加重，至我院门诊查腹部B超示：慢性肝病，脾大，腹水，门静脉、脾静脉未见明显异常。为进一步治疗收住入院。

患者起病以来精神好，胃纳可，睡眠好，入院前4天出现腹泻，每天10余次，小便次数多，体重增加2.5 kg。近期无特殊用药史。

既往史

患者既往体健，发病前无特殊接触史。已绝经。

入院查体

体温38℃，神清，发育正常，步入病房，全身皮肤黏膜未见异常，全身浅表淋巴结肿大：左侧颈部、腋下及腹股沟可触及肿大淋巴结，无触痛，质韧；眼睑水肿，睑结膜未见异常；双肺呼吸音清，未闻及干湿啰音；心率98次/分，律齐；全腹膨隆，腹壁柔韧、腹壁可见凹陷性水肿，中上腹及右侧腹部轻压痛，无肌紧张及反跳痛，肝脾肋下未触及；双手及双下肢重度凹陷性水肿。

入院实验室检查

- 血常规：白细胞5.37×10^9/L，中性粒细胞68.6%，红细胞2.29×10^{12}/L，血红蛋白62 g/L，血小板40×10^9/L；尿常规：尿蛋白微量，红细胞19.4/μl白细胞22.8/μl；粪隐血：阴性。

- 24小时尿蛋白定量：0.09 g/24 h；肾功能：尿素氮24.2 mmol/L，肌酐260 μmol/L。

- 肝功能：谷丙转氨酶5 U/L，谷草转氨酶15 U/L，总胆红素5.7 μmol/L，白蛋白34 g/L，球蛋白32 g/L，碱性磷酸酶125 U/L。

- 血沉37 mm/h；C反应蛋白34.3 mg/L；铁蛋白280.2 ng/ml；降钙素原4.54 ng/ml。

- Pro-BNP 6 372 pg/ml；血尿单克隆球蛋白阴性；Coombs试验阴性。

- 心肌标志物：肌钙蛋白T 0.022 ng/ml，肌红蛋白49.01 ng/ml，CK-MB mass 0.89 ng/ml。

- 贫血及骨代谢类：促红细胞生成素40.4 U/L，维生素B_{12} < 150 pg/ml，叶酸5.9 ng/ml；未饱和转铁蛋白铁结合27.1 μmol/L总铁结合力31.4 μmol/L血清铁4.3 μmol/L铁饱和度14%。

- 血免疫球蛋白（IgG/IgA/IgM）：正常范围；IgG4 0.593 g/L。

- 血小板特异性和相关性抗体：阴性；肿瘤标志物：阴性。

- 抗核抗体：1：100；ENA抗体谱/抗ds-DNA/抗中性粒细胞胞浆抗体/抗心磷脂抗体均阴性。

- 病毒性肝炎血清标志物：Anti-HBs(+)，Anti-HBe(+)，Anti-HBc(+)，抗HCV(−)。

- 甲状腺功能：促甲状腺激素5.598 mU/L，T3 0.97 nmol/L，T4 98.2 nmol/L，FT3 < 2.32 pmol/L，FT411.81 pmol/L；其他激素水平：正常范围。

- EBV DNA阴性；CMV DNA阴性；T-SPOT.*TB*：阴性；血隐球菌荚膜抗原乳胶凝集实验阴性。

- 腹水常规：微浑，李凡它试验(+)，红细胞60×10^6/L，有核细胞120×10^6/L，中性粒细胞35%，淋巴细胞62%，间皮细胞3%；腹水生化：蛋白质31 g/L。

- 胸腔积液常规：浑浊，李凡它试验(++)，红细胞$1 940 \times 10^9$/L，有核细胞440×10^6/L，中性粒细胞62%，淋巴细胞30%，间皮细胞8%；胸腔积液生化29 g/L。

- 病原菌检测（胸腔积液、腹水及血）：均阴性；胸腹水涂片：未见肿瘤细胞。

入院辅助检查

- PET/CT：① 左肺上叶致密影，FDG 代谢轻度增高，建议抗炎治疗后 CT 随访。② 纵隔及双侧肺门淋巴结、腹膜后及盆腔淋巴结、双侧颈部淋巴结、双侧腋窝及腹股沟淋巴结，FDG 代谢轻度增高，考虑炎性增殖性病变可能大，建议结合病理；脾脏及骨髓 FDG 代谢不均匀增高，建议结合骨穿；左侧胸腔积液、心包积液、腹盆腔积液；右侧胸腔引流术后。余全身（包括脑）PET 显像未见 FDG 代谢明显异常增高灶。③ 双肺纤维条索影；双侧乳腺轻度增生；左心室体积增大，建议心内科随访。④ 肝脏钙化灶；胆囊炎；脾大；双侧肾上腺良性增生。⑤ 升结肠片状 FDG 代谢增高，考虑肠炎可能大，必要时肠镜随访。⑥ 颈胸腰椎体骨质增生；皮下水肿。
- 垂体 MRI 平扫：未见明显异常。
- 心超：可见心包积液。
- 骨髓涂片：增生性骨髓象，粒系增生左移，部分伴退行性变；红系轻度增生，部分有血红蛋白充盈不足，铁染色示有铁利用障碍；巨核细胞有成熟障碍表现。
- 骨髓流式细胞检测：骨髓未见明显异常细胞群。
- 骨髓活检：骨髓活检示十来个髓腔，造血细胞约占 40%，巨核细胞易见，各系造血细胞未见明显异常。
- 淋巴结活检：（腋下）淋巴结慢性炎症伴反应性增生。

临床关键问题及处理

- 关键问题 1　患者的临床特点有哪些
- 本例患者为 48 岁中年女性，既往体健，否认任何慢性病史及有害物质接触史。
- 临床以反复发作全身水肿为主要症状，近 1 个月出现发热，体温波动于 37 ～ 38.5℃。
- 入院体检发现全身多发浅表淋巴结肿大伴全身凹陷性水肿。
- 入院后辅助检查提示患者贫血、血小板下降、肾功能不全、全身淋巴结肿大、多浆膜腔积液及脾肿大。
- 抗核抗体：1∶100、ENA 抗体谱/抗 ds-DNA/抗中性粒细胞胞浆抗体/抗心磷脂抗体均为阴性。
- 淋巴结活检：（腋下）淋巴结慢性炎症伴反应性增生。
- 关键问题 2　水肿发生机制及其原因

水肿原因主要有两种：① 细胞外液容量过多而分布于组织间隙或体腔；② 血管内外液体交换失去平衡，致使组织间液生成多于回流。

正常情况下，血管内、外液体维持着动态平衡，平衡的维持有赖于血管内、外静水压和胶体渗透压。毛细血管内静水压和组织渗透压使水分及小分子溶质从血管内移向血管外，血管内渗透压和组织内静水压则使水分及溶质从间质流入血管内。当组织间隙液体积聚增加而有效循环容量减少时，肾小球的滤过率下降，肾小管钠的重吸收增加；同时可通过肾素-血管紧张素-醛固酮系统（RAAS），导致水钠潴留而加重水肿。

• 关键问题3　水肿分类及其常见病因

水肿分为全身性及局限性。导致水肿的临床因素主要有：① 液体从毛细血管内流出量大于流入量，如心源性、肾源性因素等；② 低蛋白血症，使血浆胶体渗透压降低，如营养不良、肝脏疾病、大量蛋白尿等；③ 毛细血管内皮损伤导致毛细血管通透性增加，如细菌、理化因素、过敏反应或免疫损伤等；④ 淋巴回流受阻导致的淋巴性水肿，如丝虫病。

本患者表现为全身性水肿，水肿的常见病因为：

• 心源性水肿：主要是右心衰竭的表现。水肿特点是首先出现于身体下垂部位，伴有体循环淤血的其他表现，如颈静脉怒张、肝大、静脉压升高等。

• 肾源性水肿：见于各型肾炎和肾病。水肿特点是初为晨起眼睑和颜面水肿后发展为全身。

• 肝脏性水肿：见于失代偿期肝硬化。患者可同时有脾大、黄疸、肝掌及肝功能异常。

• 营养不良性水肿：见于消耗性疾病、蛋白丢失性胃肠病等。水肿的特点是从足部开始逐渐蔓延至全身，常伴消瘦及体重减轻等。

• 妊娠性水肿：多见于妊娠后半期。

• 黏液性水肿：见于甲状腺功能减退症。为非凹陷性水肿，好发于下肢胫骨前区域。

• 药物性水肿：肾上腺皮质激素、雄激素、胰岛素及扩血管药物，可能与水钠潴留相关。

• 特发性因素：多见于妇女，原因不明，可能与内分泌功能失调导致毛细血管通透性增加等相关。特点为周期性水肿，多见于身体下垂部位，体重昼夜变化很大。多与月经周期性有关。

• 结缔组织病性水肿：常见于皮肌炎、硬皮病和红斑狼疮等，多因血管壁损伤致通透性增加所致。

• 其他：见于血清病等。

本病例患者的全身性水肿结合上述原因分析，考虑为毛细血管通透性增加的可能性增大所致，但具体原因有待进一步明确。

• 关键问题4　结合患者上述临床特点，临床医生如何诊断及鉴别诊断

（1）感染性疾病：患者为48岁中年女性，起病前无明确基础疾病史，反复水肿已有4年，近1月余患者全身水肿加重伴中等度发热及多浆膜腔积液，入我科后患者查胸腔积液、腹水常规及生化提示为渗出液，但EBV DNA、T-SPOT.TB、胸腔积液、腹水及血培养等结果均阴性，无法用任何感染性疾病解释患者的上述一系列的临床特点。

（2）结缔组织疾病：患者有全身水肿、发热、多浆膜腔积液、贫血、血小板下降、肾功能不全及脾肿大等多系统累及，需要考虑结缔组织疾病可能，但患者病程中否认有任何肌肉关节酸痛及皮疹等临床表现，辅助检查除ANA 1∶100外，其余自身抗体均为阴性，结缔组织疾病如系统性红斑狼疮等依据不足。

（3）肿瘤性疾病：患者虽然有全身浅表淋巴结肿大伴贫血，血小板下降及脾肿大等症状，但入院后患者完善了PET/CT，骨髓穿刺活检及淋巴结活检，未发现实体肿瘤及血液系统肿瘤

如淋巴瘤等证据,目前肿瘤性疾病依据不足。

(4) Castleman病:Castleman病是一种较少见的淋巴增生性疾病,原因不明。其病理特征为明显的淋巴滤泡、血管及浆细胞不同程度增生。临床上以深部或浅表淋巴结显著肿大为特点,部分病例可伴全身症状和(或)多系统损害。Castleman病分为单中心型和多中心型,在临床上将一类以血小板减少,全身水肿,肾功能不全,骨髓纤维化及肝脾肿大的多中心型患者,归入一种新的临床综合征(TAFRO),结合本病例患者有全身水肿,血小板降低,肾功能不全及脾脏肿大等症状,需要考虑此疾病。

入院后诊疗经过

入院后完善相关实验室检查,明确TAFRO综合征临床诊断后,予甲泼尼龙80 mg静滴、利尿及腹腔穿刺引流后患者全身水肿及多浆膜腔积液消退,肾功能及血小板恢复正常,后患者多次至我院随诊调整激素用量,指标基本正常。

背景知识介绍

TAFRO综合征

Castleman病(Castleman's disease, CD)又称巨大淋巴结增生症或血管滤泡性淋巴组织增生,临床上以无痛性淋巴结肿大为其突出特点。根据累及淋巴结分为单中心型(unicentric CD, UCD)和多中心型(multicentric CD, MCD),病理分型分为透明血管型、浆细胞型和混合型。TAFRO综合征于2010年首次由日本学者Takai提出一类全身炎症性疾病,包括血小板减少(thrombocytopenia, T)、全身水肿(anasarca, A)、发热(fever, F)、骨髓纤维化或肾功能不全(reticulin myelofibrosis or renal failure, R)、器官肿大(organomegaly, O),TAFRO综合征属于MCD一种特殊亚型。2010—2016年共报道了44例病例,国内报道1例,日本报道32例,平均起病年龄52岁,而非日本报道平均起病年龄为36岁。MCD主要发病机制与HHV-8(卡波西肉瘤疱疹病毒)及细胞因子IL-6有相关性,而TAFRO综合征患者HHV-8阴性,细胞因子IL-6部分参与,近期研究发现与IL-2亦有一定相关性。

(一) 临床表现

• 血液系统:血小板减少,小细胞低色素性贫血,骨髓纤维化。

• 多浆膜腔积液,全身水肿,发热及肾功能不全等。

• 肝脾轻度肿大及全身多发淋巴结肿大(< 1.5 cm)。

• 免疫学异常:可有类风湿因子,血小板相关抗体,抗甲状腺抗体,Coombs实验,抗核抗体等阳性,高丙种球蛋白血症少见。

• 其他实验室检查:碱性磷酸酶升高,乳酸脱氢酶降低。

• 淋巴结病理检查:以混合性为主,少见透明血管型。

(二) 临床诊断

2015年,日本TAFRO综合征研究组提出了诊断标准。

（1）主要诊断标准

• 血小板减少，治疗前小于≤100 000/μl。

• 全身水肿包括胸腔积液、腹水等浆膜腔积液及皮下水肿。

• 全身炎症反应，不明原因发热，体温＞37.5℃或C反应蛋白≥2 mg/dl。

（2）次要诊断标准

• 骨髓纤维化或骨髓检查提示巨核细胞增生活跃。

• 进行性肾功能不全。

• 脏器肿大包括肝脾肿大及全身淋巴结肿大。

• 淋巴结活检符合Castleman病理类型。

明确诊断：3条主要诊断标准加上4条次要标准中至少2条。

（三）鉴别诊断

本病主要须与肿瘤性疾病如淋巴瘤、骨髓瘤及间皮瘤，自身免疫性疾病如系统性红斑狼疮、ANCA相关性血管炎，以及POEMS综合征、IgG4相关性疾病等鉴别。

（四）TAFRO综合征病情严重程度分级

分级标准

• 水肿：腹水1分；胸腔积液1分；凹陷性水肿1分。

• 血小板减少症：血小板＜100 000/μl 1分；血小板＜50 000/μl 2分；血小板＜10 000/μl 3分。

• 发热伴炎症：37.5≤体温＜38℃伴2≤C反应蛋白＜10 mg/dl 1分；38≤体温＜39℃伴10≤C反应蛋白＜20 mg/dl 2分；体温≥39℃或C反应蛋白≥20 mg/dl 3分

• 肾功能不全：GFR＜60 ml/min/1.73 m^2 1分；GFR＜30 ml/min/1.73 m^2 2分；GFR＜15 ml/min/1.73 m^2 3分

1级：3～4分；2级：5～6分；3级7～8分；4级：9～10分；5级：11～12分。

（五）治疗

（1）首选激素治疗：泼尼松1 mg/(kg·d)，2周后逐渐减量。

（2）环孢霉素A：难治性或激素依赖型需加用，初始剂量为3～5 mg/(kg·d)，分2次口服，后逐渐加量达谷浓度为150～250 ng/ml。

（3）托珠单抗（抗IL-6受体抗体）：主要用于TAFRO综合征伴Castleman病。

（4）利妥昔单抗（抗CD-20抗体）：通常用于MCD的治疗。

（5）血小板受体激动剂如罗米司亭等：可用于持续性血小板下降。

（6）其他：血浆置换、环磷酰胺、CHOP（环磷酰胺、阿霉素、长春新碱及激素）、沙利度胺和来那度胺等也有报道成功治疗病例。

如出现肾功能不全等应用环孢霉素A禁忌证的患者可考虑使用托珠单抗或利妥昔单抗。

本病例为48岁中年女性,因"反复发作水肿4年余,再发加重1月余"入院。以反复发作全身水肿为主要症状,近1月余出现发热,体温波动于37～38.5℃,入院后发现患者全身凹陷性水肿伴多发淋巴结肿大,贫血、血小板下降、肾功能不全、多浆膜腔积液及脾脏肿大为主要临床特点。临床表现无法以感染性疾病、结缔组织疾病及肿瘤性疾病解释,最终从患者全身多发淋巴结肿大为线索,诊断为淋巴增生性疾病——Castleman病的一种特殊亚型TAFRO综合征。TAFRO综合征最初于2010年由日本学者首先提出,多见于黄种人,目前对本病的文献报道较少。提高对本病的认识有助于医生在临床工作中对此类疾病及早做出诊断及治疗,改善患者的预后。

(杨飞飞　李　谦　张继明)

参·考·文·献

[1] 张路,李剑,冯俊,等.TAFRO综合征一例报告 [J] .中国医学科学院学报,2016,118–121.

[2] Takai K, Nikkuni K, Shibuya H, et al. Thrombocytopenia with mild bone marrow fibrosis accompanied by fever, pleural effusion, ascites and hepatosplenomegaly [J] . Jpn J Clin Hematol, 2010, 51(5): 320–325.

[3] Iwaki N, Faigenbaum DC, Nabel CS, et al. Clinicopathologic analysis of TAFRO syndrome demonstrates a distinct subtype of HHV–8–negative multicenter Castleman disease [J] . Am.J. Hematol, 2016(91): 220–226.

[4] Iwaki N, Sato Y, Takata K, et al. Atypical hyaline vascular-type Castleman's disease with thrombocytopenia, anasarca, fever, and systemic lymphadenopathy [J] . J Clin Exp Hematop, 2013 53(1): 87–93.

[5] Masaki Y, Kawabata H, Takai K, et al. Proposed diagnostic criteria, disease severity classification and treatment strategy for TAFRO syndrome, 2015 version [J] . Int J Hematol, 2016 103(6), 686–692.

[6] Sakashita K, Murata K, Takamori M. TAFRO syndrome: current perspectives [J] . J blood med, 2018, 9: 15–23.

[7] 欧阳钦.临床诊断学 [M] .北京:人民卫生出版社,2016:15–17.

24

以发热、肺部游走样病灶为主要表现，误诊为肺部感染的隐源性机化性肺炎

题记

　　发热、咳嗽、咳痰20余天，胸部CT示肺部实变伴支气管充气征，看似肺部感染，可抗感染治疗效果不佳，进一步行纤维支气管镜检查，肺泡灌洗液二代测序示链球菌，但是调整抗感染治疗方案，疗效依然不佳，随访CT时发现肺部病灶游走样改变，而且对吸入激素治疗敏感，行肺穿刺明确诊断为隐源性机化性肺炎。

病史摘要

入院病史

患者，女性，61岁，2018年3月23日收入我科。

主诉

发热咳嗽、咳痰20余天。

现病史

患者2018年2月24日打扫鸡舍后胸闷气促，2天后因糖尿病至上海市某医院住院治疗，行胸部CT检查提示：两肺炎症。患者住院期间开始出现发热，低热为主，体温最高38.6℃，伴咳嗽，夜间为甚，咳少量白痰，伴胸闷气急、盗汗，稍感畏寒，无明显寒战、咯血等症状。予头孢呋辛＋莫西沙星抗感染等治疗，患者体温无明显下降，咳嗽、咳痰症状无好转。复查血常规：白细胞10.81×10^9/L，中性粒细胞83.6%，G试验阴性，血隐球菌荚膜抗原乳胶凝集试验阴性，胸部CT提示：两肺多发病灶，考虑感染性病变可能大，予亚胺培南联合左氧氟沙星抗感染2天，患者体温平，仍有咳嗽。3月6日患者至上海市某医院呼吸科住院治疗，查血常规白细胞正常，中性粒细胞82.5%，降钙素原0.17 ng/ml，C反应蛋白85.9 mg/L，痰荧光抗酸杆菌涂片阳性(++++)，痰涂片找到革兰阳性杆菌、革兰阴性球菌、真菌孢子，痰白假丝(+)～(++)，3月12日胸部CT平扫：两肺感染性

病变，两肺下叶显著，考虑细菌或病毒感染可能，予止咳化痰等对症处理后建议患者进一步至结核专科治疗。3月13日患者至该院结核科住院，复查痰荧光抗酸杆菌涂片阴性，3月19日胸部CT示：两肺见多发结节状及斑片状密度增高影，两肺下叶显著，呈实变影，其内可见支气管充气征，周围可见多发斑片状磨玻璃密度增高影，较3月12日片稍进展，予利福平单药抗结核治疗。患者不能除外同时合并真菌感染加用氟康唑200 mg qd治疗，因应用利福平后有不适予停用，后患者自感症状较前明显好转。3月22日白细胞10.07×10⁹/L，中性粒细胞78.6%，血沉85 mm/h，调整抗生素方案为卡泊芬净＋利奈唑胺＋莫西沙星抗感染，患者仍有咳嗽咳痰和胸闷气促，要求出院至我科继续诊治。

既往史

患者有2型糖尿病史22年，初口服二甲双胍1片 tid＋格列美脲1片 bid降血糖，2018年2月25日至当地门诊查空腹血糖14.5 mmol/L，糖化血红蛋白11.6%，尿糖（++++），尿酮（+++），调整为胰岛素皮下注射治疗，予诺和灵R早18-中18-晚18餐前30分钟皮下注射，来得时睡前18u皮下注射。

入院体检查

体温38℃，脉搏90次/分，呼吸26次/分，血压95/65 mmHg。神清，全身皮肤黏膜无明显黄染、瘀点、瘀斑，浅表淋巴结未扪及肿大，两肺呼吸音粗，双下肺可闻及湿啰音，心律齐，未闻及病理性杂音，腹软，无压痛、反跳痛，双下肢无水肿。

入院后辅助检查

• 血常规：白细胞8.51×10⁹/L，中性粒细胞绝对值6.34×10⁹/L，中性粒细胞74.4%，嗜酸性粒细胞6.6%，嗜酸性粒细胞绝对值0.56×10⁹/L（↑），红细胞4.13×10¹²/L，血红蛋白110 g/L（↓），血小板530×10⁹/L。

• 血气分析：pH 7.469，氧饱和度93.1%，氧分压63.23 mmHg，二氧化碳分压34.58 mmHg，标准碱剩余1.4 mmol/L，实际碱剩余1.7 mmol/L，标准碳酸氢盐25.8 mmol/L。

• 肝肾功能：正常范围。

• 铁蛋白：211.0 μg/L（↑），C反应蛋白：38.10 mg/L（↑）。

• 乳酸脱氢酶：166 U/L，降钙素原（PCT）：0.08 ng/ml。

• 呼吸道病原体九联抗体检测：阴性，血隐球菌荚膜抗原乳胶凝集试验：阴性，G试验：阴性，T-SPOT.*TB*：阴性，CMV DNA阴性，EBV DNA阴性。

• ANA、ENA、dsDNA、ANCA：阴性。

• 鳞癌抗原（SCC）1.0 ng/ml，甲胎蛋白（AFP）1.50 μg/L，癌胚抗原（CEA）2.56，CA125 37.91 U/ml（↑），CA153 28.39 U/ml（↑），CY211 3.85 ng/ml（↑），CA199 25.50 U/ml，CA724 2.20 U/ml，NSE 15.31 ng/ml。

目前的诊断

肺部感染（原因不明）。

临床关键问题及处理

- **关键问题** 患者目前考虑肺部感染,病原体是什么,为何抗感染疗效欠佳,无明显好转

患者病程超过3周,肺部感染的病原体究竟是什么,为何经过抗细菌及抗真菌治疗,仍然疗效不佳?

患者入院后完善相关检查,血常规:白细胞 $8.51×10^9$/L,中性粒细胞74.4%,C反应蛋白89.9 mg/L,血沉120 mm/h,降钙素原正常,HIV、CMV、EB病毒、呼吸道病毒、T-SPOT.*TB* 和血隐球菌荚膜抗原乳胶凝集试验均阴性,血培养、痰培养病原学培养阴性,胸部CT示两肺多发实变、斑片及结节影,患者诉使用氟康唑后症状好转,因此入院后继续予氟康唑抗真菌治疗。经过1周的治疗,患者胸闷气急症状无明显好转,3月28日复查胸部CT:两肺见多发结节状及斑片状密度增高影,两肺下叶显著,呈实变影,其内可见支气管充气征(图24-1)。先后予头孢他啶、亚胺培南及多西环素治疗,4月9日复查胸部CT示两肺多发病变,较以前(2018-03-28)两上肺结节及斑片影略增多(图24-2)。由于抗感染治疗效果不佳,行纤维支气管镜检查,肺泡灌洗液二代测序见链球菌,予莫西沙星联合多西环素抗感染治疗患者症状仍无显著改善。4月11日行肺穿刺活检,术后病理示慢性炎症伴纤维组织增生,肺泡间隔增宽,局灶区呈机化性肺炎改变。

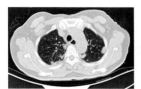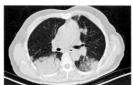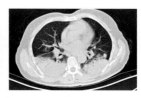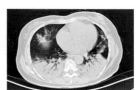

图24-1 肺CT平扫(3月28日)

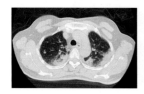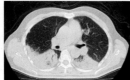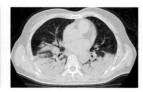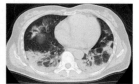

图24-2 肺CT平扫(4月9日)

治疗措施

结合患者病史考虑不典型病原体感染不除外可能,继续予莫西沙星联合多西环素抗感染治疗,4月16日复查胸部CT平扫(图24-3)见下肺病灶吸收,上肺出现新发病灶,为游走性病变,符合隐源性机化性肺炎诊断。4月17日因患者胸闷急促,静脉予甲泼尼龙40 mg治疗1次,4月18日起予布地奈德1 mg雾化吸入qd,4月21日布地奈德加量为1 mg雾化吸入bid。4月25日复查肺部CT平扫示肺部病灶较前明显吸收(图24-4),考虑激素治疗有效。4月27日停用莫西沙星和多西环素,予甲泼尼龙40 mg ivgtt qd,辅以补钾、护胃、补钙治疗,患者胸闷气急症状较前明显好转,5月4日复查胸部CT较2018-04-25部分吸收(图24-5),激素减量为甲泼

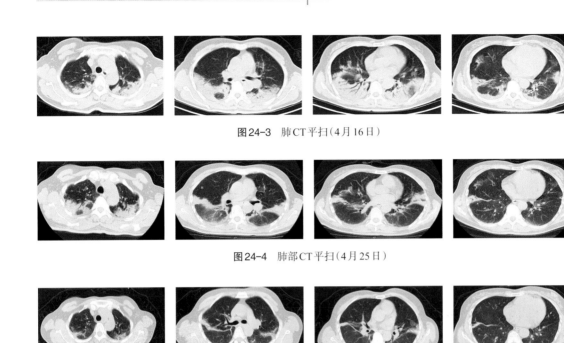

图24-3　肺CT平扫（4月16日）

图24-4　肺部CT平扫（4月25日）

图24-5　肺部CT平扫（5月4日）

尼龙32 mg qd口服出院，门诊随访。此次住院期间用药情况与肺部CT上病灶的动态变化如图24-6所示，患者肺部病灶虽然为实变，常考虑为感染性疾病，但是实际上为激素治疗有效，甚至只是吸入激素治疗，肺部病灶仍然明显吸收。

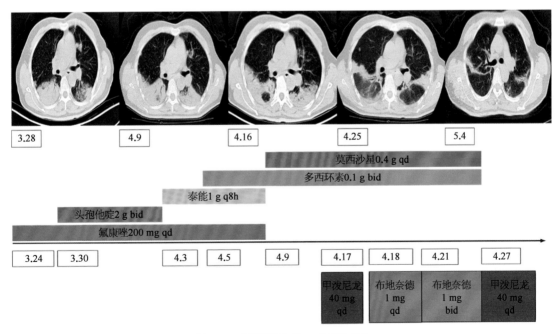

图24-6　用药情况与肺CT的病灶变化

　　患者2018年9月初停用激素。10月10日到我院门诊随访，痰真菌涂片＋培养示白念珠菌，肺部CT平扫提示：双肺感染性病变治疗后复查较前片明显进展（图24-7）。再次入院行支气管镜肺泡灌洗，送检病原学检查均阴性，考虑机化性肺炎复发，予甲泼尼龙30 mg qd治疗。12月4日复查肺部CT平扫：病灶较前明显吸收（图24-8），继续口服激素治疗，门诊随访。

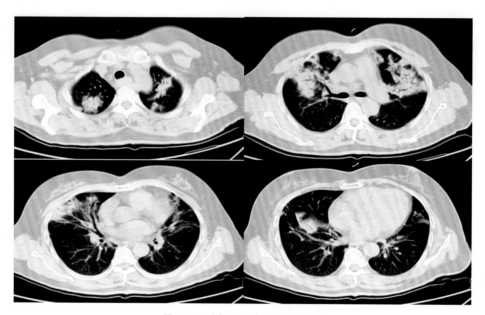

图24-7　肺部CT平扫（10月10日）

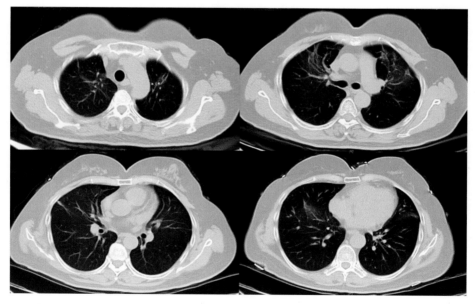

图24-8　肺部CT平扫（12月4日）

背景知识介绍

机化性肺炎是一种以细支气管、肺泡管、肺泡腔内肉芽组织形成为病理特征的疾病。机化性肺炎可以分为原发性和继发性，原发性机化性肺炎即没有明确致病原或其他临床伴随疾病的机化性肺炎，又称为隐源性机化性肺炎（cryptogenic organizing pneumonia, COP），是特发性间质性肺炎中较为常见的类型，对激素治疗敏感，预后相对较好。隐源性机化性肺炎最初是在1983年由Davison命名的以肺泡内机化为特点的间质性肺炎，1985年Epler将本病命名为闭塞性细支气管炎伴机化性肺炎（bronchiolitis obliterans organizing pneumonia, BOOP）。后来为了避免与闭塞性细支气管炎混淆，2002年ATS/ERS推荐使用COP作为本病的诊断名称。与之鉴别的继发性机化性肺炎的病因为：感染因素，医源性因素如药物、骨髓移植、肺移植、放化疗术，高相关性疾病如结缔组织疾病、恶性肿瘤及其他情况等。

本病平均发病年龄55～60岁，偶见于青少年，儿童很少发病，男女发病概率相等。本病可常年发病，复发具有一定的季节性，好发于春季。通常亚急性起病，病程多在3个月内，病情相对较轻，病初常有发热、刺激性咳嗽、全身乏力、食欲减低和流感样症状，易被诊断为下呼吸道感染，多数患者经过一种以上抗生素的治疗。咳痰、胸痛、肌痛、关节痛、夜间盗汗及气胸不常见，咯血为罕见重症表现。通常呼吸困难症状较轻，表现为渐进性的轻度呼吸困难，部分患者可无任何临床症状，在体检胸片或CT检查时发现。当病变快速进展时，呼吸困难加重，甚至出现发绀。偶有急性起病者，临床表现为ARDS，如不及时治疗，很快会因呼吸衰竭而死亡。受累肺区可闻及散在湿啰音或吸气末Velcro啰音，多出现在双肺中下部，偶有哮鸣音。与肺纤维化患者不同，COP患者常无杵状指。

典型的影像学表现为两下肺、胸膜下及沿血管支气管周围分布的多发斑片状游走性改变的肺泡实变影，伴支气管充气征。有"五多一少"的特点，多态性：病灶可呈斑片状、实变状、团块状、条索状等各种形态，一位患者可以同时具有两种以上的病变形态；多发性：多数患者表现为两肺多发性病灶；多变性：病灶有明显的游走性，具有此起彼伏的特点，多数病例在一周内可观察到病灶的明显变化；多复发性；多双肺受累；蜂窝肺少见，仅有少数晚期重症COP患者出现蜂窝肺。肺功能检查主要表现为轻至中度限制性通气功能障碍和弥散功能降低。约有90%病例可以出现静息或运动后轻度低氧血症或Ⅰ型呼吸衰竭。纤维支气管镜检查有助于排除如肺部感染及肺部肿瘤等其他肺部疾病。肺泡灌洗液检查示白细胞总数增加，淋巴细胞、中性粒细胞和嗜酸性粒细胞增加，以淋巴细胞增多最为显著（20%～40%），其次是中性粒细胞（约10%）、嗜酸性粒细胞（约5%），其他细胞如肥大细胞、浆细胞可见轻度增加。T淋巴细胞亚群检测提示淋巴细胞被激活，CD8$^+$ T淋巴细胞增加，CD4$^+$/CD8$^+$比值<1。

确诊COP需行组织病理学检查。病理特征为：① 远端气腔（包括细支气管、肺泡管和肺泡腔）内的机化性炎症，肉芽组织呈芽生状增殖，由疏松的结缔组织将成纤维细胞、肌成纤维细胞包埋而构成，可通过肺泡孔从一个肺泡扩展到邻近的肺泡，形成典型的"蝴蝶影"，肉芽组织中可存在炎性细胞，尤其在疾病早期，可见单核细胞、巨噬细胞及少量的肥大细胞、嗜酸粒细胞、中性粒细胞；② 病灶以小气道为中心向远端延伸，呈片状分布；③ 病灶之间有接近正常的肺组织，肺泡结构不受损；④ 镜下病变均匀一致；⑤ 伴轻度的间质慢性炎症，受累的肺泡间隔有少量淋巴细胞和浆细胞浸润为主的轻度炎性渗出，肺泡间隔稍增厚。

一般推荐起始泼尼松每日 0.75～1.5 mg/kg 治疗，维持 4～6 周后逐渐减量，每 4～6 周减量 1 次，疗程维持 1 年。急性进展病情凶险患者可选择甲泼尼龙 500～1 000 mg/d 冲击治疗，3～5 天后改为泼尼松每日 1 mg/kg 口服。激素治疗停药后复发较为多见，一般复发后再予糖皮质激素治疗仍然有效，可予泼尼松 20 mg/d 治疗（表 24-1）。

表 24-1　COP 初始和复发治疗泼尼松的剂量和疗程

疗　程	初始发作时泼尼松治疗剂量	首次复发时泼尼松治疗剂量
第 0～4 周	每日 0.75 mg/kg	20 mg/d
第 5～8 周	每日 0.5 mg/kg	20 mg/d
第 9～12 周	20 mg/d	20 mg/d
第 13～18 周	10 mg/d	10 mg/d
第 19～24 周	5 mg/d	5 mg/d

点　评

发热、咳嗽、咳痰，病程不足 1 个月，CT 示肺部实变伴支气管充气征，多数考虑肺部感染。在抗感染治疗效果不佳的时候，不要忘记非感染性疾病的可能，特别是隐源性机化性肺炎。肺部病灶游走样改变，往往提示包括肺部血管炎、隐源性机化性肺炎等非感染性疾病，行肺穿刺检查可明确诊断。

（郑建铭　王　璇　李　宁）

参·考·文·献

[1] 沈威,李慧,代静泓,等.隐源性机化性肺炎及结缔组织病相关性机化性肺炎的临床及影像特点分析 [J].中华结核和呼吸杂志,2015,38 (9)：669-674.
[2] 迟磊,黄燕,崔振泽.隐源性机化性肺炎 [J].国际呼吸杂志,2015,35 (24)：1890-1893.
[3] Cottin V, Cordier JF. Cryptogenic organizing pneumonia [J]. Semin Respir Crit Care Med, 2012, 33(5)：462-475.

25

以低热、腹痛为主要表现，疑似
结核的恶性腹膜间皮瘤

　　恶性腹膜间皮瘤是源发于腹腔浆膜间皮和间皮下层细胞的恶性肿瘤，起病隐匿，临床表现以非特异性消化道症状为主，需与肠道肿瘤、结核性腹膜炎等疾病鉴别。本例患者以低热、腹痛为主要临床表现，伴有消耗症状，结合PET/CT结果，临床疑似结核性腹膜炎。是否选用诊断性的抗结核治疗方案？一度令我们难以选择。最终，与患者充分沟通后，通过普外科手术做病理活检，病理明确诊断，使患者得到了正确的治疗。

病史摘要

入院病史

患者，男性，46岁。江苏泰兴人，2018年8月24日收入我科。

主诉

畏寒、发热近2月余。

现病史

　　患者入院前2月余（2018年6月），受凉后出现畏寒、发热，体温最高38℃，多见于午后及夜晚，伴有阵发性下腹部疼痛，偶有大便糊状，无稀水便，无呕吐，无头痛，无咳嗽、咳痰，无尿频、尿急、尿痛，无皮疹、关节疼痛。2018年7月至江苏泰兴某地医院就诊，血常规提示白细胞4.17×10^9/L，中性粒细胞69.6%，血红蛋白98 g/L，血小板272×10^9/L，肝功能正常，C反应蛋白94.2 mg/L，血沉96 mm/h，尿常规：正常，T-SPOT.*TB*阴性（抗原A孔2，抗原B孔4）。超声提示腹腔少量积液。胸部CT平扫未见明显异常。先后予左氧氟沙星+头孢尼西，哌拉西林+左氧氟沙星抗感染治疗后，仍有发热，现为进一步诊治，收住入病房。

　　患者本次发病以来，精神可，胃纳欠佳，近2个月来体重减轻10余斤。

既往史

化工厂工人,主要接触氯乙酸(强腐蚀性)。

入院体检

体温37.8℃,心率86次/分,呼吸18次/分,血压120/70 mmHg。神志清楚,精神可,消瘦,浅表淋巴结未触及,律齐,未闻及明显杂音,腹软,腹壁无明显揉面感,未触及包块,无压痛,无反跳痛,肠鸣音可,移动性浊音阴性。双下肢无浮肿。

入院后实验室检查

- 血常规:白细胞3.71×10^9/L,中性粒细胞61.5%,血红蛋白94 g/L,血小板311×10^9/L。
- 肝功能:白蛋白25 g/L,总胆红素7.7 μmol/L,谷丙转氨酶14 U/L,谷草转氨酶14 U/L。血沉95 mm/h,C反应蛋白66.9 mg/L,血清铁蛋白608.00 μg/L,乳酸脱氢酶92 U/L。
- 自身抗体均阴性。
- 肿瘤标志物:甲胎蛋白、癌胚抗原、CA199均阴性。
- T-SPOT.*TB*:抗原A、抗原B孔均为0;EBV-DNA:阴性。三次血培养均为阴性。
- 骨髓细胞学检查:未见明显血液系统疾病依据。
- 腹部B超:脾肿大(长径131 mm),肝胆胰肾未见明显异常,未见胸腹水。
- 心超:未见明显赘生物。
- 肠镜:全结肠未见异常。
- 胶囊内镜:空肠中上段息肉样病变(腺瘤?)(图25-1)。

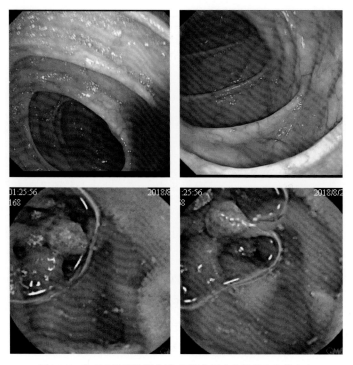

图25-1 患者入院后胶囊内镜,可见空肠中上段的息肉样病变

临床关键问题及处理

• **关键问题1** 该例患者入院后详细检查，目前疾病定性及定位均不明确，如何进一步诊治

患者为中年男性，46岁，病程2月余，以低热为主要表现，体温最高不超过38℃，偶有下腹痛等消化道症状。入院后详细检查，发现血沉、C反应蛋白、铁蛋白等指标明显升高，脾肿大，均提示患者全身炎症反应明显。白蛋白明显下降、消瘦提示消耗症状，但血培养、腹部B超、心超、骨髓细胞学检查，肠镜等均阴性，故疾病的定性及定位均不明确，诊断困难。为进一步明确病因，与患者沟通后行PET/CT检查。PET/CT结果（图25-2）显示腹腔肠系膜不规则增厚，与肠管分界不清，肝脾包膜下少许增厚伴少许液性密度影，FDG摄取增高，SUV 6.7，考虑为结核性腹膜炎可能性大，脾大，慢性胆囊炎。

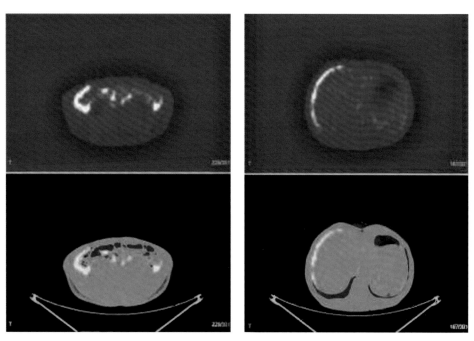

图25-2 患者的PET/CT结果，可见肠系膜不规则增厚，FDG摄取明显增高

• **关键问题2** 患者PET/CT结果怀疑结核性腹膜炎可能，这是否符合患者的病史特点，是否能明确诊断为结核性腹膜炎，是否能予以诊断性抗结核治疗

患者低热、消瘦，有消化道症状，PET/CT结果提示疾病定位于肠系膜，故临床上应考虑结核性腹膜炎可能。但回顾患者病史特点，发现尚存在几点可疑之处：① 患者肺部影像学检查均阴性，无明显肺内结核表现；② 和一般的结核性腹膜炎病人临床表现不同，该患者无明显腹水，查体无揉面感；③ 患者多次 T-SPOT.TB 检查阴性，入院后复查抗原A、抗原B孔均为0；④ 缺乏病原学依据，入院后血培养阴性，且患者无腹水，无法进一步行腹水检查及腹水培养。

故无法明确诊断。同时，由于诊断性抗结核治疗存在起效缓慢，容易出现药物不良反应等缺点，因此，在我们并没有直接采用诊断性抗结核治疗，而是与患者及家属反复沟通，并与普外科医师讨论后，最终为患者进行了腹膜活检术。2018年9月5日转至普外科，予以腹腔镜下行腹壁结节活检术，术中见腹壁多发结节，部分直径大于0.5 cm。活检病理提示:(腹腔)间皮源性肿瘤，细胞异型明显，呈浸润性生长，伴有坏死，符合恶性间皮瘤。2018年9月26日腹腔镜下腹部探查术+腹膜间皮瘤减缩术+腹膜间皮瘤冷冻消融术，术中诊断（图25-3）为腹膜间皮瘤伴腹腔内广泛转移（小肠系膜、右侧腹壁腹膜、大网膜），术后已进行4次化疗。目前患者病情平稳，发热、腹痛症状明显好转。

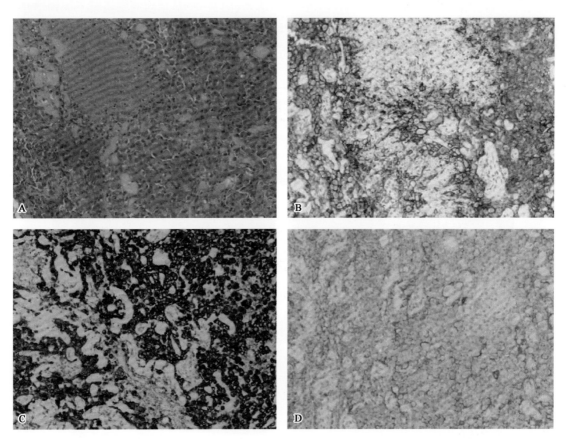

图25-3　患者腹壁结节的病理切片，提示间皮源性肿瘤，细胞异型明显，呈浸润性生长，伴有坏死，免疫组化：CK（+），Vimentin（+），D2-40（+），Ki67（+），CK7（部+），CK20（−），HBME-1（+），S100（+）。A图为HE染色，B图为CK法，C图为D2-40法，D图为HBME-1法

背景知识介绍

恶性腹膜间皮瘤

恶性腹膜间皮瘤（malignant peritoneal mesothelima，MPM）是原发于腹腔浆膜间皮和间皮

下层细胞的恶性肿瘤，最早由 Miller 和 Wynne 于 1908 年报道。发病年龄以 50～70 岁多见，男女比例约 2：1。腹膜间皮瘤起病隐匿，缺乏特异性表现，临床上极易漏诊误诊。

（一）病因

普遍认为，石棉粉尘是恶性腹膜间皮瘤的致病因素，近 90% 的间皮瘤患者有石棉接触史，潜伏期可长达 25～70 年。致病原因可能源于石棉本身的自由基，诱发了多种能够引起癌症起始与增殖的基因编码，从而引起 DNA 损伤有关。本患者为化工厂工人，长期接触作为储存工具的石棉，因此，具有非常明确的流行病史。此外，猿病毒 40（simian virus 40, SV40）、慢性腹膜炎性反应、辐射、结核瘢痕、遗传等也可能是腹膜间皮瘤的致病因素。

（二）临床表现及体征

常以非特异性消化道症状为主要表现，最常见的为腹胀和腹痛，可伴呕吐、腹泻、腹水等。此外，全身症状亦常见，如乏力、发热、消瘦，但同样缺乏特异性。因此，临床上早期极易漏诊误诊，部分患者因巨大的肿瘤或者大范围的肠壁累及，进而出现肠梗阻等急腹症后才被发现。沿腹膜匍匐生长是腹膜间皮瘤的生物学特性，远处转移少见，但也有肝脏、结肠、骨及淋巴结转移的报道。目前临床按 TNM 分为 4 期。Ⅰ 期，肿瘤局限于腹膜；Ⅱ 期，肿瘤侵犯腹腔内淋巴结；Ⅲ 期，肿瘤向腹腔以外淋巴结转移；Ⅳ 期，远处血行转移。明确疾病诊断分期有助于治疗方案的选择。

（三）诊断

由于恶性腹膜性间皮瘤有起步隐匿，漏诊、误诊率高的特点，详细询问病史就十分重要。在有明确石棉接触史，同时伴有长期腹痛、腹胀等消化道症状的患者中，应考虑本病的可能。通过影像学检查可得知肿瘤的病变部位和形态学特征。确诊则需要通过病理活检，具体方式包括腹水细胞学检查、腹腔镜及开腹手术活检。

在鉴别诊断中，本病除了需和其他内脏肿瘤鉴别外，在临床工作中，也时常被误诊为结核性腹膜炎。两者在临床表现上具有一定的相似性，均常见有非特异性的消化道症状：腹胀、腹痛、腹水，同时都可伴有全身消耗症状：乏力、消瘦、低热等。随着一系列新的微生物检测技术的问世，结核的诊断水平明显上升，给临床鉴别带来了一定的帮助，如血及腹水 T-SPOT.*TB*、腹水 Xpert.TB、二代基因测序技术等。本患者在病程中无明显腹水，无法做相关的腹水微生物检查，因此给疾病的诊断及鉴别诊断带来了极大的困难，最终通过手术活检明确了诊断，防止了误诊、漏诊的发生。

（1）影像检查

• 腹部超声：包括脏层腹膜、壁层腹膜及大网膜的不规则增厚，可呈弥漫性增厚或结节样增厚。

• 腹部 CT：可显示原发肿瘤及其是否有周围组织侵犯或远处转移。常见的征象为腹水、腹膜增厚或腹部肿块；当网膜或肠系膜受累时可见弥漫性、不规则结节状增厚。

• 正电子发射计算机断层显像（PET/CT）：可明确是否有远处及淋巴结转移、评估临床分期。

（2）病理活检

· 腹腔镜取活检，作为微创手术，是目前确诊本病的最常用方式之一，不仅可以直接了解病变情况及取活检，还能行粘连松解及肿块切除等治疗，具有简便、创伤性小、安全、准确率高等特点。

· 剖腹手术作为创伤性最大的方式，适用于高度怀疑本病且病变范围较大，或者合并有急腹症的患者。

· 腹水细胞学检查有助于诊断，但实际临床意义有限，除有大量肿瘤细胞脱落，否则一般阳性率不高。

（3）病理诊断：病理组织学上恶性腹膜性间皮瘤分为上皮样型、肉瘤样型和混合型。三种类型中，上皮分化和间叶分化的成分均可以复杂多样。组织形态的双相分化及细胞形态多样性也是间皮瘤的一个特点，它提示肿瘤的发生可能来自间皮中具有多种分化潜能的间皮祖细胞。免疫组化是诊断本病的重要辅助手段，目前尚没有一个抗体绝对特异，也缺乏标准化的组合方案，通常认为至少需要2种以上的免疫组织化学标记物才能建立恶性腹膜性间皮瘤的诊断。HBME-1是目前广泛应用于临床的间皮细胞相关抗体之一，对间皮瘤有较高的特异性和敏感性。在不同类型的肿瘤中，有各自表达较好的抗体。如上皮型中是Calrefinin、CK5/6、WT-1，而肉瘤型中则表达较好的抗体是AEl/AE3、Calrefinin、D2-40、Vimenfin。

（四）治疗及预后

由于本病罕见且缺乏有效的治疗手段，至今尚未形成最佳和有效的治疗共识。在临床中一般根据TNM分期选择个体化治疗方法。一般用手术、放疗、化疗及几种治疗手段联合等方式治疗。

（1）手术治疗：为Ⅰ期、Ⅱ期患者首选。对于病变范围广泛、严重，或者合并有急腹症的患者，可暂行姑息手术。常用治疗方式包括腹腔减瘤术和腹膜剥脱术。

（2）化疗：本病对化疗药物中度敏感。一般术前、术中和术后辅助化疗均可减少肿瘤复发。目前国际公认疗效较好的方案是培美曲塞联合铂类（顺铂或卡铂）。

（3）放疗：由于恶性腹膜性间皮瘤对放疗欠敏感且并发症多等原因，临床上已少应用，主要用于手术切除不彻底或不能耐受手术者。

（4）预后：总体预后极差，确诊后平均中位存活期为1年。女性预后优于男性。减瘤手术及腹腔灌注化学疗法后可明显提高治愈率。

点 评

恶性腹膜性间皮瘤是一种临床罕见的恶性肿瘤，具有起病隐匿、缺乏特异性表现等特点。因此，在临床工作中，与结核性腹膜炎、内脏肿瘤等鉴别相对困难，易造成误诊、漏诊。本患者起病缓慢，以低热、腹痛为主要表现，临床症状与结核性腹膜炎相似，病程中患者始终无腹水，无法进一步行相关病原学检查，且PET/CT结果提示结核性腹膜炎可能大，从而给鉴别诊断带来了极大的困难。所幸，我们没有直接采用诊断性抗痨治疗，而是与普外科医师及患方讨论后，最终选择了进行腹膜活检，防止了误诊的发生。因此，在发热待查患者的诊断过程中，有效的利用多学科的协作，获得患者的配合，取得最终的病原学及病理诊断，能有效减少误诊、漏诊的发生，给患者的诊治带来更多的益处。

（范清琪　金嘉琳）

参·考·文·献

[1] Baratti D, Kusamura S, Deraco M. Diffuse malignant peritoneal mesothelioma: systematic review of clinical management and biological research [J] . J Surg Oncol, 2011, 103(8): 822–831.

[2] Haber SE, Haher JM. Malignant mesothelioma: a clinical study of 238 cases [J] . Ind Health, 2011, 49(2): 166–172.

[3] Sugarbaker P H. Update on the management of malignant peritoneal mesothelioma [J] . Transl Lung Cancer Res, 2018 , 7(5): 599–608.

[4] Munkholm-Larsen S, Cao CQ, Yah TD. Malignant peritoneal mesothelioma [J] . World J Gastrointest Surg, 2009, 1(1): 38–48.

26

以反复胸痛、发热为表现，疑似
肺栓塞的肺动脉肉瘤

临床上反复发热伴胸痛的患者较多，如肺部CT提示肺栓塞，但抗凝治疗效果不好需要考虑肺动脉肉瘤，该病发生率较低，因此，其临床表现通常被忽视。

病史摘要

入院病史
患者，男性，43岁，油漆工，安徽蚌埠人，2018年12月26日收入我科。

主诉
反复间断性胸痛、发热2月余。

现病史
患者，2个月前无明显原因出现右侧背部刀割样疼痛，深呼吸加重，伴有连续性干咳，无咳血、咳痰、胸闷气促，无背部皮肤破损、疱疹，到当地诊所给予青霉素治疗3天好转。一周后再次出现背部疼痛，到县医院肺部CT：肺部肿瘤待排。转至上海某三甲医院门诊就诊，考虑肺部感染，再转当地医院给头孢菌素、左氧氟沙星抗感染治疗18天，胸痛症状稍有缓解，但出现发热37.5～38.5℃，下午15：00开始，21点到达最高，后自动下降，次日上午体温正常，发热不伴出汗、寒战。1个月前患者再到上海某三甲医院就诊，门诊以"右肺异影待查：肺癌？右侧肺炎？"收住入院，行彩超下肺肿块穿刺术，病理常规细胞检查：未见恶性细胞，见少许淋巴细胞及上皮细胞。多次行痰找抗酸杆菌均为阴性，但血T-SPOT.*TB*阳性，考虑肺部结核感染不除外，转当地医院继续抗结核治疗两周，但胸痛、发热无好转，同时患者因药物相关胃肠道反应过大不能耐受，停抗结核治疗。现为进一步诊治，至我科门诊就诊。以"肺部阴影性质待查"收住入院。

患病以来患者精神萎靡，胃纳差，睡眠好，大小便正常，无明显体重下降。

既往史

既往体健。否认食物、药物过敏史。

个人史

出生于原籍。长期从事油漆工作，无疫区接触史。吸烟史20余年，每天20支，否认吸毒史。否认冶游史。否认家族遗传病史。

婚育史

已婚已育。

入院查体

体温37.1℃，心率76次/分，呼吸18次/分，血压109/77 mmHg，呼吸平稳，双肺呼吸音粗，未闻及明显干湿性啰音，肺动瓣听诊区闻及3/6收缩期杂音。腹软，无压痛及反跳痛，肝脾肋下未及，双下肢无水肿。

入院后实验室检查

- 血常规：血红蛋白124 g/L，白细胞 13.86×10^9/L，淋巴细胞18%，单核细胞 1.34×10^9/L，中性粒细胞 9.64×10^9/L。

- 铁蛋白503.9 ng/ml，血沉42 mm/h，C反应蛋白89.9 mg/L。

- 肿瘤标志物：糖类抗原125 36.87 U/ml，神经元特异性烯醇酶32.37 ng/ml。

- 肝功能、肾功能、PCT、DIC全套：正常。

- 自身抗体谱（ANA、ENA、dsDNA、ANCA）均正常。

入院后辅助检查

- 肺部CT：右肺下叶可见多发团片状高密度影，考虑右肺炎症（图26-1）。

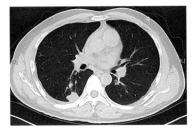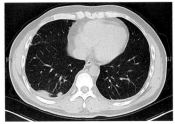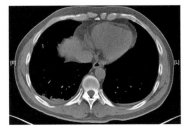

图26-1 肺部CT检查

临床关键问题及处理

- **关键问题1 该患者的诊断是什么，如何进一步明确诊断**

患者中年男性，反复咳嗽、胸痛、发热两月余，需要考虑以下疾病。

（1）肺部感染：外院已经使用广谱抗生素，需要考虑不典型病原体（真菌、结核、非结核分枝杆菌等）；必要时行肺部支气管盥洗检查。

（2）自身免疫性疾病：如血管炎，但目前患者ANCA指标均为阴性，同时外院肺组织活检未提示血管炎特征性病理改变，故目前血管炎依据不足；同时自身抗体谱均为阴性，无明显的肌肉关节酸痛，目前自身免疫性疾病依据不足。

（3）肿瘤：患者在外院已经行肺穿刺检查，未发现肺部肿瘤，必要时行PET/CT检查，或者再次肺穿刺以明确病理诊断。

进一步临床治疗

患者首先予以头孢曲松2.0 g q12h联合莫西沙星0.4 g qd静滴抗感染治疗，入院后一周体温持续维持在37～38℃，同时患者诉反复胸痛无任何缓解，提示抗感染治疗效果不明显。抗生素使用后疼痛无任何缓解，进行肺部增强CT检查（图26-2），提示双侧肺门、纵隔内未见明显肿大淋巴结，心脏不大，双侧胸腔未见明显积液，右侧肺动脉及右肺动脉分支内可见斑片状低密度影，CT值约33 Hu，右侧肺动脉及右肺动脉分支内栓塞可能大，请结合D-二聚体、血氧饱和度及临床体征。

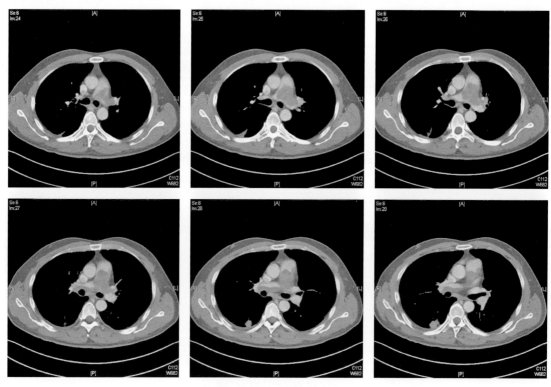

图26-2　肺部增强CT检查

• **关键问题2**　该患者的诊断是"肺栓塞"吗，如何进一步明确诊断

呼吸科会诊意见：肺动脉栓塞可能；肺部阴影。建议予以营养心肌，同时抗凝期间监测血常规、肝肾功能、DIC、心肌标志物、proBNP、血气。予低分子肝素4 100 U q12h皮下注射，后复查监测血常规、肝肾功能、DIC、心肌标志物、proBNP，血气分析三次均正常。但患者仍诉反

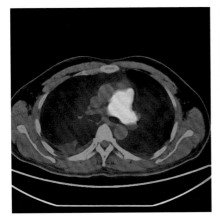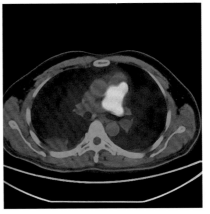

图26-3　PET/CT

复胸痛，为进一步明确诊断，行PET/CT检查（图26-3）。PET/CT：右肺动脉及左肺动脉条状FDG代谢弥漫性增高，摄取范围约5.9 cm×5.1 cm，SUV最大值27.9；心脏外形增大，右心室FDG代谢不均匀增高，请结合临床。右肺散在不规则致密影FDG代谢轻度增高，以右下肺近胸膜处为明显，SUV最大值5.3：考虑炎性增殖性病变大。肺部活检未见异常。

请心胸外科会诊：患者反复胸闷、胸痛，抗感染包括抗结核治疗无效，自身抗体、血管炎抗体阴性；肺部CT怀疑为肺栓塞，但抗凝治疗无效；PET/CT示右肺动脉及左肺动脉条状FDG代谢弥漫性增高，考虑血管内皮来源肿瘤可能性大，建议心内科或者介入科行肺动脉活检

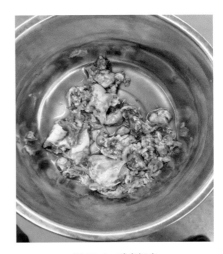

图26-4　手术标本

术。联系心内科及介入科，均表示肺动脉内穿刺风险极大，后联系上海某医院心外科行左右肺动脉内膜抽剥术（图26-4）。

- 关键问题3　该患者的最终诊断是什么

术后病理：肺动脉肉瘤伴坏死。

- 免疫组化结果：CK（－），SNA（－），S100（－），CD31（血管＋），CAM5.2（－），ERG（－），Ki67（40%），HMB45（－），MelanA（－），MSA（－），PGM1（组织细胞＋）。

- 最终诊断：肺动脉肉瘤伴坏死。

背景知识介绍

肺动脉肉瘤

肺动脉肉瘤（pulmonary artery sarcoma，PAS）是一种罕见的肺血管系统恶性肿瘤，起源于

肺动脉内皮细胞,其肿瘤细胞中存在C/P-连锁蛋白突变。PAS发病率低,自1923年首次报道以来国内外文献报道300例左右,绝大部分为个案报道,发病率为0.001%～0.030%。发病年龄为2个月～86岁,但40～60岁较多见,女性多于男性。

（一）临床表现

• 咯血:肿瘤生长,向肺动脉远端扩展后会破裂到小血管里面,产生咯血。

• 体重减轻:肺动脉壁长的肿瘤长到了血管腔内,由于血管的滋养,生长特别快,会引起明显的消耗。

• 发热:肿瘤细胞会产生坏死,坏死物质释放毒素入血引起吸收热。

• 晕厥:部分患者首发症状为晕厥,肿瘤占据肺动脉以后,大脑可出现供血不足,产生晕厥。

• 呼吸困难。

• 咳嗽:肿瘤生长后刺激支气管产生刺激性干咳,反复治疗无效。

• 胸痛:肺动脉里面肿瘤生长太快会顶住气管,有的甚至长在纵隔里面。

（二）辅助检查

• D-二聚体多数正常,C反应蛋白、血沉、BNP、乳酸脱氢酶可轻度升高,可有低氧血症和低碳酸血症、贫血、低蛋白血症。

• 组织活检:右心导管检查并行血管内导管活检、CT引导下肺穿刺、支气管内超声引导针吸活检。

• 影像学检查:主肺动脉及左、右肺动脉内大块充盈缺损;肿块边界不规则,可呈息肉状或分叶状;PAS呈膨胀性生长,故病变近端凸向右心流出道方向,并且受累肺动脉较同级肺动脉增粗;肉瘤侵袭肺动脉可出现"蚀壁征",进一步可向腔外生长;肉瘤向肺动脉分支延伸,肺门血管呈"三叶草"表现;因肿瘤组织血供丰富,增强CT显示肿瘤强化;PAS内部组织容易出现坏死和出血,故强化不均匀。超声心动图、CTPA、MRI、PET/CT有助于诊断。

• PAS具有侵袭行为,可发生肺内或远处转移。

（三）鉴别诊断

• 肺血管栓塞征:"肺栓塞"病人抗凝治疗无效,应警惕肺血管肿瘤。PAS特征性CT表现可提示PAS可能性大于血栓,增强MRI、PET/CT有助于鉴别。

（四）治疗及预后

• 目前PAS缺少有效治疗方案。近来研究认为手术切除及放化疗是PAS的主要治疗手段。手术方式包括肺动脉内膜切除术、肺切除术等。肿瘤的完整地切除可能是目前最有效治疗方法。

• 但PAS起病隐匿,明确诊断时多数患者已处于进展状态,肿瘤已无法完全切除,预后很差。化疗和放疗用于姑息治疗和术后复发者的患者,疗效还存在争议,目前还没有PAS治疗的标准方案。未经治疗的PAS随着肿瘤持续增长形成癌栓并叠加形成血栓,造成肺动脉阻塞进行性加重,最后大多死于心力衰竭。

点 评

临床上碰到反复发热伴胸痛的患者，需要关注引起胸痛的原因，除了考虑胸壁疾病、心血管疾病、呼吸系统疾病、纵隔疾病、膈下脓肿、肝脓肿等常见疾病以外，还需要考虑肺血管疾病，如肺动脉肉瘤。

肺动脉肉瘤被称为生存期最短的肿瘤，未经手术治疗平均生存期为6周，手术治疗生存时长可延长12～18个月。这种肿瘤具有死亡率高、转移率高、误诊率高的特点，美国克利夫兰中心做过一次数据统计，391例患者中50%是尸检发现的，30%被误诊为其他良性病变，术后做病理才发现，只有20%的患者生前或术前得到了诊断。

该患者也辗转多家医院，最终术后病理才明确诊断。该患者肺部CT提示右肺下叶多发团片状高密度影，可能为肺动脉肉瘤伴肺内转移。该患者虽然进行了完整的手术切除，但鉴于该病的恶性程度高，预后仍然不佳。该患者长期从事油漆工作，接触大量化学有毒物品，可能是其致病的高危因素。临床上碰到反复胸痛、发热，疑似肺栓塞的患者，需要除外"肺动脉肉瘤"可能。肺动脉肉瘤CT表现有一定特征性：近端肺动脉内充盈缺损占据整个管腔；腔内病变近端凸向右心流出道方向；受累肺动脉比同级肺动脉增粗；增强CT显示不均匀强化；上述特征有别于肺血栓栓塞。另外，PET/CT有助于鉴别诊断。

（毛日成　邹德铭　贺繁荣　吴　平　陈明泉）

参·考·文·献

[1] Pu X, Song M. Clinical and radiological features of pulmonary artery sarcoma: A report of nine cases [J]. Clin Respir J, 2018, 12(5): 1820–1829.

[2] 聂玮,诸兰艳.肺动脉肉瘤的诊治进展 [J].国际呼吸杂志,2017,37 (11)：863–867.

27

肝移植后出现多浆膜腔积液——一例他克莫司所致肝小静脉闭塞症

随着肝移植的增多，移植后出现各种并发症越来越多见。移植后出现多浆膜腔积液，同时胸腔积液、腹水T-SPOT.*TB*阳性，很容易认为是免疫抑制剂使用后结核活动。然而，通过抽丝剥茧的分析和文献查找，发现他克莫司作为常用的抗排异药也可引起肝小静脉闭塞症，继而引起多浆膜腔积液，在调整用药后浆膜腔积液逐渐消失。

病史摘要

入院病史

患者，男性，47岁，福建莆田人，2018年10月16日收入我科。

主诉

肝移植术后1月余，腹胀、胸闷2周。

现病史

患者9个月前行腹部超声检查发现肝硬化，肝右后叶异常回声15 mm×11 mm，性质待定，当时未予以处理。3个月前查肿瘤标志物示：甲胎蛋白375 ng/ml；复查腹部超声示：肝右后叶异常回声62 mm×52 mm，考虑肝癌可能。患者于2018年8月31日在我院行"肝移植术"，手术顺利，术后复查肝血管B超及肝静脉、门静脉CT均正常，予患者抗感染、保肝、抗排异（他克莫司）等治疗，手术病理示肝细胞癌（Ⅲ）MVI分级：M2。术后患者右侧胸腔反复出现胸腔积液，予穿刺外引流，好转后于9月28日顺利出院。10月5日患者出现腹痛，无腹泻，于我院门诊就诊，给予"曲美布汀""双歧杆菌三联活菌"治疗，未见明显好转。10月8日患者出现腹胀、胸闷不适以及排尿疼痛，遂再次入住我院普外科，B超提示大量胸腔积液，大量腹水。

- 胸腔积液常规：黄色，微浑，李凡它试验（+），红细胞2 510×10⁶/L，有核细胞740×10⁶/L，中性粒细胞23%，淋巴细胞75%，间皮细胞2%；总蛋白31 g/L。

- 腹水常规：黄色，微浑，李凡它试验（+），红细胞 $1\,270\times10^6/L$，有核细胞 $330\times10^6/L$，中性粒细胞19%，淋巴细胞78%，间皮细胞3%，总蛋白 26 g/L。

- 胸腔积液 T-SPOT.*TB*：阳性（A孔：>40；B孔：9；对照孔2）。腹水 T-SPOT.*TB*：阳性（A孔：>30，B孔：19 对照孔2）。

给予患者腹腔穿刺置管引流腹水，保肝、利尿、纠正电解质紊乱、补充白蛋白、抗排异、对症支持等治疗，患者胸腔积液、腹水未见明显好转，并出现脐周腹痛，大便次数增多，一般5～6次/天，最多10次/天，偶有水样便，可见黏液，无黏冻，无黑便。

患病以来患者精神萎靡，胃纳差，睡眠好，小便正常，大便如上述，无体重明显下降。

既往史

有乙肝病史多年，8年前发现肝硬化，3年前上消化道出血。否认结核史。否认手术史。曾因消化道出血输血，具体不详。否认食物、药物过敏史。

个人史

出生于原籍。否认疫区接触史、否认疫情接触史。否认化学性物质、放射性物质、有毒物质接触史。否认吸毒史。否认吸烟史。饮酒10年，平均5～6瓶啤酒/天，已戒酒。否认冶游史。否认家族遗传病史。否认家族肿瘤史。

入院查体

体温36.8℃，心率72次/分，呼吸18次/分，血压113/82 mmHg，神志清楚，发育正常，营养较差，回答切题。全身皮肤黏膜未见异常，未见皮下出血点，未见皮疹。巩膜轻度黄染。双肺呼吸音粗糙，双下肺呼吸音稍低，未闻及干、湿性啰音。心律齐；腹膨隆，移动性浊音（+），腹壁软，全腹无压痛，有反跳痛，肝肋下一指，脾脏肋下未及，肾脏无叩击痛，肠鸣音6次/分。双下肢中度凹陷性水肿。

入院后实验室检查

- 血常规（2018-10-16）：白细胞 $18.96\times10^9/L$（↑），红细胞 $4.19\times10^{12}/L$（↓），血红蛋白135 g/L，中性粒细胞71.5%，淋巴细胞20.2%，单核细胞6.6%，嗜酸性粒细胞0.5%，嗜碱性粒细胞1.2%（↑），中性粒细胞绝对值 $13.56\times10^9/L$（↑），淋巴细胞绝对值 $3.83\times10^9/L$（↑），单核细胞绝对值 $1.25\times10^9/L$（↑），嗜酸性粒细胞绝对值 $0.1\times10^9/L$，嗜碱性粒细胞绝对值 $0.22\times10^9/L$（↑），血小板 $94\times10^9/L$（↓）。

- 尿常规、粪常规正常。

- 肝肾功能：谷丙转氨酶18 U/L，谷草转氨酶70 U/L（↑），总胆红素40.3 μmol/L（↑），直接胆红素31.23 μmol/L（↑），总胆酸24 μmol/L，碱性磷酸酶749 U/L（↑），γ-谷氨酰转移酶300 U/L（↑），白蛋白28 g/L（↓），球蛋白11 g/L（↓），前白蛋白51 mg/L（↓）。尿素氮6.4 mmol/L。Pro BNP：802 pg/ml（↑）。

- DIC：凝血活酶时间14.4秒（↑），活化部分凝血活酶时间34.7秒（↑），D-二聚体3.87 mg/L（↑），纤维蛋白原1.8 g/L（↑），凝血酶时间17.6秒，国际标准化比值1.28（↑）。铁蛋白639.4 ng/ml（↑），血G试验 阴性。血沉2 mm/h，降钙素原0.48 ng/ml（↑）。C反应蛋白

（2018-10-19）87.6 mg/L（↑）。

- 肿瘤标志物：CA125 49.1 U/ml（↑），CA199 125.6 U/ml（↑），余 CEA、CY211、NSE、PSA、FPSA、AFP、CA153、CA724、鳞癌相关抗原均正常。
- 胸腔积液常规：黄色，浑浊，李凡它试验（+），红细胞 $2\,630\times10^6$/L，有核细胞 280×10^6/L，中性粒细胞 40%，淋巴细胞 56%，间皮细胞 4%。胸腔积液生化示总蛋白 27 g/L，腺苷脱氨酶 4 U/L。
- 腹水常规：黄色，微浑浊，李凡它试验（+），红细胞 950×10^6/L，有核细胞 230×10^6/L，中性粒细胞 35%，淋巴细胞 55%，间皮细胞 10%。腹水生化示总蛋白 23 g/L，腺苷脱氨酶 3 U/L。
- 血 T-SPOT.TB（-），胸腔积液 T-SPOT.TB（-），腹水 T-SPOT.TB（+）（A孔 > 30，B孔 18，对照孔 3）。

入院后辅助检查

- 心超提示：心包增厚，少量心包积液。
- 肺 CT（图27-1）：两肺纹理增多，右肺上叶纤维灶，双侧胸腔积液，右肺下叶膨胀不全，结合临床随访。附见肝脏密度减低，脾大，腹水，请结合腹部检查。

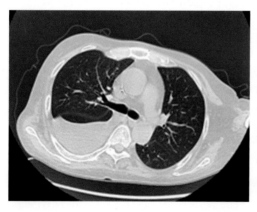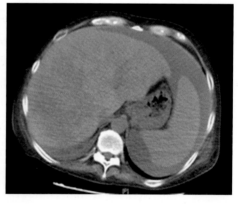

图27-1　肺CT扫描

临床关键问题及处理

- 关键问题1　该患者的诊断是什么，如何进一步明确诊断

患者目前考虑"多浆膜腔积液；肝移植术后"；多浆膜腔积液需要考虑以下常见原因。

- 感染：结核？需要完善积液二代测序、Xpert.TB 检查。
- 自身免疫性疾病？需要完善自身抗体检查。
- 肿瘤复发？需要完善胸腔积液、腹水脱落细胞学检查。
- 甲状腺功能减退？需要完善甲状腺功能检查。
- 缩窄性心包炎？心超和心脏CT可以提示。

- 肝硬化？ 肝脏B超和肝脏磁共振可以提示。

- 多发栓塞？ PET/CT及全身血管B超可以提示。

入院后进行相关检查，二代测序未发现明确病原体感染，胸腔积液及腹水Xpert.TB、Xpert ultra均无阳性发现；自身抗体全套均为阴性；脱落细胞学多次送检均未发现肿瘤细胞；甲状腺功能基本正常；心脏超声、未提示缩窄性心包炎；肝脏B超及肝脏磁共振未提示肝硬化；PET/CT及全身血管B超未提示明确的血管栓塞。

- 关键问题2　该如何进行治疗

患者胸腔积液及腹水性质介于漏出液和渗出液之间，结合患者胸腔积液、腹水T-SPOT.*TB*曾有阳性，肝移植术后予以强效免疫抑制治疗，结核感染可能性较大，首先予以诊断学抗结核治疗，同时积极完善相关检查。

患者予以诊断性抗结核治疗：首先予以异烟肼0.6 g ivgtt qd+利福平0.45 g ivgtt qd+吡嗪酰胺0.5 g tid po +乙胺丁醇0.75 g qd po +左氧氟沙星0.5 g ivgtt qd+利奈唑胺600 mg ivgtt qd，5天后出现明显肝损，改为异烟肼0.3 g ivgtt qd+左氧氟沙星0.5 g ivgtt qd+乙胺丁醇0.75 g po qd+利奈唑胺600 mg ivgtt qd，辅以甲泼尼龙16 mg po qd减轻渗出；抗排异：他克莫司（早0.5 mg po，晚0.25 mg po）；同时予以抗病毒：恩替卡韦0.5 mg po qd抗病毒；利尿：呋塞米20 mg po tid、螺内酯40 mg po tid、托伐普坦7.5 mg po利尿，同时鉴于腹水过多，一周1次腹水浓缩回输治疗（3～4 L/次）。

经上述治疗6周，多浆膜腔积液仍无好转。同时患者出现肝损（谷丙转氨酶120 U/L，谷草转氨酶104 U/L），凝血时间指标提示国际标准化比值2.0，凝血时间稍微延长。

- 关键问题3　患者诊断有无偏差

患者拟诊为"结核感染"其实无明确病原学依据，后多次胸腔积液细胞体外培养均未发现结核杆菌感染依据，抗结核治疗6周疗效不明显，需要进一步完善检查。

患者查肝脏B超提示肝脏淤血肿胀，门静脉流速减慢，门静脉CTV未见异常。但因肝脏B超提示门静脉流速减慢，重点查看了肝静脉CTV，发现肿胀肝脏呈地图状低密度改变，边缘不规则。肝静脉呈地图样改变，多见于肝小静脉闭塞征（图27-2）。

- 关键问题4　患者肝移植后使用的药物有无可能引起肝小静脉闭塞症（HVOD）

用HVOD和肝移植作为关键词搜索PUBMED，发现肝移植后发生HVOD比例约为2%，其中最为常见的原因是急性细胞排异反应（acute cell rejection, ACR），其次为使用硫唑嘌呤，当然也有2例报道他克莫司也可引起。

浙江大学医学院第一附属医院移植科郑树森院士团队和中山大学一附院移植科巫林伟教授团队在2015年和2018年各报道1例患者在肝移植后出现顽固性腹水，肝穿刺病理提示HVOD，追查病因为他克莫司所引起的。

我们这例患者肝移植后没有使用过硫唑嘌呤，但使用过他克莫司抗排异，考虑他克莫司所致HVOD可能。治疗上一方面停他克莫司，改用新山地明抗排异；另一方面动员患者行经颈静脉肝穿刺，明确诊断。患者家属表示，观察2周再做决定是否行肝穿刺。2周后，患者胸腔

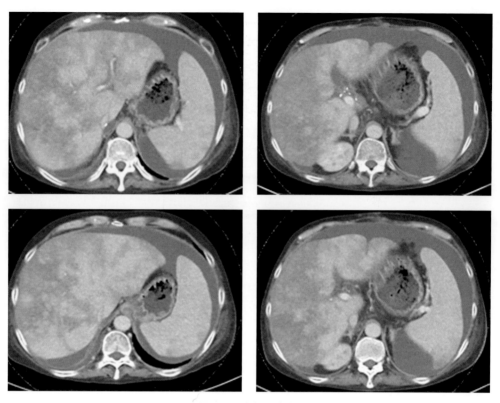

图27-2　腹部CT扫描

积液、腹水较前减少，拒绝行肝穿刺检查。3个月后复查心超、B超，提示心包积液、胸腔积液及腹水已经完全消失。

背景知识介绍

　　肝小静脉闭塞症（HVOD）是一类由于肝中央静脉非血栓性狭窄而导致的肝脏血循环障碍，伴有以肝细胞肿胀、网状纤维及胶原纤维增生、静脉内膜增厚为特征的肝血管性病变。HVOD常见于造血干细胞移植（大量细胞毒性药物，如环磷酰胺、硫唑嘌呤等）、服用含有吡咯生物碱的植物（土三七　千里光）、恶性肿瘤放化疗后。HVOD主要表现包括肝脏体积增大，体内液体潴留导致体重增加和高胆红素血症。发病前多数患者可有胃肠道、呼吸道和全身症状，急性期起病急骤，上腹剧痛、腹胀、肝脏迅速肿大、压痛、腹水可伴有食欲减退、恶心、呕吐等症状，黄疸、下肢水肿较少见，往往有肝功能异常。亚急性期的特点是持续性肝脏肿大、反复出现腹水，慢性期以门静脉高压为主要表现，与其他类型的肝硬化相同。HVOD的诊断困难，临床上遇到有上述典型表现的患者应仔细地寻找有关的病因或诱因，因本病肝组织病理有特征性表现，故诊断主要依赖于肝组织活检。B超检查和其他影像学检查可以发现肝脏增大、腹水，排除胆管扩张和肝脏占位性改变，早期可能观察到肝静脉血流减少，晚期可见门静脉血流减慢或者血流方向改变,但不能据此做出此病的诊断。有助于获得诊断的技术是经静脉肝脏活检,既可以获取肝脏组织,又可以测定肝静脉的压力梯度,肝静脉压力梯度超过10 mmHg被认为具有特异性诊断价值。

　　本例患者出现多浆膜腔积液,反复查找病因,诊断不明。血 T-SPOT.*TB* 阴性,但胸腔积液、腹水 T-SPOT.*TB* 曾有阳性。体液的 T-SPOT.*TB* 阳性提示有结核感染的可能,但是 T-SPOT.*TB* 阳性并不意味着肯定是结核感染,而肺外结核感染患者有近一半 T-SPOT.*TB* 为阴性。临床上判断患者是否为结核感染,最好能够抓到病原学依据,同时结合患者的临床表现综合判断。近些年新出现的检测手段,如二代基因测序、Xpert.TB、Xpert ultra 对于诊断是否为结核感染也有较大的帮助。

　　该患者因肝静脉出现地图样改变,提示肝小静脉闭塞症可能,结合文献考虑可能为他克莫司所致,换药后好转非常明显,遗憾的是未能行经颈静脉肝穿刺而获得病理学依据支持。在胰腺移植、肺移植患者中,使用他克莫司引起肝小静脉闭塞较为常见;而在肝移植患者中,使用他克莫司引起肝小静脉闭塞报道尚不多。鉴于目前临床上接受肝移植患者越来越多,此病例提示:肝移植后出现多浆膜腔积液,需要排除硫唑嘌呤、他克莫司所致的肝小静脉闭塞症。同时,对于他克莫司引起的肝小静脉闭塞,无论是文献报道的2例患者,还是本文这例患者,停用他克莫司后临床改善都很明显,提示及时做出正确诊断,对于患者的预后影响较大。

(毛日成　贺繁荣　董　民　沈丛欢　陈明泉)

参·考·文·献

[1] Shen T, Feng XW, Geng L, et al. Reversible sinusoidal obstruction syndrome associated with tacrolimus following liver transplantation [J]. World J Gastroenterol, 2015; 21(20): 6422-6426.

[2] Hou Y, Tam NL, Xue Z, et al. Management of hepatic vein occlusive disease after liver transplantation: A case report with literature review [J]. Medicine, 2018, 97(24): e11076.

28

抗结核药导致肝衰竭及肝移植后
抗结核药的应用

我们介绍1例活动性结核患者使用抗结核药物导致急性肝衰竭，进行肝移植后通过谨慎选择抗结核方案，避免了再次出现肝损伤并且结核控制良好的病例。根据既往文献，活动性结核患者使用抗结核药物导致肝衰竭后，可以进行肝移植治疗，生存率较高，且不良事件发生率较低。这些患者肝移植后可以立即使用抗结核治疗，但应尽量避免使用含利福平的抗结核治疗方案。

入院病史
患者，女性，21岁，学生，安徽芜湖人，2018年7月16日收入我院。

主诉
发现肝功能异常1月余，皮肤、巩膜黄染两周。

现病史
2018年4月起患者出现反复咳嗽、咳痰，结核菌素试验（PPD）及T-SPOT.*TB*均为阳性，胸部CT提示右肺上叶异常信号影伴空洞形成，考虑继发性肺结核，于当地医院接受标准四联抗结核治疗（异烟肼+利福平+吡嗪酰胺+乙胺丁醇）。6月起患者逐渐出现消化道不适的症状，6月8日肝功能：谷丙转氨酶728 U/L，谷草转氨酶499 U/L，总胆红素15.1 μmol/L，直接胆红素7.4 μmol/L。更改抗结核方案为异烟肼+利福喷丁。6月19日复查肝功能：谷丙转氨酶317 U/L，谷草转氨酶93 U/L，遂停用所有抗结核药物。6月22日肝功能进一步好转：谷丙转氨酶142 U/L，谷草转氨酶96 U/，总胆红素34 μmol/L，直接胆红素16 μmol/L，遂再次予以抗结核治疗，方案调整为异烟肼+乙胺丁醇+利福喷丁+左氧氟沙星，同时予以异甘草酸镁、还原性谷胱甘肽等保肝对症治疗。6月28日复查肝功能：谷丙转氨酶66 U/L，总胆红素23 μmol/L。

后患者逐渐出现乏力、纳差、皮肤巩膜黄染，7月11日复查肝功能：谷丙转氨酶738 U/L，谷草转氨酶351 U/L，总胆红素167.1 μmol/L，直接胆红素79.6 μmol/L，国际标准化比值（INR）5.56，碱性磷酸酶115 U/L，于上海某三甲医院住院，考虑诊断"药物性肝损伤"（图28-1）。予乙酰半胱氨酸，保肝退黄治疗，7月15日行人工肝治疗，而患者症状无好转，且总胆红素进行性升高。7月16日晨突发神志不清，行为躁动，以"急性药物性肝衰竭、肝性脑病"收入我院。

既往史

患者父亲有结核病史，患者有明确活动性结核患者接触史。否认饮酒史。

入院查体

神志模糊，精神萎靡，计算力、定向力下降。全身皮肤黏膜重度黄染，无瘀点，无瘀斑，肝掌（−），蜘蛛痣（−）。两肺呼吸音粗，未闻及啰音，心脏听诊无殊。腹软，无压痛、反跳痛，肝脾肋下未及，移动性浊音（±）。双下肢无水肿。膝腱反射正常，跟腱反射正常，巴氏征（−），克氏征（−），扑翼样震颤（＋），踝阵挛（＋）。

实验室及辅助检查

• 肝肾功能、电解质：谷丙转氨酶83 U/L，谷草转氨酶31 U/L，总胆红素370 μmol/L，直接胆红素62.7 μmol/L，碱性磷酸酶126 U/L，γ-谷氨酰转移酶50 U/L，白蛋白33 g/L，国际标准化比值1.72，肌酐85 μmol/L，电解质正常。

• 免疫：甲肝、戊肝病毒抗体IgM均阴性。乙肝表面抗原阴性。丙肝抗体阴性。CMV、EBV、HSV病毒抗体IgM阴性。自身免疫抗体均阴性。

• B超：肝脏实质回声增粗。胰腺、脾脏、双肾未见明显异常。门静脉、肝静脉、脾静脉未见明显异常。腹腔未见明显异常积液。

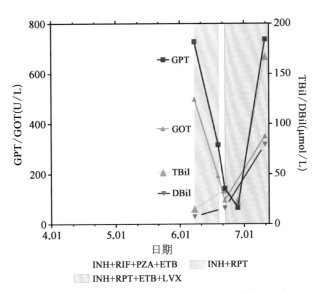

图28-1 患者的肝功能变化与抗结核药物的关系

GPT：谷丙转氨酶；GOT：谷草转氨酶；TBil：总胆红素；DBil：直接胆红素；INH：异烟肼；RIF：利福平；PZA：吡嗪酰胺；ETB：乙胺丁醇；RPT：利福喷丁；LVX：左氧氟沙星

临床关键问题及处理

入院后治疗经过

使用RUCAM因果关系评估量表（图28-2），患者第二次出现肝损时的谷丙转氨酶738 U/L，

RUCAM 因果关系评估量表*

药物：_____　初始ALT：_____　初始ALP：_____　R值 = [ALT/ULN]÷[ALP/ULN] =_____

肝损伤类型：肝细胞型（R≥5.0），胆汁淤积型（R≤2.0），混合型（2.0<R<5.0）

	肝细胞损伤型		胆汁淤积型或混合型		评价
1. 用药至发病的时间					
	初次用药	再次用药	初次用药	再次用药	计分
○ 从用药开始					
● 提示	5~90d	1~15d	5~90d	1~90d	+2
● 可疑	<5d 或>90d	>15d	<5d 或>90d	>90d	+1
○ 从停药开始					
● 可疑	<15d	<15d	<30d	<30d	+1
注：若肝损伤反应出现在开始服药前，或停药后>15d（肝细胞损伤型）或>30d（胆汁淤积型），则应考虑肝损伤与药物无关，不应继续进行 RUCAM 评分。					
2. 病程	ALT 在峰值和 ULN 之间的变化		ALP（或 TBil）在峰值与 ULN 之间的变化		
○ 停药后					
● 高度提示	8d 内下降≥50%		不适用		+3
● 提示	30d 内下降≥50%		180d 内下降≥50%		+2
● 可疑	不适用		180d 内下降<50%		+1
● 无结论	无资料或 30d 后下降≥50%		不变、上升或无资料		0
● 与药物作用相反	30d 后下降<50%或再次升高		不适用		-2
○ 若继续用药					
● 无结论	所有情况		所有情况		0
3. 危险因素	乙醇		乙醇或妊娠（任意1 种）		
○ 饮酒或妊娠	有		有		+1
	无		无		0
○ 年龄	≥55 岁		>55 岁		+1
	<55 岁		<55 岁		0
4. 伴随用药					
○ 无伴随用药，或无资料，或伴随用药至发病时间不相合					0
○ 伴随用药至发病时间相符合					-1
○ 伴随用药已知有肝毒性，且至发病时间提示或相合					-2
○ 伴随用药的肝损伤证据明确（再刺激反应呈阳性，或与肝损伤明确相关并有典型的警示标志）					-3
5. 除外其他肝损伤原因					
第I组（6 种病因）†			● 排除组 I 和组 II 中的所有病因		+2
○ 急性甲型肝炎（抗-HAV-IgM+）或 HBV 感染（HBsAg 和/或抗-HBc-IgM+）或 HCV 感染（抗-HCV+和/或 HCV RNA+，伴有相应的临床病史）			● 排除组 I 中的所有病因		+1
○ 胆道梗阻（影像检查证实）					
○ 酒精中毒（有过量饮酒史且 AST/ALT≥2）			● 排除组 I 中的 5 或 4 种病因		0
○ 近期有低血压、休克或肝脏缺血史（发作 2 周以内）					
第II组（2 类病因）†			● 排除组 I 中的少于 4 种病因		-2
○ 合并自身免疫性肝炎、脓毒症、慢性乙型或丙型肝炎、原发性胆汁性胆管炎（PBC）△或原发性硬化性胆管炎（PSC）等基础疾病，或 ○ 临床特征及血清学和病毒学检测提示急性 CMV、EBV 或 HSV 感染			● 非药物性因素高度可能		-3
6. 药物既往肝损伤信息					
○ 肝损伤反应已在产品介绍中标明					+2
○ 肝损伤反应未在产品介绍中标明，但曾有报道					+1
○ 肝损伤反应未知					0
7. 再用药反应					
○ 阳性	再次单用该药后 ALT 升高 2 倍		再次单用该药后 ALP（或 TBil）升高 2 倍		+3
○ 可疑	再次联用该药和曾同时应用的其他药物后，ALT 升高 2 倍		再次联用该药和曾同时应用的其他药物后，ALP（或 TBil）升高 2 倍		+1
○ 阴性	再次单用该药后 ALT 升高，但低于 ULN		再次单用该药后 ALP（或 TBil）升高，但低于 ULN		-2
○ 未做或无法判断	其他情况		其他情况		0

总分意义判定：>8：极可能；6~8：很可能；3~5：可能；1~2：不太可能；≤0：可排除。ALP：碱性磷酸酶；ALT：丙氨酸氨基转移酶；CMV：巨细胞病毒；EBV：EB 病毒；HSV：单纯疱疹病毒；TBil：总红素；ULN：正常上限值。†在我国也应特别注意排除急性戊型肝炎，因此本项分标准尚待今后完善。‡也应注意排除 IgG4 胆管炎。△旧称原发性胆汁性肝硬化（PBC）。*修改自参考文献 [105] 和 http://www.livertox.nih.gov/rucam.html[108]。

图28-2　RUCAM因果关系评估量表

碱性磷酸酶115 U/L，R值16，属肝细胞型肝损伤。患者再次用药15天内出现肝损伤，计2分；第一次停药后8天内谷丙转氨酶下降≥50%，计3分；可除外其他肝损伤原因，计2分；肝损伤反应已在产品介绍中标明，计2分；再次用药后谷丙转氨酶升高2倍，计3分；总分为12分，所以显然考虑抗结核药物尤其利福霉素类药物所致急性肝衰竭。

另外，患者入院时胆红素为370 μmol/L，INR为1.2，肌酐为85 μmol/L，MELD评分为22分，达到肝移植的指征。

• 关键问题1　患者系活动性肺结核，在抗结核治疗中出现急性肝衰竭，肺结核尚没有控制，能不能进行肝移植

患者的急性肝衰竭进展迅速，且药物治疗及人工肝治疗效果均不佳，MELD评分22分，肝移植虽是最后的治疗手段。但患者是活动性肺结核，能做肝移植吗？我们查阅已报道的18篇文献，40例活动性结核患者，因肝衰竭进行肝移植后存活率达80%（表28-2）。故7月17日患者于全麻下行肝移植术。病理检查结论:(肝移植受体肝)镜下见肝细胞完全消失，有大量增生性小胆管灶形成，未见肝细胞再生结节。诊断：肝细胞大块坏死（急性重症肝炎），结合病史可符合药物性肝损害。慢性胆囊炎（图28-3）。

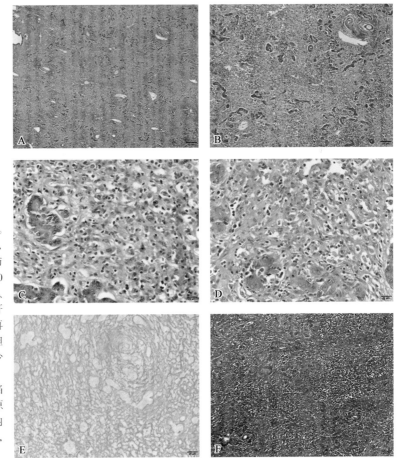

图28-3　患者的肝脏病理结果。A、B.肝细胞大片坏死，几乎消失，肝内淤血、充血，大量小胆管与卵圆细胞再生（A，HE染色，×40倍；B，HE染色，×100倍）；C、D.肝细胞全部坏死脱失，残存肝窦，周围Kuffer细胞与窦周细胞再生，大量炎性细胞浸润，周围小胆管与卵圆细胞反应性再生，其内少量胆汁淤积（HE染色，×400倍）；E.网状支架部分保留，少量有塌陷（网状纤维染色，×400倍）；F.胶原纤维开始再生，少许纤维化窦内与门管区沉积（Masson三色染色，×400倍）

• 关键问题2　肝移植后需不需要继续抗结核治疗，移植后的抗结核治疗方案该如何选择，才能避免再次肝损伤

患者的抗结核治疗断断续续治疗了4个月，未到WHO推荐的标准治疗疗程6个月，且移植后必须持续使用免疫抑制剂，在免疫抑制的状态下如果不进行抗结核治疗则必然导致结核病灶迅速加重及播散，因此抗结核治疗同样是不可或缺且须尽早使用的。但患者本身就是由于抗结核药物所导致的肝衰竭，移植后的抗结核方案必须慎重制订。该方案需要综合考虑三个问题：① 抗结核药物对于肝功能的损害；② 移植后的免疫抑制会加重结核活动性；③ 抗结核药物与免疫抑制剂的相互作用。

鉴于目前没有相应的指南，根据我们查阅的18篇病例报道40例患者治疗的经验，结合本患者的实际情况，在术后第3天我们选用了利奈唑胺+莫西沙星+乙胺丁醇的三联抗结核方案，并密切监测肝功能。患者术后神志逐渐清醒，肝功能恢复正常，随访5月未见明显肝功能受损，胸部CT也提示结核病灶较前吸收（图28-4）。

移植前	移植后3周	移植后2月
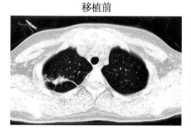	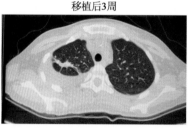	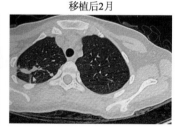

图28-4　患者移植前后胸部CT的变化情况，随访结核病灶，胸腔积液较前明显好转

背景知识介绍

在一线的四种抗结核药物中，有三种药物明确报道会导致肝损，即异烟肼、利福平、吡嗪酰胺。它们各自导致肝损的发生率为0.6%、1.1%和0.9%。同时，有研究表明，将这些药物联合应用，肝损的发生率也会显著上升，如异烟肼和利福平联用，肝损的发生率可达2.73%。在抗结核药物所致肝损中，大部分仅会导致肝细胞轻度炎症坏死，仅有 < 0.01%的概率发展为肝衰竭。在本例中，患者一旦再次使用抗结核药物，肝功能就再次发生严重损害，且短期内升高显著，很快进展到了肝脏衰竭，在内科治疗无效的情况下，只剩下肝移植这个唯一有效的选择。

我们查阅了18篇关于抗结核药物所致肝衰竭后进行肝移植的病例报道，共有40例患者。每个患者的性别、年龄、所患结核类型、抗结核药物与肝移植间隔的时间、移植后的免疫抑制使用各不相同。我们将这些患者肝移植后的抗结核药物方案进行总结，以此探讨这类患者抗结核的最佳治疗方案。

从表28-1和表28-2中可以看到，这40例患者最主流的用药方案都包括乙胺丁醇（75%）和氟喹诺酮类（85%），且两者的联用方案也占总体的72.5%。乙胺丁醇是4种一线抗结核药

表28-1　40例病例报道中肝移植后抗结核药物的选用

在方案中包括该药物	总体(%)(n = 40)	无肝硬化(%)(n = 32)	有肝硬化(%)(n = 8)
FQ	34(85.0)	26(81.3)	8(100)
ETB	30(75.0)	24(75.0)	6(75.0)
氨基糖苷类	17(42.5)	13(40.6)	4(50.0)
CS	11(27.5)	8(25.0)	3(37.5)
INH	7(17.5)	3(9.4)	4(50.0)
RIF	6(15.0)	5(15.6)	1(12.5)
LZD	3(7.5)	2(6.3)	1(12.5)
PZA	1(2.5)	1(3.1)	0

CS：环丝氨酸；ETB：乙胺丁醇；FQ：氟喹诺酮类；INH：异烟肼；LZD：利奈唑胺；PZA：吡嗪酰胺；RIF：利福平

表28-2　40例病例报道中肝移植后抗结核药物联用方案的选用

联合用药方案	总体(%)(n = 40)	无肝硬化(%)(n = 32)	有肝硬化(%)(n = 8)
ETB+FQ	29(72.5)	23(71.9)	6(75)
ETB+FQ+氨基糖苷类	12(30.0)	8(25.0)	4(50.0)
ETB+FQ+INH	4(10.0)	2(6.3)	2(25.0)
INH+RIF	2(5.0)	2(6.3)	0
抗结核治疗与肝移植间隔平均时间(月,范围)	2.0(0.13～6)	1.98(0.23～6)	2.3(0.13～6)
排斥反应	13(32.5)	12(37.5)	1(12.5)
肝毒性	2(5.0)	0	2(6.3)
死亡率	8(20.0)	8(25.0)	0

ETB：乙胺丁醇；FQ：氟喹诺酮类；INH：异烟肼；PZA：吡嗪酰胺；RIF：利福平

物中肝损的不良反应率最少的,而氟喹诺酮类也是较常用的、肝毒性较小的二线抗结核药物。在这两种药物的基础上,最常用的是再联合氨基糖苷类药物,占总体的30%。从使用抗结核药物到出现肝衰竭,不得不实行肝移植的中位间隔时间为2个月,再次出现肝毒性的病例仅有2例(5%),有13例(32.5%)的患者发生了排斥反应。在中位随访时间12.5月的情况下,有8例患者死亡(20%)。

　　接下来我们在表28-3总结比较了不同三联抗结核方案的不良预后。死亡率最高的是含有利福平,并联合乙胺丁醇和氟喹诺酮类的方案,虽然只有3例,但所有病例均死亡。而联合新药利奈唑胺的方案显示出了最好的预后,排异反应、肝毒性和死亡率均为零。

表28-3　主要抗结核方案的不良预后比较

结　局	ETB+FQ+氨基糖 甙类（n = 12）	ETB+FQ+INH （n = 4）	ETB+FQ+RIF （n = 3）	ETB+FQ+CS （n = 10）	ETB+FQ+LZD （n = 3）
排异	4（30.0）	1（25.0）	2（66.7）	2（20.0）	0
肝毒性	1（8.3）	0	0	0	0
死亡率	2（18.2）	1（25.0）	3（100）	0	0

CS：环丝氨酸；ETB：乙胺丁醇；FQ：氟喹诺酮类；INH：异烟肼；LZD：利奈唑胺；PZA：吡嗪酰胺；RIF：利福平

　　许多抗结核药物都与常用的免疫抑制剂有相互作用（表28-4）。其中作用最强的是利福平，其能降低多种免疫抑制剂，包括环孢素、他克莫司、西罗莫司、吗替麦考酚酯的血药浓度，削弱他们的免疫抑制作用，导致排异反应的发生率增高。

表28-4　抗结核药物与免疫抑制剂相互作用

抗结核药物	免疫抑制剂	相互作用程度	相互作用类型	推　荐	证据等级
利福霉素类					
利福布丁	CSA，FK，SRL， EVR	++			A
利福喷丁	CSA，FK，SRL， EVR，泼尼松	++	降低免疫抑制剂 浓度	监测免疫抑制剂 浓度	N/A
利福平	CSA，FK，SRL， EVR，MMF， ECMS	+++		避免使用/监测免 疫抑制剂浓度	A
氟喹诺酮类					
氧氟沙星	CSA，FK	++		使用其他药物	B
环丙沙星	CSA，FK	+/ −	提高免疫抑制剂 浓度	无须调整/考虑监 测免疫抑制剂浓 度	B
左氧氟沙星	CSA	+/ −			A
莫西沙星	CSA，FK，SRL， EVR	−	无	无须调整	B
氨基糖苷类	CSA，TAC	+++	加强肾毒性	避免使用/监测免 疫抑制浓度和肾 功能	A
利奈唑胺	MMF，ECMS， AZA	++	骨髓抑制	监测白细胞和血 小板	B

AZA：硫唑嘌呤；CSA：环孢素；ECMS：麦考酚钠，EVR：依维莫司；FK：他克莫司；MMF：吗替麦考酚酯；SRL：西罗莫司

鉴于利福平明确的肝毒性，与免疫抑制剂的相互作用，以及较差的预后，我们可以得出的结论是，因抗结核药物导致肝衰竭进行肝移植的患者，移植后应尽量避免使用含有利福平的方案。

这例患者虽然不幸因为肺结核使用抗结核药物治疗导致药物性肝衰竭，并且内科治疗效果不佳，最终通过肝移植得到肝功能改善获新生，但对于需要免疫抑制剂来抑制排异反应且又存在结核病灶的移植患者来说，抗结核药物治疗依旧必不可少，并且要尽早使用。这种情况下，新抗结核药物联合方案的选择需要非常谨慎，我们结合这位患者的临床过程以及查阅国际上类似患者治疗的文献后，最终选择了利奈唑胺＋莫西沙星＋乙胺丁醇的三联抗结核方案，在得到了较好抗结核治疗效果的同时，也避免了再次严重不良反应的发生。我们将继续随访该患者并在以后类似患者中获得更多临床信息，进一步探索并确立合适的肝移植后抗结核治疗的方案及疗程。

（应　悦　胡越凯　杜尊国　黄玉仙）

参·考·文·献

[1] Farrell FJ, Keeffe EB, Man KM, et al. Treatment of hepatic failure secondary to isoniazid hepatitis with liver transplantation [J]. Dig Dis Sci, 1994, 39(10): 2255-2259.

[2] Mitchell I, Wendon J, Fitt S, et al. Anti-tuberculous therapy and acute liver failure [J]. Lancet, 1995, 345(8949): 555-556.

[3] Marra F, Cox VC, FitzGerald JM, et al. Successful treatment of multidrug-resistant tuberculosis following drug-induced hepatic necrosis requiring liver transplant [J]. Int J Tuberc Lung Dis, 2004, 8(7): 905-909.

[4] Idilman R, Ersoz S, Coban S, et al. Antituberculous therapy-induced fulminant hepatic failure: successful treatment with liver transplantation and nonstandard antituberculous therapy [J]. Liver Transpl, 2006, 12(9): 1427-1430.

[5] Nash KL, Yeung TM, Lehner PJ, et al. Orthotopic liver transplantation for subacute hepatic failure following partial treatment of isoniazid-resistant tuberculosis [J]. Transpl Infect Dis, 2008, 10(4): 272-275.

[6] Schneider R, Bercker S, Schubert S, et al. Successful liver transplantation in antituberculosis therapy-induced acute fulminant hepatic failure [J]. Transplant Proc, 2009, 41(9): 3934-3936.

[7] Wang B, Lu Y, Yu L, et al. Liver transplantation for patients with pulmonary tuberculosis [J]. Transpl Infect Dis, 2009, 11(2): 128-131.

[8] Yankol Y, Topaloglu S, Kocak B, et al. Liver transplant in a patient with active pulmonary tuberculosis [J]. Exp Clin Transplant, 2010, 8(3): 262-265.

[9] Ichai P1, Saliba F, Antoun F, et al. Acute liver failure due to antitubercular therapy: Strategy for antitubercular treatment before and after liver transplantation [J]. Liver Transpl, 2010, 16(10): 1136-1146.

[10] Lee YT1, Hwang S, Lee SG, et al. Living-donor liver transplantation in patients with concurrent active tuberculosis at transplantation [J]. Int J Tuberc Lung Dis, 2010, 14(8): 1039-1044.

[11] Kumar N, Kedarisetty CK, Kumar S, et al. Antitubercular therapy in patients with cirrhosis: challenges and options [J]. World J Gastroenterol, 2014, 20(19): 5760-5772.

[12] Li X, Liu Y, Zhang E, et al. Liver Transplantation in Antituberculosis Drugs-Induced Fulminant Hepatic Failure: A Case Report and Review of the Literature [J] . Medicine (Baltimore), 2015, 94(49): e1665.

[13] Huh JY, Lee D, Ahn J, et al. Impact of emergency adult living donor liver transplantation on the survival of patients with antituberculosis therapy-induced acute liver failure [J] . Liver Transpl, 2017, 23(6): 845–846.

[14] Jung BH, Park JI, Lee SG. Urgent Living-Donor Liver Transplantation in a Patient With Concurrent Active Tuberculosis: A Case Report [J] . Transplant Proc, 2018, 50(3): 910–914.

[15] Martino RB, Abdala E, Villegas FC, et al. Liver transplantation for acute liver failure due to antitubercular drugs—a single-center experience [J] . Clinics (Sao Paulo), 2018, 73: e344.

[16] 于乐成,茅益民,陈成伟.药物性肝损伤诊治指南 [J] .实用肝脏病杂志,2017,20 (02)：257–274.

29

一个罕见基因位点突变所致的两次早发型妊娠期肝内胆汁淤积症

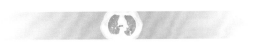

妊娠期肝内胆汁淤积症（intrahepatic cholestasis of pregnancy，ICP）是妊娠特异性肝脏疾病，患者多表现为妊娠期皮肤及巩膜黄染、瘙痒，肝功能异常（血胆汁酸升高）等。与母体相比较而言，ICP对胎儿的影响更大，可以引起胎儿早产、胎儿宫内窘迫，甚至死胎、死产等。ICP依据发病的孕周数，可分为早发型（孕28周以内）和晚发型（孕28周以上），其中早发者症状为重，肝功能指标异常更明显，且终止妊娠后肝功能异常及不适主诉维持时间更长。ICP有一定的遗传倾向，一些胆汁排泄相关蛋白编码基因的突变是本病发生的重要原因。本文对一例基因测序证实的由胆汁酸外排泵编码基因的一个罕见位点突变所导致的早发型ICP进行病例报道及文献汇总，针对ICP的发病机制、诊断与处理进行分析讨论。

病史摘要

入院病史

患者，女，30岁，2017年12月26日收入我科。

主诉

反复妊娠期肝功能异常3年余。

现病史

2014年4月，因孕3月（使用黄体酮2个月）常规体检时发现肝功能异常，谷丙转氨酶（GPT）1 094 U/L，谷草转氨酶（GOT）565 U/L，总胆红素（TBil）28.3 μmol/L，直接胆红素（DBil）12.7 μmol/L，总胆汁酸（TBA）14.4 μmol/L，碱性磷酸酶（ALP）82 U/L，γ-谷氨酰转移酶（GGT）27 U/L，不伴乏力、消化道症状，也无明显皮肤、巩膜黄染，考虑妊娠相关肝功能异常，经护肝降酶治疗6周后，GPT维持在60～70 U/L，但TBil升至270 μmol/L，TBA升至398.4 μmol/L，遂予行引产术终止妊娠。术后TBil一度降至250 μmol/L，然又进行性上升，至术后2周肝功能GPT 59.3 U/L，GOT 69.9 U/L，TBil 512.5 μmol/L，DBil 347.1 μmol/L，TBA 512.5 μmol/L，ALP 307.9 U/L，GGT 21.2 U/L。患者后于当地一家三级医院就诊，上腹部MRI增强提示肝脏明显增大，肝实质T2信号较均匀，稍增高；弥散信号增高，肝实质内未见确切占位病变，肝内外胆管较纤细，显示欠清，考虑炎性改变，不除外毛细胆管炎可能。腹部超声示胆囊偏小，胆囊壁固醇沉积。自身免疫性肝病（自免肝）相关抗体、TORCH系列、甲肝、戊肝等病毒标记物检测均为阴性、凝血功能正常，诊断考虑"亚急性黄疸型肝炎；毛细胆管炎"。予天晴甘美、熊去氧胆酸胶囊、腺苷蛋氨酸护肝降酶退黄等对症支持治疗3月余，患者肝功能恢复正常（图29-1）。2017年6月患者再次受孕（末次月经2017-06-13，2017年3～4月曾口服中药调理，具体用药不详），孕30$^+$天查肝功能正常，至孕52日（2017-08-09）患者自觉皮肤瘙痒，尿色黄染，肝功能示：GPT 780 U/L，GOT 421 U/L，TBil 30.8 μmol/L，DBil 17.9 μmol/L，TBA 173 μmol/L，ALP 111 U/L，GGT 53 U/L。腹部B超示未见肝内外胆管阻塞表现。患者再次住院，血常规、凝血功能、IgG4、T细胞亚群、巨细胞病毒、EB病毒、TORCH、抗中性粒细胞胞浆抗体、自免肝、免疫全套、甲肝、戊肝指标均阴性，血氨159 μmol/L，GPT 684 U/L，GOT 263 U/L，TBil 45.4 μmol/L，DBil 28.8 μmol/L，TBA 275.4 μmol/L，ALP 143 U/L，GGT 44 U/，铜蓝蛋白692.0 mg/L，甲状腺功能TSH 0.088 mU/L。考虑妊娠期肝损，予天晴甘美、多烯磷脂酰胆碱、熊去氧胆酸、腺苷蛋氨酸护肝降酶退黄等对症支持治疗1个月，患者黄疸仍有加重，复查肝功能示GPT 41 U/L，GOT 43 U/L，TBil 139.4 μmol/L，DBil 122.6 μmol/L，TBA 351.6 μmol/L，ALP 239 U/L，GGT 22 U/L。考虑妊娠相关免疫性肝损害：妊娠期胆汁淤积？有发生肝衰竭可能，于2017-09-04予行水囊引产术。术后继续予保肝、退黄等对症支持治疗，09-27上腹MR

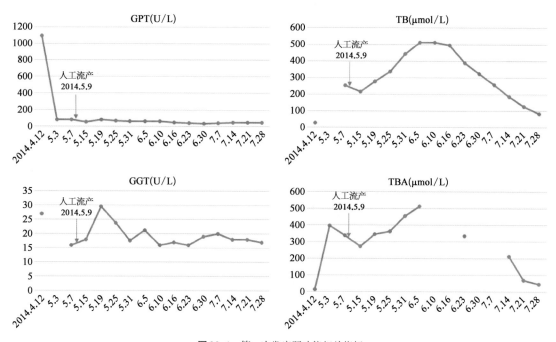

图29-1　第一次发病肝功能相关指标

增强示胆汁黏稠,胆囊含脂结石,胆总管扩张。复查肝功能示GPT 44 U/L,GOT 51 U/L,TBil 110.8 μmol/L,DBil 104.5 μmol/L,TBA 362.8 μmol/L,ALP 172 U/L,GGT 14 U/L。患者于 2017-10-09出院,出院诊断为"妊娠期胆汁瘀积性肝炎"。出院后患者继续口服丁二磺酸腺苷蛋氨酸(思美泰)1 g bid、熊去氧胆酸(优思弗)250 mg tid治疗,黄疸逐渐消退(图29-2)。现患者为进一步明确肝功能异常原因,入我院门诊就诊,拟"妊娠期肝损原因待查"收入我科。

患病以来患者精神可,胃纳可,睡眠可,大小便正常,无体重明显下降。

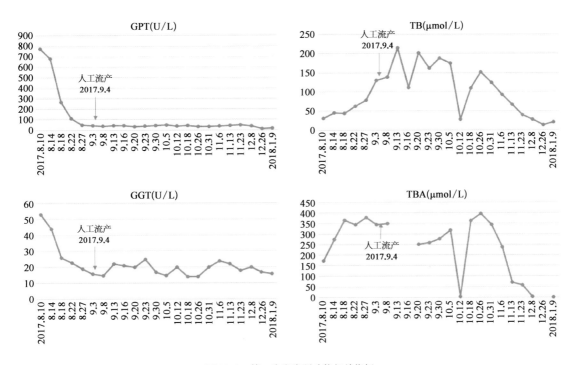

图29-2　第二次发病肝功能相关指标

既往史

否认肝脏疾病史。

个人史

否认饮酒史,否认肝脏疾病相关家族史。

入院查体

患者皮肤、巩膜无黄染,无皮肤瘀点、瘀斑。肝脾肋下未及,肝上界位于右锁骨中线第五肋间,无肝区叩击痛。

临床关键问题及处理

• **关键问题1** 患者为反复的妊娠期肝功能异常,应如何诊断与鉴别诊断

患者症状的出现及肝功能异常与妊娠关系密切,妊娠期起病,以胆汁酸升高为突出表现,伴

有 GPT、GOT 及胆红素的异常。胆汁酸为妊娠期进行性升高，终止妊娠后逐渐好转。患者多次查病毒、免疫、代谢、肿瘤等其他肝损病因均无阳性发现，考虑为妊娠特有肝脏疾病可能性大。

妊娠特有肝脏疾病包括 ICP、妊娠剧烈呕吐、子痫前期及子痫的肝脏累及，溶血、肝酶升高、低血小板（HELLP）综合征，急性妊娠期脂肪肝（AFLP）。

ICP 多发生于 2/3 期，也可见 1 期患者。表现为皮肤瘙痒和血清总胆汁酸的升高，在分娩后 1～2 天瘙痒可缓解，4～6 周后肝功能指标可恢复正常。由于胆汁酸分泌减少，可存在脂肪吸收障碍，也可影响脂溶性维生素的吸收。实验室检查中，最重要的是血 TBA > 10 μmol/L 是 ICP 的诊断标准，40 μmol/L 以上反映疾病比较严重；胆汁酸的升高有时可以是 ICP 患者肝功能指标中唯一异常的项目。可见转氨酶升高，严重者可达 1 000 U/L。胆红素的升高比较少见。ICP 需要与下列疾病相鉴别。

• 妊娠剧烈呕吐：多发生于孕早期，与 hCG 的升高有关，且出现肝脏累及时多症状较重，伴有脱水、低血容量等其他表现，肝功能异常多为轻度，多表现为转氨酶的升高，黄疸和肝脏合成功能异常比较少见。

• 子痫前期及子痫：为妊娠期高血压的较严重并发症，患者可出现蛋白尿及其他器官累及，肝脏累及并不是典型改变，多出现肝肿大和肝细胞损伤，表现为不典型的上腹或右上象限腹痛。当引起肝细胞损伤时刻出现肝功能异常，有时会有严重的转氨酶升高。较严重的并发症有 Glisson 鞘下血肿和肝破裂。

• HELLP 综合征：定义为溶血性贫血＋肝酶升高＋血小板减少，是妊娠期高血压的严重并发症之一。其发病孕周多数在 28～36 周，少数患者在分娩后起病。临床表现为上腹或右上腹疼痛、恶心、呕吐、神萎、头痛、水肿、体重增加，这些表现不典型，需与妊娠期高血压引起的其他并发症鉴别。实验室检查可以发现溶血性贫血、肝功能异常和血小板减少，其中肝功能异常多表现为肝酶、胆红素和乳酸脱氢酶升高，多在妊娠后 48 小时左右恢复正常。当肝功能明显异常，GPT 高于 1 000 U/L，或者出现上腹痛放射至右肩部时，需要进一步行相关影像学检查以明确是否存在肝脏的并发症。发生右上腹疼痛及发热时，需要考虑肝脏梗死，而当出现上腹部肿胀和休克表现时，提示有肝脏破裂。

• 妊娠期急性脂肪肝（AFLP）：是一种罕见的、危及生命的疾病，病理主要为肝脏内微血管的脂肪渗透引起肝衰竭。发病中位孕周为 36 周，危险因素包括多胎妊娠和低体重指数。其临床表现不典型，多数为恶心、呕吐、上腹部疼痛。半数左右的病例会伴随有子痫前期。典型的实验室检查变化包括转氨酶的急剧上升和高胆红素血症。肝衰竭期可表现为肝性脑病、凝血功能异常以及低血糖。肾衰竭和胰腺炎也是比较常见的并发症。

该患者出现伴随妊娠的皮肤瘙痒、尿色黄染，肝功能异常以胆汁酸为主，伴有胆红素的升高及转氨酶的一过性升高，肝功能异常在终止妊娠后逐渐恢复。无明显恶心、呕吐、高血压、糖尿病等妊娠伴发疾病，综合考虑 ICP 可能性大。

• 关键问题 2　针对患者目前病情，该如何进一步检查

从临床特点来看，该患者为伴随妊娠出现的肝功能异常，以胆汁酸水平升高为突出表现，

伴有胆红素、ALP和GGT升高及GPT和GOT的一过性升高，首要考虑淤胆性疾病，尤其是ICP需要明确，当然其他妊娠期女性自身免疫性病因也不能完全排除。

为此，我们在患者入院后做了常规肝功能、自身免疫、甲状腺功能、凝血功能等均无异常的情况下，对患者施行了肝穿刺病理检查：肝穿刺标本显示小叶结构完好，小叶内散在点灶状坏死，肝细胞内轻度胆汁淤积，门管区轻微炎症，病理诊断轻度黄疸型肝炎，提示患者此阶段肝内病变不严重，是良性病理表现，基本可以排除自身免疫性或药物性肝损伤，考虑ICP的可能更大。

为此，我们针对ICP进一步诊查，从患者血液标本检测相关遗传基因结果发现基因变异：*ABCB*11 2q24 *NM*_003742.2 *Exon*24 c.3149G > A p.（Arg1050His）p.（R1050H）（图29-3）

基因	染色体位置	基因突变信息	合子类型
ABCB11	chr2:234669144	NM_003742.2:exon24:c.3149G>A(p.R1050C)	Het

检测到受检者携带ABCB11基因一个临床意义未明的杂合变异，需结合临床情况综合判断。

ABCB11基因如发生致病突变可引起进行性家族性肝内胆汁淤积症。

该变异为错义突变，预计会使所编码蛋白质的第1050位氨基酸残基由Arg突变为His。

该变异未见文献报道，但有文献报道p.Arg1050Cys为致病性突变；ESP6500siv2_ALL、千人基因组（1000g2015aug_ALL）及dbSNP147数据库均未见收录；生物信息学软件预测有致病可能性，但软件预测结果仅供参考，需综合考虑。

图29-3 患者发生与胆汁淤积相关的基因突变

• 关键问题3 ICP相关的突变基因以及发病诱因有哪些

ICP与诸多胆汁酸转运蛋白的表达基因突变有关。现已明确有*ABCB*4、*ABCB*11、*ATP*8*B*1、*NR*1*H*4、*ABCC*2等基因的突变与ICP相关，它们分别编码MDR3（Multidrug-Resistance protein3）、BSEP（Bile Salt Export Protein）、FIC1（familial intrahepatic cholestasis 1）protein、FXR（Farnesoid-X Receptor）、MRP2（Multidrug-Resistance Protein2）。

ABCB11在人体中编码胆汁酸转运泵（bile acid export pump, Bsep），而该蛋白表达在肝细胞胆管侧的胞膜上，将胆汁酸从肝细胞内泵入胆管。所以，*ABCB*11突变有可能引起Bsep功能异常，从而影响胆汁酸的排泄。

查阅文献，*ABCB*11的3148位碱基改变（c.3148C > T）引起1050位氨基酸残基上的错义突变（p.Arg1050Cys）为致病突变，可引起家族复发性肝内胆汁淤积症与ICP。而该患者测得的c.3149G > A p.（Arg1050His）目前尚无文献报道，然而在生物信息学软件预测中存在致病性，考虑与患者的起病相关。

目前明确，ICP与孕期雌孕激素升高有一定关系，妊娠期服用雌孕激素类药物也会增加该病的发病率。患者第一次妊娠期间曾服用黄体酮治疗2个月，考虑不排除与起病有一定关系。另外，一些肝损伤药物也有增加该病发生风险的可能，而该患者在第二次妊娠之前2～3个月曾经服用中药调理，也不能排除与该病的关系。

- 关键问题4 该患者能否再次妊娠

目前认为，ICP对于母体危害较小，在良好控制胆汁酸等指标的情况下，母体较少发生肝衰竭、肝硬化等不良事件。然而该病对于胎儿的影响则比较严重，有引起早产、胎儿宫内窘迫甚至胎死宫内的可能性，甚至发生无任何先兆的胎儿宫内死亡。而这些不良事件发生的风险是与疾病的严重程度，尤其是胆汁酸的水平是明显相关的。所以，妊娠期药物治疗的首要目标是降低胆汁酸。临床中治疗ICP的一线药物为熊去氧胆酸，此外S-腺苷蛋氨酸、糖皮质激素以及苯巴比妥等也都有一定的效果。也有报道表明利福平在重症ICP患者中可以用作替代治疗。

对于轻症患者，推荐在疾病控制良好的情况下治疗。而对于重症患者，依据《ICP诊疗指南（2015）》的建议，在严密监测母胎状态的前提下，34～37周终止妊娠，但是这一推荐目前还缺乏大样本的临床研究证实。也有一些病例报道早期重症肝内胆汁淤积症患者，存在药物无法纠正的严重TBA升高以及早中期胎儿不良事件的发生（如自发性流产）。

目前患者已经经历了两次妊娠，每次妊娠中血清胆汁酸的水平都在妊娠早、中期升高到400～500 μmol/L以上，且熊去氧胆酸、腺苷蛋氨酸等药物治疗无法使胆汁酸水平在妊娠期间好转，这严重提示胎儿预后不良，所以当地医院采取了早期终止妊娠的措施，在防止不可控的胎儿不良事件发生的同时，主要是避免母体向重症进展。由于患者这两次伴随妊娠而来的肝内胆汁淤积，非终止妊娠不能控制，考虑再次妊娠时依然有很高的概率发生重症肝内胆汁淤积，所以不建议患者再次妊娠。

背景知识介绍

ICP是一种妊娠特异性的肝脏疾病。在全球，其发生率在1%～14%，不同地区、人种之间存在差异，以南美洲为好发。

目前比较明确的是妊娠期雌孕激素水平的变化与ICP的发生关系密切。胆汁酸的排泄依赖于多个定位于肝细胞胆管侧细胞膜上的酶（Bsep、MRP2、MDR3、FIC-1 protein等）的作用，当胆汁酸进入肝细胞后，首先与法尼醇X受体（Farnesoid X receptor, FXR）结合，促进这些酶的表达，这些酶可以促进胆汁酸排泄。而妊娠期间，升高的雌孕激素可以直接与FXR结合，抑制这种传导通路，从而抑制胆汁酸的排泄作用，从而引起胆汁淤积。妊娠期间，随着孕周数的增加，雌孕激素的水平逐渐上升，胆汁酸的排泄逐渐被抑制，因此ICP的发病主要是在孕晚期。此外，有研究表明，妊娠期服用雌孕激素，有增加ICP发生率的风险，这也从侧面印证了雌孕激素的水平与ICP发病之间的关系。

ICP在不同地区与人种之间的差异，提示了它的遗传易感性。事实上目前已经发现了多个基因的变异与ICP有关(图29-4)。与ICP相关的基因有*ABCB*4(编码MDR3)，*ATB*8B1(编码FIC1)，*ABCB*11(编码BSEP)，*NR*1H4(编码FXR)，*ABCC*2(编码MRP2)。这些基因的突变会影响对应的酶的表达或引起功能异常，从而影响胆汁排泄。

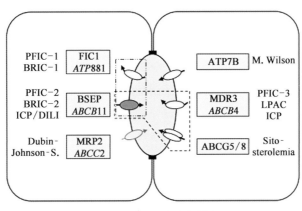

图29-4　与ICP相关的基因

此外，妊娠前或妊娠期服用可能引起肝脏损伤的药物、既往ICP疾病史、其他淤胆性疾病史或家族史，都是ICP发生的高危因素。

ICP多发生于妊娠晚期，也可发生于孕中期，也偶有孕早期发生的病例。其临床表现为母体的瘙痒，多以足底、手心瘙痒为首发表现，可伴或不伴皮肤、巩膜黄染以及乏力纳差等不适。实验室检查可见肝功能异常，主要是胆汁酸的升高($> 10\ \mu mol/L$)，伴或不伴胆红素的上升，以直接胆红素为主。转氨酶可有一过性的上升。这些淤胆性的临床表现，在妊娠停止后大多可在24 ~ 48小时后缓解，少数在48小时之后，也有一些重症患者在妊娠终止数周甚至数月后方能获得好转。

ICP对于母体影响较小，目前尚无孕妇由于ICP而发生重症肝炎、肝硬化与肝衰竭的报道，然而有研究表明发生ICP的患者，其肝胆系统的肿瘤、自身免疫相关疾病以及心血管疾病的发生率会有所上升。然而ICP对于胎儿的影响比较大，由于胆汁酸盐在胎盘等的沉积，胎儿可以发生宫内窘迫、早产、流产或胎死宫内等不良事件，而且这些不良事件的发生可以没有任何的先兆，目前也尚无预测胎儿不良事件的有效方法。胎儿不良事件的发生，与母体的胆汁酸水平是由密切的相关性性的。有研究表明，当母体胆汁酸水平每升高1 $\mu mol/L$，胎儿的总体不良事件发生率可以升高1% ~ 2%。此外，母体胆汁酸水平在20 $\mu mol/L$以上时，羊水粪染的发生率就会上升；而当胆汁酸水平超过40 $\mu mol/L$，胎窘、胎死宫内、早产的风险就会上升。因此，以胆汁酸水平40 $\mu mol/L$为界，将ICP分为轻型与重型，在临床决策中有重要的意义。

ICP的诊断主要依据患者临床表现、实验室检查，尚需要排除可能引起肝功能异常的其他原因，如病毒性肝炎、自身免疫性肝病、胆道梗阻等。

由于ICP可能会引起严重的胎儿不良事件的发生，所以需积极治疗。ICP治疗目的是改善瘙痒，降低胆汁酸水平，改善肝功能；延长孕周，改善妊娠结局。

熊去氧胆酸可以通过FXR途径，调控ABCB11的转录，增加Bsep蛋白的表达，从而促进胆汁酸排泄，改善临床症状，在几种药物中疗效最为确切，但是目前尚缺乏大样本的临床试验资料。S-腺苷蛋氨酸（SAMe）的应用并没有良好的循证医学证据支持，但国内的一些Meta分析显示可以改善某些妊娠结局，如降低剖宫产率、延长孕周等，建议二线或联合用药。苯巴比妥可以促进肝内消除胆红素，以及促进胆汁酸排出，并且其镇静作用可缓解瘙痒；但苯巴比妥存在引起新生儿呼吸抑制的作用，故目前其临床应用存在争议。

轻症的ICP患者，可以考虑在胆汁酸水平下降理想的状态下，期待治疗至38～39周终止妊娠或等待自然分娩。重症的ICP患者，由于胆汁酸对胎儿可能有较大的不良影响，所以推荐在孕34～37周终止妊娠。在考虑终止妊娠前1周左右，可以考虑应用糖皮质激素，在促进胎肺成熟的同时，还可以减轻肝脏炎症反应，以及缓解孕妇的瘙痒不适。无论轻症或重症患者，均强调定期复查肝功能，尤其血清总胆汁酸水平。而对于重症ICP患者，应密切关注胎儿情况，监测胎动、胎心率等，以便对突然发生的胎儿不良事件做出及时的处理。

点 评

ICP发病率不高，但因可致死胎死产以及对孕妇产生不同程度的肝功能损害，需要引起大家的重视。由于ICP是妊娠相关的肝内胆汁淤积症，多在妊娠期发生，诊断不难，但也应区分妊娠期其他表现为胆汁淤积的肝病，如药物性、代谢性、自身免疫性以及感染性疾病所致的肝损表现，要细致鉴别。诊断时，在肝穿刺病理学排除其他病因的基础上，进行ICP相关的基因突变检测是有效的方法。对于ICP的治疗，是否必须终止妊娠需要全面评估ICP的程度和进展性来综合判断。

（崔　岸　陈明泉）

参·考·文·献

[1] HILLMAN S C, STOKES-LAMPARD H, KILBY M D. Intrahepatic cholestasis of pregnancy [J]. BMJ, 2016: i1236.

[2] ANZIVINO C, ODOARDI M R, MESCHIARI E, et al. ABCB4 and ABCB11 mutations in intrahepatic cholestasis of pregnancy in an Italian population [J]. Digestive and Liver Disease, 2013, 45(3): 226–232.

[3] GEENES V, CHAPPELL L C, SEED P T, et al. Association of severe intrahepatic cholestasis of pregnancy with adverse pregnancy outcomes: a prospective population-based case-control study [J]. Hepatology, 2014, 59(4): 1482–1491.

[4] van MIL S W C, van der WOERD W L, van der BRUGGE G, et al. Benign recurrent intrahepatic cholestasis type 2 is caused by mutations in ABCB11 [J]. Gastroenterology, 2004, 127(2): 379–384.

[5] DIXON P H, van MIL S W C, CHAMBERS J, et al. Contribution of variant alleles of ABCB11 to susceptibility to intrahepatic cholestasis of pregnancy [J]. Gut, 2009, 58(4): 537–544.

[6] EASL Clinical Practice Guidelines: Management of cholestatic liver diseases [J]. Journal of Hepatology, 2009, 51(2): 237–267.

[7] CHEN Y, VASILENKO A, SONG X, et al. Estrogen and Estrogen Receptor- α -Mediated Transrepression of Bile Salt Export Pump [J] . Molecular Endocrinology, 2015, 29(4): 613−626.

[8] KAWAKITA T, PARIKH L I, RAMSEY P S, et al. Predictors of adverse neonatal outcomes in intrahepatic cholestasis of pregnancy [J] . American Journal of Obstetrics and Gynecology, 2015, 213(4): 570−571.

[9] WIKSTROM S E, STEPHANSSON O, THURESSON M, et al. Intrahepatic cholestasis of pregnancy and cancer, immune-mediated and cardiovascular diseases: A population-based cohort study [J] . J Hepatol, 2015, 63(2): 456−461.

[10] BROUWERS L, KOSTER M P H, PAGE-CHRISTIAENS G C M L, et al. Intrahepatic cholestasis of pregnancy: maternal and fetal outcomes associated with elevated bile acid levels [J] . American Journal of Obstetrics and Gynecology, 2015, 212(1): 100−101.

[11] GLANTZ A, MARSCHALL H, MATTSSON L K. Intrahepatic cholestasis of pregnancy: Relationships between bile acid levels and fetal complication rates [J] . Hepatology, 2004, 40(2): 467−474.

[12] ABU-HAYYEH S, WILLIAMSON C. Progesterone Metabolites as Farnesoid X Receptor Inhibitors [J] . Digestive Diseases, 2015, 33(3): 300−306.

[13] KUBITZ R, DRÖGE C, STINDT J, et al. The bile salt export pump (BSEP) in health and disease [J] . Clinics and Research in Hepatology and Gastroenterology, 2012, 36(6): 536−553.

[14] 贺晶, 杨慧霞, 段涛, 等.ICP诊疗指南 (2015) [J] .临床肝胆病杂志, 2015, 31 (10)：1575−1578.

[15] 王晓敏, 贺晶.早发型ICP诊治的研究进展 [J] .中华妇产科杂志, 2017, 52 (1)：64−67.

30

青少年失代偿性肝硬化，经基因检测证实为进行性家族性肝内胆汁淤积症 3 型

题 记

进行性家族性肝内胆汁淤积症为临床少见的肝硬化、胆汁淤积待查原因之一。本病例为 1 例罕见的进行性家族性肝内胆汁淤积症 3 型患者，该病例的诊断经病理及基因测序证实，希望能给临床医生提供肝硬化、胆汁淤积症的诊疗思路，并掌握该病的相关知识。

病史摘要

入院病史

患者，男性，15 岁，江西人，2018 年 10 月 25 日收入我科。

主诉

尿黄伴右上腹痛 1 月余。

现病史

患者 1 月余前出现小便呈浓茶水样改变，未予重视，后安静时无明显诱因突发右上腹痛持续约半小时，无呕吐、腹泻及后背部疼痛。于当地某医院 B 超提示肝硬化，予服用中药汤剂 4 剂，及护肝、降酶后，复查肝功能无好转。遂于 20 天前转至当地上级医院，以"肝硬化，胆汁淤积性肝炎？"入院，肝功能明显异常，谷丙转氨酶 65 U/L，谷草转氨酶 82 U/L，总胆红素 114 μmol/L，直接胆红素 75.3 μmol/L，白蛋白 37.1 g/L，碱性磷酸酶 383 U/L；MRCP 提示肝硬化、脾大并再生结节形成；铜蓝蛋白正常，乙肝病毒荧光定量及自身免疫性肝病指标阴性；给予复方甘草酸甘降酶、熊去氧胆酸胶囊退黄等对症支持治疗。患者肝功能及症状无明显好转。为进一步诊治，门诊以"肝硬化，胆汁淤积待查"收入我科。

既往史

否认肝炎、结核病史；否认外伤手术输血史；否认药物过敏史。

否认药物及营养保健品服用史；否认化学性物质、放射性物质、毒性物质接触史；否认饮

酒史。

家族史

外祖父母为表兄妹近亲结婚，有一弟弟，年龄 3 岁，目前尚无发病。否认家族遗传病史。否认家族肿瘤史。

入院查体

体温 36.5℃，脉搏 78 次 / 分，呼吸 20 次 / 分，血压 115/82 mmHg 身高 165 cm，体重 55 kg。神志清楚，精神可，全身皮肤、黏膜中度黄染，巩膜中度黄染，未见皮疹或出血点，未见肝掌、蜘蛛痣。心肺无异常。腹平软，肝肋缘下未触及，脾肋下 1 指。双下肢无水肿。

入院后实验室检查和辅助检查

- 血常规：白细胞 3.1×10^9/L（↓），血红蛋白 111 g/L（↓），中性粒细胞 58.1%，血小板计数 66×10^9/L（↓）。
- 尿常规：胆红素（+），余阴性。
- 肝肾功能：谷丙转氨酶 108 U/L（↑），谷草转氨酶 146 U/L（↑），总胆红素 243.7 μmol/L（↑），直接胆红素 185.7 μmol/L（↑），碱性磷酸酶 395 U/L（↑），γ-谷氨酰转移酶 208 U/L（↑），白蛋白 41 g/L，球蛋白 34 g/L，乳酸脱氢酶 227 U/L（↑），肌酐 46 μmol/L。
- 铁铜代谢：未饱和转铁蛋白铁结合力 1.3 μmol/L（↓），转铁蛋白 1.62 g/L（↓），总铁结合力 40.5 μmol/L（↓），血清铁 39.2 μmol/L（↑），铁饱和度 97%（↑），铁蛋白 242.7 ng/mL，铜蓝蛋白 0.2 g/L。
- 肿瘤标志物：鳞癌相关抗原 1.6 ng/ml（↑），细胞角蛋白 19 片段 4.92 ng/ml（↑），甲胎蛋白 12.75 μg/L（↑），糖类抗原 19-9 76.53 U/ml（↑），糖类抗原 72-4 10.71 U/ml（↑）。
- 免疫球蛋白：血免疫球蛋白 A 4.34 g/L（↑），血免疫球蛋白 E 374.4 ng/ml（↑），血免疫球蛋白 G 15.7 g/L，血免疫球蛋白 M 1.77 g/L，免疫球蛋白 G4 2.95 g/L（↑）。
- 乙肝表面抗原、丙丁戊肝抗体、病毒核酸（HCV、EBV、CMV）均阴性。
- 血尿免疫固定电泳、自身免疫性抗体均阴性。
- 甲状腺功能、凝血功能、脂代谢均正常。
- 腹部+浅表淋巴结超声：肝硬化伴结节，脾大。胆囊壁增厚。少量腹水。胰腺、双肾：未见明显异常。门静脉、脾静脉增粗，血流充盈。后腹膜及双侧颈部、锁骨上、腹股沟、腋窝未见明显异常肿大淋巴结。
- 心脏超声：静息状态下经胸超声心动图未见明显异常功能诊断：左心收缩功能正常左心舒张功能正常。
- 门静脉 CTV 增强扫描：门脉及分支血管增粗，提示门脉高压，请结合临床。
- 肝脏 MR：肝右叶多发退变结节；肝硬化，脾大，门脉高压。
- MRCP：未见明显异常，随访。附见肝硬化，脾大。

临床关键问题及处理

- **关键问题** 患者应进一步做什么检查以明确诊断

该患者为青少年男性，因"尿黄、腹痛"起病，检查发现肝硬化，胆汁淤积性肝损伤。鉴别诊断如下：

（1）阻塞性胆汁淤积：包括胆结石、胆道及周围恶性肿瘤（如胰腺癌、胆管腺癌等）、总胆管狭窄等，入院后影像学检查不支持该诊断。

（2）胆管病变

- 原发性胆汁性胆管炎：入院后抗线粒体抗体（AMA）阴性，暂不考虑。
- 原发性硬化性胆管炎：入院后查MRCP未见胆管异常，必要时肝活检明确。
- 胆管消失综合征：服用某些药物如布洛芬、氯丙嗪等可导致，患者病史中无该类药物服用史，必要时需肝活检明确。

（3）非阻塞性胆汁淤积

- 感染：如病毒性肝炎、脓毒血症等，该患者病程中暂无依据。
- 接触毒性物质：如药物、酒精或全肠外营养等，可结合病史判断。
- 副瘤综合征：如霍奇金淋巴瘤等。

（4）遗传代谢性疾病：包括Wilson病，家族性胆汁淤积综合征，患者铜蓝蛋白正常，进一步诊断需肝活检及基因检测明确诊断。

（5）浸润性疾病：包括淀粉样变、转移性肿瘤等，需要肝活检进一步明确。

（6）先天性非溶血性胆红素代谢缺陷：如Gilbert综合征、Dubin-Johnson综合征等，仍需要肝活检及基因检测明确。

经过上述分析，下一步需进行肝穿刺活检及基因检测检查。

诊疗经过

患者入院后应用联合熊去氧胆酸胶囊、丁二磺酸腺苷蛋氨酸针剂、还原型谷胱甘肽、复方甘草酸苷等药物综合治疗，并行肝穿刺肝脏病理检查。

入院6天后返回肝脏病理检查结果：小叶结构凌乱，小叶内散在点灶状坏死，可见肝细胞小泡状脂肪变性，肝细胞胆汁淤积明显，汇管区中度慢性炎症伴界面肝炎，见嗜酸性粒细胞浸润，MASSON和网染显示纤维增生伴纤维间隔形成，病理诊断为胆汁淤积性慢性肝炎（CH-G3S3，IshakF4），请临床除外DILI后，检查ABCB基因，以除外进行性家族性/复发性肝内胆汁淤积。

送检基因测序，并同时给予脂溶性维生素、利福平0.15 g po qd、消胆胺治疗。经20天的入院治疗后，患者总胆红素水平较前下降（表30-1），治疗过程中血常规和凝血功能变化见表30-2。最后一次复查肝功能：谷丙转氨酶63 U/L，谷草转氨酶79 U/L，总胆红素197.9 μmol/L，直接胆红素168.8 μmol/L，碱性磷酸酶229 U/L，γ-谷氨酰转移酶121 U/L，白蛋白33 g/L，球蛋白28 g/L。患者家属要求回当地治疗，给予带药出院。

表 30-1　患者肝功能变化

日 期	TBil（μmol/L）	DBil（μmol/L）	GPT（U/L）	GOT（U/L）	ALP（U/L）	GGT（U/L）
2018-10-25	243.7	185.7	108	146	395	208
2018-10-29	208.8	172.4	72	94	313	183
2018-11-01	167.8	146	79	90	274	175
2018-11-05	192.1	163.8	81	105	268	154
2018-11-08	215	183.8	80	102	256	142
2018-11-12	197.9	168.8	63	79	229	121

表 30-2　患者血常规和凝血功能变化

日 期	WBC（10^9/L）	NEUT（%）	Hb（g/L）	PLT（10^9/L）	PT（s）	APTT（s）	FIB（g/L）	INR
2018-10-25	3.1	58.1	111	66	13.8	32	2	1.22
2018-10-29	4.16	56.8	114	74	13.6	32	1.7	1.2
2018-11-01	4.97	61.3	116	80	13.3	30.5	1.7	1.17
2018-11-5	4.51	56.6	114	69	14.2	34.3	2.1	1.26
2018-11-8	4.4	56.1	112	71	13.6	33.6	2.3	1.2
2018-11-12	4.18	58.1	111	69	14	33.4	2.2	1.24

出院 2 个月后，回报基因测序结果（图 30-1）显示 ABCB4 基因的两个杂合变异。结合患者临床表现、辅助检查及基因检测结果，进一步确诊患者为"肝硬化，进行性家族性肝内胆汁淤积症 3 型"。

2019 年 2 月患者再次因"重症肝炎：黄疸、凝血功能异常"入住当地医院，因经济条件患者未进行肝移植治疗，采用内科保守治疗，2019 年 4 月随访时患者家属诉患者已去世。

基因	染色体位置	基因突变信息	合子类型	遗传模式	ExAC Het/Hom	HGMD 分类	变异来源
ABCB4	chr7: 87032525	NM_000443:exon27: c.3559C>T(p.R1187X)	Het	AD/AR	0|0	DM	NA
ABCB4	chr7: 87072720	NM_000443:exon12: c.1271C>T(p.T424M)	Het	AD/AR	3|0	.	NA

在本例患儿的测序数据中，检测到 ABCB4 基因的上述两个杂合变异。ABCB4 基因的致病变异会导致进行性肝内胆汁淤积症3型（Cholestasis, progressive familial intrahepatic 3, PFIC3）[MIM:602347]、妊娠期肝内胆汁淤积症3型（Cholestasis, intrahepatic, of pregnancy, 3）[MIM:614972]和胆囊疾病1型（Gallbladder disease 1）[MIM:600803]。PFIC3是一种常染色体隐性遗传的婴儿和儿童胆汁淤积性肝病，主要特征为胆汁淤积，可发展为肝纤维化，肝硬化等。该病主要表现为肝内胆汁淤积、黄疸、肝肿大、肝硬化、脾大、皮肤瘙痒、腹泻、脂肪和脂溶性维生素吸收不良。活检表现为汇管区非特异性炎症、纤维化和（或）胆管异常增生等。实验室检查以高水平的血清γ-GGT和胆汁酸以及肝功能异常为特征。

本例患儿的临床表现与上述疾病较为符合，建议完善父母该基因相应区域/序列的 Sanger 测序验证，以明确变异来源。请结合临床，门诊随访。

图 30-1　患者基因检测结果

背景知识介绍

进行性家族性肝内胆汁淤积症（progressive familial intrahepatic cholestasis，PFIC）是以严重肝内胆汁淤积为特征的常染色体隐性遗传病，是一种十分罕见胆汁淤积性肝病，发病率为1/50 000 ～ 1/100 000。PFIC的诊断除了考虑胆汁淤积性肝病的诊断标准，即2015年中华医学会《胆汁淤积性肝病诊断和治疗共识》建议的"碱性磷酸酶超过正常上限1.5倍，且γ-谷氨酰转移酶超过正常上限3倍"，也应在排除新生儿肝炎、胆道闭锁、硬化性胆管炎等常见儿童期胆汁淤积性疾病后，结合基因分型、临床表现、家族史等确诊。

从基因分型上来看，最新的研究表明PFIC分型已增至6种，PFIC-1型为编码FIC1的ATP8B1基因突变，PFIC-2型由编码BSEP的基因ABCB11突变引起，PFIC-3型为编码MDR3的ABCB4基因突变，PFIC-4型为编码ZO-2的TJP2基因突变，PFIC-5型为编码FXR的NR1H4基因突变，另外还发现了编码MYO5B的MyosinVB突变的PFIC，但其尚未被归为6型。各型PFIC对比见表30-3。其中导致PFIC-3的突变基因ABCB4位于常染色体7q21区域，该基因编码的MDR3糖蛋白是位于肝细胞毛细胆管膜上的磷脂转运器。正常状态下，通过MDR3转运的磷脂与胆盐结合，保护胆系上皮免受胆盐损害。ABCB4突变时，MDR3减少，胆汁中磷脂水平的下降，游离的胆盐导致胆系上皮损害，逐渐进展到胆汁淤积、胆管增生，直至肝硬化及肝衰竭。

从临床表现上来说，PFIC的典型临床特征为肝内胆汁淤积，具体表现为进行性加重的黄疸、高胆红素血症、瘙痒及发育不良，可继发脂溶性维生素缺乏症、肝肿瘤等。而PFIC-3型与其他两型不同之处在于症状出现较晚，有显著的GGT水平升高，组织学检查表现可表现为门脉炎症、纤维化及弥漫性胆管增生。

目前PFIC治疗主要包括药物治疗，手术治疗（部分胆汁外分流术、部分胆汁内分流术），肝移植（肝移植、肝细胞移植）及基因治疗等。药物治疗方面普遍推荐熊去氧胆酸（UDCA）以改善肝功能指标，利福平可缓解瘙痒，对于儿童患者补充脂溶性维生素。其中，UDCA对于PFIC的治疗作用相对确切，能促进胆汁排出，从而缓解胆汁蓄积对肝细胞的损伤，而Jacquemin等采用UDCA 20 ～ 30 mg/（kg·d），治疗PFIC患者后谷丙转氨酶、γ-谷氨酰转移酶水平显著降低。部分胆汁分流术对PFIC-1及PFIC-2患者的临床及生化指标改善已得到证实。肝移植曾在20世纪80年代被视为唯一可能治愈该病的治疗手段，而现今成为终末期患者的推荐治疗方法。但对PFIC-1患者，移植后肝外多器官损伤无法得到改善，而PFIC-2患者移植后由于同种异体免疫反应可能导致复发。在肝移植器官短缺的条件下，肝细胞移植应运而生，其疗效在PFIC-3、PFIC-2等小鼠模型中得到证实，在患者中的作用有待进一步研究。基因治疗方面，研究表明小鼠中腺病毒介导水通道蛋白-1基因表达能调节BSEP活动性，进而改善雌激素相关的胆汁淤积，但其在PFIC中的作用并未得到证实。

在2014年版《翁心华疑难感染病和发热病例精选与临床思维》一书中《罕见的进行性家族性肝内胆汁淤积》分享了一例同样罕见的PFIC-2病，读者可参阅。与本次PFIC-3病例对比见表30-4。

表30-3　各型PFIC的比较

参数	PFIC 1	PFIC 2	PFIC 3	PFIC 4	PFIC 5	PFIC（未归6型）
染色体	18q21-22	2q24	7q21	9q21.11	12q23.1	18q21.1
缺陷基因	*ATP8B1*	*ABCB*11	*ABCB4*	*TJP2*	*nR1H4*	*MyosinVB*
蛋白质	FIC1	BSEP	MDR3	ZO-2	FXR	MYO5B
临床表现	早期起病，严重黄疸+瘙痒，生长延缓，胆汁性腹泻	早期起病，严重黄疸+瘙痒	成年起病，可以是药物诱发；肝肿大，生长延缓，肝细胞肝癌风险	早期严重起病，儿童期即进展至肝衰竭，肝细胞肝癌风险	新生儿起病，快速进展至终末期肝病，维生素K依赖性合并凝血病	<2岁时起病，伴或不伴微绒毛包涵体病，黄疸+瘙痒，肝肿大
实验室检查						
BA	高	非常高	高	高	高	高
GGT	低或正常	低或正常	高	正常或轻度升高	正常	正常
GPT/GOT	轻度升高	中度升高	轻度升高	升高	中度升高	轻度或中度升高
AFP	正常	高	正常	高	高	正常
病理表现	轻度胆汁淤积，轻度小叶纤维化及炎症	小胆管胆汁淤积，小叶/门脉纤维化及炎症	MDR3表达减少，门脉炎症及纤维化，胆汁淤积，小管增生	小叶中心胆汁淤积；连接蛋白异位	胆汁淤积，BSEP表达缺失	胆汁淤积，巨细胞炎症，BSEP及MDR3组织表达，MYO5B及RAB11A小管染色

PFIC-3与PFIC-2除了缺陷基因不同以外，疾病各项表现也有明显差异。PFIC-2的*ABCB*11基因突变影响了位于肝细胞胆管膜侧表达的BSEP蛋白，使其本身发挥的辅助胆盐排泄入毛细胆管内的功能受限，造成胆汁酸堆积及肝细胞损伤。相较而言，PFIC-3则表现为胆系上皮受游离胆盐的损害而形成的胆汁淤积与胆管增生，其最大特点是可见的胆道阻塞征象。所以PFIC-3 GGT显著升高，病例中高达208 U/L，而PFIC-2的γ-谷氨酰转移酶往往是正常值，病例中为30 U/L。另外，PFIC-3的黄疸症状常见于出生后1个月至20岁，PFIC-2则见于出生后至出生后6个月，但在2014年病例中PFIC-2患者却在51岁时发现黄疸症状，较为罕见。此外，PFIC-2患者肝组织结构紊乱更严重，炎症程度高，而PFIC-3患者往往表现为门脉区纤维化和胆管增生，混合性炎症浸润。

两位患者均选择了内科保守治疗方法，采用以熊去氧胆酸为主导的保肝降酶退黄支持治疗，但却均在出院后短期的随访中死亡。可见对于PFIC这类进展快，预后差的疾病，内外科协同治疗更为迫切。

表30-4　PFIC-2与PFIC-3病例对比

	PFIC-2病例	PFIC-3病例
性别	男	男
发病年龄	51岁	15岁
主诉	黄疸伴皮肤瘙痒3月余	尿黄伴右上腹痛1月余
实验室检查（入我院后首次检查）		
总胆红素（μmol/L）	513.6	243.7
直接胆红素（μmol/L）	428.3	185.7
谷丙转氨酶（U/L）	36	108
谷草转氨酶（U/L）	25	146
γ-谷氨酰转移酶（U/L）	30	208
肝脏病理学检查	肝细胞和毛细胆管内胆汁淤积，见扩张的毛细胆管伴微绒毛的长度缩短和数量减少，毛细胆管内有颗粒状胆汁	肝细胞小泡状脂肪变性，肝细胞胆汁淤积明显，汇管区中度慢性炎症伴界面肝炎，见嗜酸性粒细胞浸润，Masson和网染显示纤维增生伴纤维间隔形成
UDCA开始年龄	51岁	15岁
肝移植手术	无	无
随访年龄	51岁	15岁
结局	死亡	死亡

点评

　　进行性家族性肝内胆汁淤积症病例临床不多见，本患者为青少年发病，临床通过病理及基因检测明确诊断。本患者外祖父母为表兄妹近亲结婚，可能造成患者基因异常，建议患者父母给予其弟弟检查该病基因是否变异。该病例给了我们遇到不明原因肝病的诊疗思路，并体现了在排除禁忌证的情况下肝穿刺活检的重要性。同时，随着检查手段提高，基因检测也是可以在临床中及时获得并应用的重要手段，对疾病的诊断有重要帮助。

（贾轶迪　朱贝迪　于　洁　张　莹　李　宁　张继明）

参·考·文·献

[1] Davitspraul A, Gonzales E, Baussan C, et al. Progressive familial intrahepatic cholestasis [J] . Hepatobiliary & Pancreatic Diseases International Hbpd Int, 1999, 31(2): 377−381.

[2] 陆伦根.胆汁淤积性肝病诊断和治疗共识 (2015) [J] .肝脏,2015,35 (12)：39−51.

[3] 翁心华.翁心华疑难感染病和发热病例精选与临床思维.2014 [M] .上海：上海科学技术出版社,2014.

[4] 孙梅,郭亚琼.进行性家族性肝内胆汁淤积症的诊治进展 [J] .中国实用儿科杂志,2008,23 (1)：6−9.

[5] Ofliver E A F. EASL Clinical Practice Guidelines: management of cholestatic liver diseases [J] . J Hepatol, 2009, 51(2): 237−267.

[6] Chen H L, Wu S H, Hsu S H, et al. Jaundice revisited: recent advances in the diagnosis and treatment of inherited cholestatic liver diseases [J] . Journal of Biomedical Science, 2018, 25(1): 75.

[7] Marrone J, Soria L R, Danielli M, et al. Hepatic Gene Transfer of Human Aquaporin-1 Improves Bile Salt Secretory Failure in Rats with Estrogen-Induced Cholestasis [J] . Hepatology, 2016: 64(2): 535−548.

[8] Vitale G, Gitto S, Vukotic R, et al. Familial intrahepatic cholestasis: New and wide perspectives [J] . Dig Liver Dis (2019) doi: 10.1016/j.dld.2019.04.013.